中华名医传世经典名著大系

费伯雄传世名著

〔清〕费伯雄　著

陈昱豪　点校

天津出版传媒集团

天津科学技术出版社

图书在版编目（CIP）数据

费伯雄传世名著 /（清）费伯雄著；陈昱豪点校
. -- 天津：天津科学技术出版社，2023.1
（中华名医传世经典名著大系）

ISBN 978-7-5742-0248-1

Ⅰ.①费… Ⅱ.①费… ②陈… Ⅲ.①中医典籍—中
国—清代 Ⅳ.①R2-52

中国版本图书馆CIP数据核字（2022）第112342号

费伯雄传世名著
FEIBOXIONG CHUANSHI MINGZHU

策划编辑：曹　阳
责任编辑：梁　旭
责任印制：兰　毅

出　　版：天津出版传媒集团
　　　　　天津科学技术出版社
地　　址：天津市西康路35号
邮　　编：300051
电　　话：（022）23332392（发行科）23332377（编辑部）
网　　址：www.tjkjcbs.com.cn
发　　行：新华书店经销
印　　刷：河北环京美印刷有限公司

开本 710×1000　1/16　印张31　字数374 000
2023年1月第1版第1次印刷
定价：178.00元

中华名医传世经典名著大系专家组

读名家经典
悟中医之道

扫描本书二维码，获取以下**正版专属资源**

本书音频	畅享听书乐趣，让阅读更高效
走近名医	学习名家医案，提升中医思维
方剂歌诀	牢记常用歌诀，领悟方剂智慧

● **读书记录册**
记录学习心得与体会

● **读者交流群**
与书友探讨中医话题

● **中医参考书**
一步步精进中医技能

扫码添加智能阅读向导
帮你找到学习中医的好方法！

操作步骤指南　① 微信扫描上方二维码，选取所需资源。
② 如需重复使用，可再次扫码或将其添加到微信"🎁收藏"。

总目录

医醇賸义

自 序

秦有良医，曰和、曰缓。彼其望色辨候，洞见膏肓，非所谓神灵者欤！乃其论针灸、论汤药，言言典要，开启后人，又何其纯粹以精也！岂不以疾病常有，怪病罕逢，惟能知常，方能知变，故于命名之日，早以和、缓自任欤！夫疾病虽多，不越内伤、外感，不足者补之以复其正；有余者去之以归于平，即和法也，缓治也。毒药治病去其五，良药治病去其七，亦即和法也，缓治也。天下无神奇之法，只有平淡之法，平淡之极，乃为神奇；否则眩异标新，用违其度，欲求近效，反速危亡，不和不缓故也。

雄自束发受书，习举子业，东涂西抹，迄无所成。遂乃决然舍去，究心于《灵》《素》诸书，自张长沙下迄时彦，所有著述，并皆参观。仲景复乎尚已，其他各有专长，各有偏执，求其纯粹以精，不失和、缓之意者，千余年来，不过数人。因思医学至今，芜杂已极，医家病家，目不睹先正典型，群相率而喜新厌故，流毒安有穷哉！救正之法，惟有执简驭繁，明白指示，庶几后学一归醇正，不惑殊趋。爰将数十年所稍稍有得，而笔之于简者，都为一集，名曰《医醇》。共二十四卷，分为六门。曰脉、症、治：首察脉、次辨症、次施治，此三者为大纲。就治字中又分三层，曰理、法、意：医有医理、治有治法、化裁通变，则又须得法外意也。乃灾梨半载，而烽火西来，赤手渡江，愁苦万状，栖身异地，老病日增，风雨之夕，林木叫号，半壁孤灯，青影如豆，回首往昔，如梦如尘，良足悲矣！自念一生精力，尽在《医醇》一书，欲再发刻，以大畅和缓之风，而坊刻定本与家藏副本，尽付祝融，求之二年，不可复得。昔人谓：人生得几句文字流传，大关福命，此言诚不我欺也！近因左足偏废，艰于步履，坐卧一室，益复无聊。追忆《医醇》中语，随笔录出，不及十之二三。儿子辈复请付梓，予以并非全书，不欲更灾梨枣。而门下士以为虽非全豹，亦见一斑，且指迷处正复不少，若并此湮没，则大负从前医尚和缓之苦心矣！勉从其请，改题曰《医醇賸义》，而自序其巅末如此。惟愿阅是编者，谅予之心，悲予之遇，匡其不逮，而惠教之，则幸甚！

　　同治二年岁在癸亥仲春之吉武进费伯雄晋卿氏题于古延陵之寓斋。

李小湖先生题辞

访费晋卿明经伯雄于武进之河庄即赠

舟泊石桥湾，水行变而陆。巾车赴河庄，只轮转轇辘。一路耞板声，纳禾场已筑。乌下多白颈，农来尚赤足。不放锄柄空，种麦秋雨沐。西风忽戏我，吹帽落岩麓。蓦然见嘉山，上有参军躅。天使步古贤，催诗送题目。村氓那得知，独造幽人屋。

其 二

渎传孟简迹，山被孟嘉名。嘉山对黄山，两山夹一城。城为备倭设，滨江古屯兵。江落沙洲拓，幸远波涛惊。五门不通欐，四至皆陆程。鸠聚到今日，草草称太平。君家城南隅，环堵出书声。别舍毗相接，病腊来千形。仁心济仁术，不出慰苍生。名士为名医，倍泄山川灵。

其 三

入门未见君，壁悬两小影。一坐红豆村，一招采莲艇。自题南北曲，优入元人境。俗子但寻医，新腔复谁领。不破万卷书，安试药三品。由来艺通道，神悟到毫颖。会稽名书家，转掩志高迥。竟

5

陵号茶神，风雅为齿冷。无怪阎画师，天子呼不省。

其　四

儒林与文苑，千秋照简编。岂无艺术传，别表冠世贤。华佗许颖宗，妇孺惊若仙。《本草》三千味，《难经》八十篇。格致即圣学，名与精神传。况用拯危殆，能夺造化权。活人较良相，未知谁后先。莘渭不巷遇，徒手难问天。孟城一匹夫，所值蒙生全。日济什百人，功德岁万千。大哉农轩业，托始尧舜前。

发　凡

一、是编先论病症，随载自制方，后附成方。非敢僭越古人，后先倒置。欲令阅者先将病症及治法了然于胸中，然后再取古方一一参看，使知印证古人之处，全不在拘执成法，而亦不离成法，乃为能自得师。

二、东垣、丹溪，一补阳，一补阴，实开两大法门。惟升、柴、知、柏非可常用，故方中凡有此四味者，概不多录。后人但师其温补脾胃及壮水养阴之法可也。

目 录

卷　一

一、晋卿脉法

脉乃命脉，气血统宗，气能率血，气行血从。

《内经》亦言血脉，而气在血先之义自见，并无语病。后人著《脉经》，遂谓脉为血脉，气往应之。其下文又云，脉不自行，气动脉应。先说气应脉，后说脉应气，尺幅之中，自相悖戾，今特正之。

右寸为肺，所以主气，百脉上通，呼吸所系。左寸为心，生血之经，一气一血，赖以养形。

天地之大用，莫先于水火；人身之至宝，不外乎气血。阴以抱阳，阳以摄阴，阴阳生长，互相为根。故两寸又为诸经之统领。胸中附右寸，膻中附左寸，此上以候上之义也。

其在右关，脾胃属土，仓廪之官，水谷之府。

右外以候胃，内以候脾。土为万物之母，脾胃不败，则正气犹存，病家所以重胃气也。

其在左关，肝胆之部，风阳易动，不宜暴怒。

左外以候肝，内以候鬲。肝胆应春，所以生长。然风阳易动，亢则为害，最宜善调。

右尺命门，釜下之火，日用必需，是可补助。

经谓尺外以候肾，尺里以候腹。五脏惟肾有两枚，故两尺不分左右，皆属于肾。腹中则统命门，大小肠、膀胱，皆在其中，究竟不分配，则混淆无主，后人无所持循。今将命门归于右尺，大肠隶

15

之。命门火衰，便不能薰蒸脾土，百病从此而生，但宜善为温养，不可过燥。

左尺肾水，性命之根，与右尺火，并号神门。

肾归左尺，膀胱、小肠隶之，天一生水，性命之原，尺脉有神，纵有重恙，犹能转吉。若两尺败坏，决无生理。

部位既明，当知脉象。切脉之时，不宜孟浪。以我中指，先按关上；前后二指，寸尺相向。

掌后高骨，是名曰关。先将中指正按关上；再将前后二指，平放寸尺之上，人长、排指宜疏，人短，排指宜密。

脉有七诊，浮中及沉，左右判别，上阳下阴。

寸脉浮取，关脉中取，尺脉沉取。左与右，即左右手分属之脏腑。上与下，即寸以候上，尺以候下也。

九候之法，即浮中沉，三而三之，分部推寻。

浮以候寸，中以候关，沉以候尺，是合寸、关、尺为三候也。每部之中，又各有浮、中、沉三候，是分寸、关、尺为九候也。

别有一种，名曰斜飞，尺则犹是，寸关相违。

斜飞之脉，尺部如常，关寸之脉，斜行透过高骨，一手如此者甚多，浮沉之间，与常脉稍异。

更有一种，正位全无，反出关后，大象模糊。

反关之脉，正位全无，反出关后，形如血管，大象至数，不甚分明，毕竟反常之事，不足为训，诊时尤宜善会。

男脉左大，女脉右盛；男子寸强，女子尺胜。

男为阳，女为阴，故男脉左大，女脉右大。男子寸盛尺虚，阳胜阴也；女子尺盛寸虚，阴胜阳也。

脉应四时，递相判别，春弦夏洪，秋毛冬石。

春初发生，有枝无叶，故脉弦以象之。夏令繁盛，枝叶畅茂，故脉洪以象之。秋令肃清，草木黄落，故脉毛以象之。冬令闭藏，水土坚凝，故脉石以象之。长夏属土，则脉更宜于和缓。

五脏之脉，各部分见，先能知常，方能知变。

五脏之脉，各有本象，反常则为病。

心脉浮大，肺脉浮涩，肝脉沉弦，肾脉沉实，脾胃之脉，和缓得中，右尺命火，与心脉同。

旧说，心脉之浮，浮大而散；肺脉之浮，浮涩而短；肝脉之沉，沉弦而长；肾脉之沉，沉实而濡等语，予窃有所未安。夫心为君火，火性炎上，故脉宜浮。君火柔和，故浮大而不洪数，但用浮大二字，状心脉最佳。若兼散象，则气血虚脱，疾不可为矣。"散"字宜节去。肺主气，故脉亦浮，其兼涩者，气多血少故也。若兼短，则气病而为肺害。"短"字宜节去。肝脉沉弦、固也。若长脉，当候于寸尺，不当候于关上。"长"字宜节去。又云肾脉之沉，沉实而濡，濡脉之象，浮而且小，与沉实相反，断不能相兼。"濡"字更宜节去。

临诊脉时，虚心静气；虚则能精，静则能细。以心之灵，通于指端，指到心到，会悟参观。

切脉之道，全贵心灵手敏，活泼泼地一片化机，方能因应。此在平日讲求精切，阅历既多，指下之妙，得之于心，不能宣之于口，实有此种境界。即如六阳之脉，偏于浮大。其沉候，即在常脉之中候，不得谓之沉候全无也。六阴之脉，偏于沉细，其浮候，即在常脉之中候，不得谓之浮候全无也。又况病有新久，体有强弱，年有壮老，见症虽同，施治不一，化裁通变，则泛应各当矣。

脉来太过，外感为病。脉来不及，内伤之症。

外感六淫，风、寒、暑、湿、燥、火也，其脉必有洪、数、弦、紧、滑、大等象。内伤七情，喜、怒、忧、思、悲、恐、惊也，其脉必有细、涩、濡、微、弱、小、芤、散等象。

人之大气，积于胸中，呼吸出入，上下流通。呼出之气，由心达肺，吸入之气，肝肾相济。

大气积于胸中，所以统摄一身。呼出则由心达肺，吸入则由肝纳肾。故论根气，则归本于肾，而枢纽实在中州。

呼吸定息，迟数可别。一息四至，和平之极。五至为常，亦无差忒。三至为迟，迟乃寒结。二损一败，不可复活。六至为数，数即病热。七至为疾，热甚危急。若八九至，阳竭阴绝。

一息四至，脉极和平。其谓五至无疴，闰以太息者，是言四至中时多一至，乃人之息长，如三年一闰，五年再闰，非论一息五至之本脉也。其实一息五至，常人甚多，亦非病脉。惟三迟、六数、七疾，乃为寒病、热病，其一二至与八九至，则为阴绝、阳绝，无从施治。

浮脉在上，轻按即得，肌肤之间，百不失一。沉脉在下，主里主阴，按至筋骨，受病最深。

浮脉属阳，主表；沉脉属阴，主里。

浮沉迟数，脉之大端，四者既明，余脉详看。

浮迟表寒，浮数表热；沉迟里寒，沉数里热；余可类推。

大纲秩然，条目宜审。滑涩虚实，亦为要领。

浮沉以辨表里，迟数以辨寒热，是为脉之大纲。滑与涩，所以验气血之通塞；虚与实，所以分邪正之盛衰，是为脉之条件。脉症虽多，不外乎此。故以下分为八门以总括之。

浮脉上泛，如水漂木，轻取即得，重按不足。芤脉如葱，轻平而空，浮沉俱有，但虚其中，如按鼓皮，其名曰革，中沉俱空，阳亢阴竭。

浮脉为阳，主一切表病，故脉在肌肤之间。芤主失血，中空者，气不能摄血故也。革脉弦大而浮，故谓虚寒相搏，其实乃阴不抱阳，孤阳上浮，真阴下脱之象。

肌肉之下，其脉为沉，重按乃得，病发于阴。弦大而沉，厥名曰牢，气凝血结，浊阴混淆。沉极为伏，三候如无，气机闭塞，真阳已孤。

沉脉属阴，主一切里证。牢则多主蓄血积聚。伏则气分闭塞，清阳不能发舒。

迟脉为寒，气凝血滞，若损与败，不可复治。迟而一止，其名曰结，气血错乱，兼主冷积。结虽时止，至数无常。代则有定，气血消亡。

迟为阴寒，气不宣通，故至数艰缓。迟而时有一止，旋止旋还，并无定数，谓之结脉；乃气血错乱，寒气积聚所致。若止不能还，兼有定数，便是代脉。四动一止，五六日死；两动一止，三四日死也。

数脉为热，其阴必虚。若因风火，则为有余。热甚则疾，一息七至；八九为极，烦冤而死。故而一止，其脉为促，多主肺痈，郁热阳毒。

数脉为热，不外虚实两端。疾则热甚而危，极则必无生理。促乃数而一止，亦无定数，郁热于中，故多肺胃之病。

滑脉主痰，亦主诸气，气盛痰多，往来流利。动脉如豆，多见于关，若在寸尺，阴阳两悭。

滑亦阳脉，痰气盛，故往来流利。动脉多见关部，若在寸为阳动，主亡阳汗多；在尺为阴动，乃阴虚热极。女子见于寸关，即为孕脉。

涩为血少，往来涩滞，血不养气，艰难而至。

血少不润，故往来艰涩，轻刀刮竹，如雨沾沙，俱极形似。

虚脉如何，往来无力，浮中如常，沉候亏缺。濡脉浮小，如水漂棉，轻取无力，重按豁然。微脉更虚，有无之间，气血亏损，病势颠连。散脉无定，涣而不收，无气将败，如水浮沤。弱脉在下，似弦非弦，沉细而软，不宜壮年。细则更沉，如发如丝，行于筋骨，虚寒可知。短脉气病，见于寸尺，不能满部，真阳遏抑。

虚脉往来无力，三候俱有，而沉候实空。濡脉小而且浮，浮、中俱有，沉候如无。微则但有浮、中，并无沉候。散则涣散无定，气血皆脱之象。弱脉但有中、沉两候，浮候如无。细脉更沉而且小，如一丝在筋骨之间。短则气弱，真阳不能通畅。以上各脉，皆由气血虚弱，故汇在虚字门中，不附于浮、沉两部。

实脉之来，三候有力，更大于牢，邪滞郁结。洪脉上涌，与洪水同，泛泛不已，热盛于中。大脉较阔，来刚去柔，正虚邪盛，病进可忧。弦脉劲直，如张弓弦，木旺克土，痰饮连绵。弦而弹转，其脉为紧，为寒为痛，浮沉宜审。寸尺之脉，有时而长，过于本位，毗阴毗阳。

实脉三候有力，更大于牢，为邪滞郁结。洪则如涌如沸，邪热炽盛。大则正虚病进，久病更危。弦为肝之本象，木旺克土，故主气、又主痰饮。浮紧为寒，沉紧为痛，并为气病。长过于寸，则毗阳而亡阴；长过于尺，则毗阴而亡阳。又为关格之征。以上各种，皆是实病，故汇入实字门中，不附别部。

惟有缓脉，悠悠扬扬，是为胃气，见之吉祥。别有一种，怠缓近迟，血虚气弱，积湿可知。

缓者，从容和缓，所谓胃气也。悠悠扬扬，意思欣欣，此八字，最能传缓字之神。病家得此，定可无害。若怠缓无神，乃是湿病，不可不知。

一切病症，不外三因，何症何脉，辨之贵真。不能殚述，自可引申。神而明之，存乎其人。

二、四家异同

仲景，立方之祖，医中之圣。所著《伤寒》《金匮》诸书，开启屯蒙，学者当奉为金科玉律。后起诸贤，不可相提并论。所谓四大家者，乃张子和、刘河间、李东垣、朱丹溪也。就四家而论，张、刘两家，善攻善散，即邪去则正安之义。但用药太峻，虽有独到处，亦未免有偏胜处。学者用其长而化其偏，斯为得之。李、朱两家，一补阳，一补阴，即正盛则邪退之义。各有灼见，卓然成家。无如后之学者，宗东垣则诋诃丹溪，宗丹溪则诋诃东垣，入主出奴，胶执成见，为可叹也。殊不知相反实以相成，前贤并非翻新立异。即发热一症而论，仲景谓凡热病者，皆伤寒之类也。故有桂枝、麻黄等汤，以治外感之发热。至内伤之症，东垣则以甘温治阳虚之发热；丹溪则以苦寒治阴虚之发热。各出手眼，补前人所未备。本随症治症，未尝混施。乃宗东垣者，虽遇阴虚发热，亦治以甘温，参芪不已，甚而附桂。宗丹溪者，虽遇阳虚发热，亦治以苦寒，地冬不已，甚而知柏。此尚何异于操刀乎！非东垣、丹溪误人，不善学东垣、丹溪，自误以误人也。吾愿世之学者，于各家之异处，以求其同处，则辨证施治，悉化成心，要归一是矣。

三、重药轻投辨

无锡顾左，患中脘不舒，饮食减少。予诊其脉，左关甚弦，右部略沉细，此不过肝气太强，脾胃受制耳！乃出其前服方，则居然承气汤，硝与黄各七八分，朴与实各五六分，方案自载，宗仲景法，重药轻投。噫！人之好怪，一至此乎！予为制抑木和中汤，三剂而愈。今特申辨之。盖三承气汤，有轻有重，原为胃实大症而设，故用斩关夺门之法，救人于存亡危急之秋，非可混施于寻常之症也。今以脾胃不和之小恙，而用此重剂，彼盖以大手笔自居，又恐药力太猛，故将重药减轻，用如不用，免得立见败坏，以巧为藏身耳。殊不知重药既可轻投，何不轻药重投，岂不更为妥当乎？揣其意，不过以身负重名，若用寻常方法，不见出色，故小题大做，以自眩其奇。医家敢于以药试人，病家亦甘于以身试药，此风日起，流毒无穷。予故不惮烦言，谆谆辨论，以为厌故喜新者之明戒。

抑木和中汤（自制）

蒺藜四钱　郁金二钱　青皮一钱　广皮一钱　茅术（炒）一钱　厚朴一钱　当归二钱　茯苓二钱　白术一钱　木香五分　砂仁一钱　佛手五分　白檀香五分

四、同病各发

巧不离乎规矩，而实不泥乎规矩。岳忠武不深究阵图，以为阵而后战，本属常法，然运用之妙，在乎一心，尤以临机应变为要，旨哉言乎！吾于古方，亦犹是已。真珠母丸，本许学士治游魂为变，夜寐不安而设。予尝以此方，略为加减，治三种重恙，无不应手而效。盖同病各发，见症虽异，而致病则同。化裁变通，于不执成见中，确有定见，斯头头是道矣。予非教人蔑古荒经，欲人师古人之意，而不泥古人之方，乃为善学古人。且执古方以治今病，往往有冰炭之不入者，尤不可以不审也。

丹徒张姓女，患五心烦扰，自头至腰，时时作颤，坐卧不安。予制驯龙汤，连服数十剂而愈。

驯龙汤（自制）

龙齿二钱　真珠母八钱　羚羊角一钱五分　杭菊二钱　生地六钱　当归二钱　白芍一钱　薄荷一钱　沉香五分　续断二钱　独活一钱　红枣十枚　钩藤钩（后入）四钱

常州丁姓女，患惊悸气促，喉舌作痛。予制驯龙驭虎汤，连服数十剂而愈。

驯龙驭虎汤（自制）

龙齿二钱　琥珀一钱　真珠母八钱　生地六钱　玉竹四钱　瓜蒌皮三钱　石斛三钱　柏子霜二钱　白芍一钱五分　薄荷一钱　莲子（打碎，勿去心）二十粒　沉香（人乳磨冲）四分

无锡孙左，身无他苦，饮食如常，惟彻夜不寐，间日轻重，如发疟然，一载未愈。予诊其脉，左关独见弦数，余部平平。因思不寐之症，共十三条。从无间日重轻之象，惟少阳受病，方有起伏。但少阳为半表半里之经，不进则退，安能久留？此实与厥阴同病，甲乙同源，互相胶结，故有起伏，而又延久也。为制甲乙归藏汤，连服数十剂而愈。

甲乙归藏汤（自制）

真珠母八钱　龙齿二钱　柴胡（醋炒）一钱　薄荷一钱　生地六钱　归身二钱　白芍（酒炒）一钱五分　丹参二钱　柏子仁二钱　夜合花二钱　沉香五分　红枣十枚　夜交藤（切）四钱

五、中风

经曰：风者，百病之长也。风性轻而善走，无微不入，其中人

也易，其发病也速，故为百病之长。人惟卫能捍外，营能固内，腠理秘密，毛窍不开，斯贼风外邪，无能侵犯。否则正气一虚，外风乘间伺隙，由表入里，而病亦由浅入深矣。卫气不能捍外，则风入于肌肉，故手指麻木，而肌肉不仁，若是者名曰中络。营血不能固内，则风入于经脉，故身体重著，步履艰难，若是者名曰中经。由此而深入，则为中腑。腑者，胃腑也。胃为六府之长，职司出纳。风入于胃，胃火炽盛，水谷之气，不生津液而化痰涎；痰随火升，阻塞灵窍，故昏不知人也。由此而深入，则为中脏。脏者，心脏也。心体纯阳，风性飙举，风火上扰，神明散乱，故舌不能言，而口流涎沫。此偏枯症中，由浅入深之次第也。论治者，河间主火，东垣主气，丹溪主痰。是因火召风，因气召风，因痰召风，反以火、气、痰为主，而风往从之，标本倒置，诚如喻嘉言之所讥。盖其人有火、气、痰偏胜之处，因中于风。则有火者，为风火；有气者，为风气；有痰者，为风痰。风为主，而火与气与痰，乃与风合并交作，方为标本分明。惟侯氏黑散，填空窍以堵截外风一节，后人每多误解，以为空窍之处，惟肠与胃。若将肠胃之空窍填塞，则水谷且不得通行，人将何以自立？若有形之水谷，仍能灌输，则无形之邪风，岂反不能直走？蓄此疑者，不知凡几。殊不思邪害空窍，《内经》已明明言之，所谓空窍者，乃指毛窍及膜理言之。故侯氏黑散中，用牡蛎、矾石等收涩之药，欲令腠理秘密，毛窍固闭。正如暴寇当前，加筑城垣以堵截之，使不得入耳！非欲将肠胃之空窍，一并窒塞也。只因误会一"填"字，遂将"空窍"二字亦一齐错解，故特为明白剖析，庶几积惑可除。且侯氏黑散中，尚有精义，未经揭出，再为表彰之。其用牡蛎、矾石，为堵截之计，固也。而其尤要者，则在于收涩敛肝，使在内之肝风不动，则先去其内应，而勾结之患除。虽有邪风，孤立无援，亦将自退矣。因思保障灵府之法，无如治脾胃以实中州。脾气旺，则积湿尽去，而痰气不生；胃气和，则津液上行，而虚火自降。治病大法，无过于斯。至仓猝之时，病势危急，则又当逆而折之。虽峻猛之剂，不得不随症而施矣。

1. 中络

中络者，风入肌表，肌肉不仁，或手指、足趾麻木。加味桂枝汤主之。

加味桂枝汤（自制）

桂枝八分　白芍一钱五分　甘草五分　怀牛膝二钱　川牛膝一钱五分　当归二钱　蚕沙四钱　秦艽一钱　防风一钱　红枣五枚　姜三片

2. 中经

中经者，风入经脉，身体重着，步履艰难。养血祛风汤主之。

养血祛风汤（自制）

生地五钱　当归二钱　白芍（酒炒）一钱　桂枝六分　茯苓三钱　白术一钱　虎胫骨（炙）一钱五分　续断二钱　独活（酒炒）一钱　秦艽一钱　牛膝二钱　木香五分　红枣十枚　姜三片　桑枝一尺

3. 中腑

风火炽盛，胃津不能上行，痰塞灵窍，昏不知人。加味竹沥汤主之。

加味竹沥汤（自制）

麦冬二钱　石斛三钱　羚羊角一钱五分　橘红一钱　胆星五分　僵

25

蚕（炒）一钱五分　天麻八分　淡竹沥半杯　姜汁一滴（同冲服）

4. 中脏

心为一身之主。风火上犯，则神明散乱，舌不能言，口流涎沫，甚或神昏齁睡，面色油红，此为难治。姑拟牛黄清心饮，以备救急之一法。

牛黄清心饮（自制）

牛黄五分　琥珀一钱五分　黄连五分　丹参三钱　远志（甘草水炒）五分　菖蒲八分　橘红一钱　胆星五分　麦冬一钱五分　淡竹叶二十张

中脏虚症，四肢懒散，昏不知人，遗尿齁睡，此更难治。姑拟阴阳两救汤，以备一法。

阴阳两救汤（自制）

熟地八钱　附子三钱　人参二钱　菟丝子（盐水炒）八钱　枸杞四钱　茯神二钱　远志（甘草水炒）一钱　干河车（切）三钱　炮姜炭一钱

煎浓汁时时饮之。

5. 口眼㖞斜

足阳明之脉，夹口环唇。足太阳之脉，起于目内眦。胃有痰火，又风从太阳而来，兼扰阳明，故筋脉牵掣，而口眼㖞斜也。消风返正汤主之。

消风返正汤（自制）

羌活一钱　天麻八钱　蝎尾五支　僵蚕（炒）一钱五分　贝母二钱　羚羊角一钱五分　石斛三钱　花粉二钱　麦冬二钱　黄荆叶五张

6. 半身不遂

气虚者，手足弛纵，食少，神疲，不能步履。黄芪九物汤主之。

黄芪九物汤（自制）

黄芪二钱　防风一钱　党参五钱　茯苓二钱　白术一钱　鹿胶（角霜炒）一钱五分　独活（酒炒）一钱　牛膝二钱　甘草五分　大枣二枚　姜三片

血虚者，筋节拘挛，手指屈而不伸，不能步履。舒筋通络汤主之。

舒筋通络汤（自制）

生地四钱　当归二钱　白芍（酒炒）一钱五分　川芎一钱　枸杞三钱　木瓜（酒炒）一钱　金毛脊（去毛切片）二钱　楮实子二钱　川断二钱　独活（酒炒）一钱　牛膝二钱　秦艽一钱　红枣十枚　姜三片　桑枝一尺

7. 中风僵卧

气血皆虚，手不能举，足不能行，语言蹇涩。补真汤主之。

补真汤（自制）

紫河车（干切）二钱　熟地五钱　附子一钱　山萸肉一钱五分　当归二钱　丹参二钱　白芍（酒炒）一钱五分　茯神二钱　麦冬二钱　远志（甘草水炒）五分　石斛二钱　牛膝二钱　独活（酒炒）一钱　红枣十枚　姜三片

附：肝风

头目眩晕，肢节摇颤，如登云雾，如坐舟中。滋生青阳汤主之。

滋生青阳汤（自制）

生地四钱　白芍一钱　丹皮一钱五分　麦冬（青黛拌）一钱五分　石斛二钱　天麻八分　甘菊二钱　石决八钱　柴胡（醋炒）八分　桑叶一钱　薄荷一钱　灵磁石（整块同煎）五钱

附：肾风

头目眩晕，中心悬悬，惊恐畏人，常欲蒙被而卧。滋肾息风汤主之。

滋肾息风汤（自制）

熟地四钱　当归二钱　枸杞三钱　菟丝四钱　甘菊二钱　巴戟天三钱　豨莶三钱　天麻八分　独活（酒炒）一钱　红枣十枚　姜三片

8.附：中风门诸方

侯氏黑散

治大风，四肢烦重，心中恶寒不足。

菊花四十分　白术十分　茯苓三分　细辛三分　牡蛎三分　桔梗八分　防风十分　人参三分　矾石三分　黄芩三分　当归三分　干姜三分　川芎三分　桂枝三分

共研为末，酒服一方寸匕，日三服。禁一切辛辣热物，六十日止，则药积腹中不下，热食即下矣。

愈风丹

治诸风症，偏正头痛。

羌活一两　细辛一两　甘菊一两　天麻一两　独活一两　薄荷一两　何首乌一两

共研末，炼蜜丸如弹子大。每服一丸，细嚼茶清下。

胃风汤

治虚风症，能食，手足麻木，牙关急搐，目内蠕瞤，胃风面肿。

升麻一钱二分　白芷一钱二分　麻黄一钱　葛根一钱　当归一钱　苍术一钱　甘草一钱　柴胡五分　羌活五分　藁本五分　黄柏五分　草蔻五分　蔓荆子五分　姜三片　枣一枚

薏苡仁汤

治中风，手足流注疼痛，麻痹不仁，难以屈伸。

苡仁三钱　当归一钱二分　芍药一钱二分　麻黄五分　官桂五分　苍术一钱二分　甘草八分　生姜三片

排风汤

治风虚冷湿邪气入脏，狂言妄语，精神错乱，及五脏风发等症。

防风一钱　白术一钱　当归一钱　白芍一钱　肉桂一钱　杏仁一钱　川芎一钱　甘草一钱　麻黄一钱　白藓皮三钱　茯苓三钱　独活三钱　姜三片

人参补气汤

治手指麻木。

人参二钱　黄芪二钱　升麻五分　柴胡五分　白芍五分　生甘草五分　五味子五分

不加引。

桂枝汤

治风从外来，久客于络，留而不去，此方主之。

桂枝二钱　白芍三钱　甘草三钱　大枣二枚　姜三片

小续命汤

治中风不省人事，渐觉半身不遂，口眼喎斜，手足颤掉，语言塞涩，肢体麻痹，精神昏乱，头目眩晕，痰火并多，筋脉拘急，不能屈伸，肢节烦痛，不能转侧。

防风一钱四分　桂心一钱四分　黄芩一钱四分　白芍一钱四分　杏仁一钱四分　甘草一钱四分　川芎一钱四分　人参一钱四分　防己二钱　麻黄一钱　附子七分　枣二枚　姜三片

附：易老六经加减法

麻黄续命汤，治中风无汗恶寒，本方中麻黄、杏仁、防风各加一倍。桂枝续命汤，治中风有汗恶风，本方中桂枝、白芍、杏仁各加一倍。白虎续命汤，治中风有汗身热不恶寒，本方中加知母、石膏各一钱四分，去附子。葛根续命汤，治中风有汗身热不恶风，本方中加葛根一钱四分、桂枝、黄芩各加一倍。附子续命汤，治中风无汗身凉，本方中加附子一倍，甘姜、甘草各一钱。桂附续命汤，治中风有汗无热，本方中桂枝、附子、甘草各加一倍。

防风通圣散

治诸风惊搐，手足瘛疭，小儿急惊风，大便急，邪热暴盛，肌肉蠕动，一切风症。

防风　川芎　当归　白芍　大黄　芒硝　连翘　薄荷　麻黄　山栀　石膏　黄芩　桔梗　白术　荆芥　甘草　滑石各五分，姜二片　涎嗽加半夏五分，破伤风加羌活、全蝎各五分。

乌药顺气散

治风气攻注，四肢骨节疼痛，遍身顽麻，语言塞涩，手足不遂。先宜多服此药，以疏气逆，然后随症投以风药。

麻黄　陈皮　乌药各二两　川芎　僵蚕　白芷　甘草　枳壳　桔梗各一两　干姜五钱

共研为末，每服三钱，温酒调下。

加味六君子汤

治四肢不举，属于脾土虚衰，须服此专治其本，不加入风药。

人参　茯苓　甘草　广皮　半夏各一钱　麦冬三钱　竹沥半杯

口渴去半夏加玉竹，不热者加附子。

资寿解语汤

治中风脾缓，舌强不语，半身不遂。

防风　附子　天麻各一钱　官桂八分　枣仁一钱　羌活五分　甘草五分　羚羊角八分　竹沥两大匙　姜汁两滴（同冲服）

天麻丸

治风因热而生，热盛则动，宜以静胜其燥，养血通络，兼去肾风。

天麻（酒浸）四两　牛膝（酒浸）四两　萆薢　玄参各四两　杜仲七两　附子一两　羌活　独活各三两　当归十两　生地一斤

共为细末　炼蜜为丸，如桐子大，每服五、七十丸，空心温酒下。

竹沥汤

治四肢不收，心神恍惚，不知人事，口不能言。

竹沥　生葛汁各二升　生姜汁三合

三汁和匀，分三次温服。

千金地黄汤

治热风心烦，及脾胃热壅，食不下。

生地汁（酒捣）　枸杞子汁（酒捣）各五升　真酥一升　荆沥　竹沥各五升　人参八两　茯苓六两　天冬八两　大黄（酒蒸）四两　栀子四两

后五味为细末，纳前汁内调匀，服一方寸匙，日渐加，以利为度。

凉膈散

治心火上盛，膈热有余，目赤头眩，口疮唇裂，吐衄，涎嗽稠粘，二便淋闭，胃热发斑，诸风瘛疭，手足搐逆。

连翘四两　栀子（炒黑）　薄荷各一两　大黄（酒浸）　芒硝　甘草各二两　黄芩（炒）一两　枣一枚　葱一根

地黄饮子

治舌喑不能言，足废不能用，肾虚弱、其气厥，不至舌下。

熟地　巴戟　山茱萸　肉苁蓉　石斛　附子　五味　茯苓　菖蒲　远志（甘草水炒）　官桂麦冬各等分　姜三片　枣一枚　薄荷叶六张

黑锡丹

治真元虚惫，阳气不固，阴气逆冲，三焦不和，冷气刺痛，饮食无味，腰背沉重，膀胱久冷，及阴证阴毒，四肢厥冷，不省人事。急用枣汤吞一百粒，即便回阳。

沉香　葫芦巴（酒炒）　阳起石（研末水飞）各一两　肉桂　破故纸　白茴香　肉豆蔻（面炒）　木香　金铃肉（蒸，去皮核）各一两　硫黄二两　黑锡（去滓）二两

用铁锅先炒硫黄、黑锡，结成砂子，于地上出火毒，研令极细。余药并细末，和匀，自朝至暮，以研至黑光色为度，酒糊丸如梧子大，阴干、入布袋内擦令光莹。每用四十丸，盐、姜汤下。急症，多者用至百丸。

古今录验续命汤

治中风，身体不能自收，口不能言，冒昧不知痛处，或拘急不得转侧。

麻黄　桂枝　当归　人参　石膏　干姜　甘草　川芎各三两　杏仁四十枚

以水一斗，煮取四升，温服一升，汗出则愈。

千金三黄汤

治中风，手足拘急，百节疼痛，烦热心乱，恶寒，经日不欲饮食。

麻黄　独活各四分　细辛　黄芪各二分　黄芩三分

上五味以水六升，煮取三升，分三次服，一服小汗，二服大汗。心热加大黄二分。腹满加枳实一枚。气逆加人参。悸加牡蛎。渴加瓜蒌根。先有寒加附子一枚。

近效白术附子汤

治风虚，头重眩苦，食不知味，暖肌补中，益精气。

白术二两　附子一枚　甘草（炙）一两

上三味剉为末，每用五钱，姜、枣煎七分，去渣服。

六、中寒

一阴一阳之谓道，天地万物，莫之能外。阳主发舒，阴主收敛；阳主生长，阴主肃杀。人受二气之中以生，阴阳调和，康强寿考。次则阳气胜者，虽不无少偏，犹足自立。至阴气一盛，则阳气渐消，疾病夭折，不可究诘矣。寒者，阴气也，即肃杀之气也。寒气中人，为祸最烈。仲景欲利济万世，著伤寒、中寒为二论。《伤寒论》十卷，炳如日星，后世奉为科律。《卒病论》六卷，自晋以来，久已散失，无可稽考。然其分为两门之意，则可揣而知也。伤寒者，传变之症，多由发热而起，经所谓凡热病者，皆伤寒之类也。人之阳气，未至大衰，虽感冒风寒，一时阳为阴掩，究竟真阳尚在，则阳回气复而病亦旋瘳。自有《伤寒论》以来，后之注释者，若陈氏、柯氏、吴氏，代有发明。至喻氏《尚论篇》，更畅其说。学者融会贯通，可以泛应各当。故此编于伤寒门中，概不置喙；非阙也，实亦毋庸更赞一词也。今于中寒门，分列数条，盖恐人不知传经、直中之分，仍以治伤寒之法，治中寒，则大不可耳！伤寒者，寒从外来。中寒者，寒从内发。伤寒多发热之候。中寒则但有厥冷而无发热之候。此必其人之真阳先亏，坎中之火，渐为水掩；又必有沉寒痼冷，伏于脏腑；一遇寒气，积病猝发，极为危险。故非气雄力厚之温剂，不能斩关夺门，以回真阳于俄顷；非如伤寒传经之症，可以按部就班也。见症列后。

1. 真心痛

真心痛者，水来克火，寒邪直犯君主，脘痛呕吐，身冷，手足青至节，甚则旦发夕死。茯神四逆汤主之。

茯神四逆汤（自制）

茯神二钱　附子三钱　干姜一钱　人参二钱　甘草五分　木香六分　砂仁一钱

水三盅，煎至一盅，微温服。

2. 厥心痛

厥心痛者，中寒发厥而心痛也。虽在包络，然已是心之外府，故手足厥逆，身冷汗出，便溺清利，甚亦朝发夕死。白术四逆汤主之。

白术四逆汤（自制）

白术三钱　附子三钱　干姜一钱　人参二钱　茯苓二钱　甘草五

分　大枣三枚

水三盅，煎一盅，微温服。

3. 直中少阴

肾气厥逆，腹痛下利，手足厥冷，小便清利。茴香四逆汤主之。

茴香四逆汤（自制）

小茴香二钱　附子三钱　干姜一钱　破故纸二钱　杜仲五钱　茯苓二钱　甘草五分　大枣三枚

水三盅、煎一盅，温服。

4. 直中厥阴

肝气厥逆，胁下及腹中绞痛，下利，手足厥冷，指爪皆青。茱萸附桂汤主之。

吴萸附桂汤（自制）

茱萸七分　附子二钱　肉桂八分　当归三钱　白芍一钱五分　白术一钱　木香六分　乌药一钱　姜三片　枣二枚

5. 附：中寒门诸方

凡涉伤寒门传经者不录。

附姜白通汤

治暴卒中寒，厥逆，呕吐泻痢，色青气冷，肌肤凛栗无汗，盛阴没阳之症。

附子五钱　干姜五钱　葱白五茎　猪胆半枚

先将附、姜二味煎好，后入葱汁、胆汁，和匀温服。

附姜归桂汤

治暴卒中寒，兼伤营血者。

附子　干姜　当归　肉桂各二钱五分

水二盏。煎至一盏，入蜜一蛤蜊壳，温服。

附姜归桂参甘汤

治阳气将回，阴寒少杀。

附子　干姜　当归　肉桂各一钱五分　人参二钱　甘草二钱　大枣二枚

加蜜三蛤蜊壳，温服。

辛温平补汤

治暴中寒症，服前三方，其阳已回，身温色活，手足不冷，吐利渐除，用此平补脏腑，调和营卫，俾不致有药偏之害。

附子　干姜各五分　当归一钱　肉桂五分　人参一钱　甘草一钱　黄芪　白术　白芍（酒炒）各一钱　五味子十二粒　大枣二枚

加蜜五蛤蜊壳，温服。

四逆汤

治三阴经症，四肢厥冷，虚寒下利，急温其脏。

甘草二两　干姜三两　附子一枚

上三味，以水二升，煎一升二合，分温再服。

通脉四逆加减汤

治下利清谷，里寒外热，厥逆恶寒，脉微欲绝之证。即前四逆汤。面赤者，加葱九茎。腹中痛者，去葱，加芍药。呕者，加生姜。咽痛者，去生姜、芍药，加桔梗。利止脉不出者，去桔梗，加人参。

桂枝去芍药加麻辛附子汤

治中脘痛，心下坚，大如盘，边如旋杯，水饮所作。

桂枝三两　麻黄　细辛　甘草（炙）各二两　附子一枚　生姜三两　大枣十二枚

水七升，煮麻黄去沫，内诸药，煮取二升，分三服，当汗出如虫行皮中，即愈。

附子粳米汤

治腹中寒气，雷鸣切痛，胸胁逆满，呕吐。

附子一枚　半夏半升　甘草一两　大枣十枚　粳米半升

水八升煮米熟，汤成，去渣，温服一升。

大建中汤

治心胸中大寒痛，呕不能饮食，腹中寒，上冲皮起，出见有头足，上下痛而不可触近者。

蜀椒二合　干姜四两　人参二两

水四升，煮取二升，去渣，入饴糖一升，微火煮取一升半，分温服。

大黄附子汤

治胁下偏痛，发热，其脉紧弦，此寒也，以温药下之。

大黄二两　附子二枚　细辛二两

以水五升，煮取二升，分三服。

理中汤

治自利不渴，寒多而呕，腹痛，脉沉无力，或厥冷拘急，或结胸吐蚘。

白术（土炒）二钱　人参一两　干姜（炮）　甘草（炙）各一两

每服四钱。自利腹痛加木香。利多者倍白术。渴者倍白术。倦卧沉重，利不止，加附子。腹满，去甘草。脐下动气，去术，加

37

桂。悸，加茯苓。胸痞，加枳实。吐蚘，加川椒、乌梅。

回阳救急汤

治身不热，头不痛，恶寒战栗，四肢厥冷，腹痛吐泻，指甲唇青，或无脉，或脉沉迟无力。

附子　干姜　肉桂　人参各五分　白术　茯苓各一钱　半夏　陈皮各七分　甘草二分　五味子九粒

无脉加猪胆汁。

七、暑热湿

四序流行，春生夏长，秋收冬藏。故春为风木，秋为燥金，冬为寒水，各司其令。惟夏则暑、热、湿三气迭乘，合操其柄。此盖大化循环之运，不期然而然，而亦不得不然也。所谓不期然而然者，何也？天一生水，贞下起元，由水生木，由木生火，至是而天气下降，地气上腾，大生广生，百物蕃阜，此所谓不期然而然者也。所谓不得不然者，何也？夏为火令，秋为金令，由夏入秋，乃火下起金，不惟不能相生，而反相克，秋令不几于或息乎？全赖地气上腾，长夏土旺，由火生土，藉土生金，此又大化斡旋之妙用，四序方得流行，生克方不颠倒，所谓不得不然者此也。但暑热之气，自上而下，湿气自下而上，人在其中，无时无处，不受其熏蒸燔灼，致病已非一端；又况起居不慎，饮食不节，其受病尚可问乎？《金匮》有痓、湿、暍之训，后贤推而广之，立方愈多，醇驳互见。盖伤寒有痓病，时邪亦有痓病；而时邪之痓，与伤寒之痓，又复不同。三气之痓，只需究其致病之由，或由风热，或由暑热，或由湿热，见症治症，直截了当。若牵涉伤寒之痉，较量比例，虽繁称博引，更令人滋惑矣。且三气为病，非有沉寒痼冷，如冬月伤寒之比。若拘执太阳篇中之痉病，动辄麻黄、桂枝，何异抱薪救火乎！兹特举症于前，列方于后，使阅者了然释然。

1. 刚痉

刚痉者，头痛项强，手足搐逆，甚则角弓反张，发热无汗，此风热盛也。热伤荣血，筋脉暴缩，风入经络，肢节拘挛，风热合而为病，赤芍连翘散主之。

赤芍连翘散（自制）

赤芍一钱五分　连翘二钱　葛根二钱　花粉三钱　豆豉三钱　防风一钱　薄荷一钱　独活一钱　甘草四分　经霜桑叶二十张

2. 柔痉

柔痉者，身体重着，肢节拘挛，有汗而热。暑热为天之气，其来甚速，其去亦甚速，体重筋挛，乃热邪为湿所留，故有汗而热不退也。白术苡仁汤主之。

白术苡仁汤（自制）

白术一钱　茅术一钱　苡仁八钱　茯苓三钱　当归一钱五分　赤芍一钱　薄荷一钱　连翘一钱五分　花粉三钱　甘草四分　鲜荷叶一角

3. 伤暑

伤暑者，汗多体倦，渴而引饮，心烦脉虚。加味白虎汤主之。

加味白虎汤（自制）

石膏五钱　知母一钱　人参一钱　茯苓二钱　山药三钱　麦冬二钱　石斛三钱　甘草四分　粳米一合，煎汤代水。

4. 中暑

猝然而倒，昏不知人，身热口噤，此热邪内犯君主。黄连涤暑汤主之。

黄连涤暑汤（自制）

黄连五分　黄芩一钱　栀子一钱五分　连翘一钱五分　葛根二钱　茯苓二钱　半夏一钱　甘草四分

5. 伤热

暑湿气合，郁为大热，五心烦躁，坐卧不安，渴饮胸痞。此三气迭乘，已成燎原之势。宜急下存阴，三焦通治。三解汤主之。

三解汤（自制）

黄连五分　黄芩一钱　大黄四钱　栀子一钱五分　花粉二钱　连翘一钱五分　半夏一钱　茯苓二钱　木通一钱　泽泻一钱五分　青荷梗一尺

6. 伤湿

伤湿者，四肢倦怠，食少胸痞。加味神术汤主之。

加味神术汤（自制）

白术一钱　茅术一钱　当归一钱五分　茯苓二钱　苡仁四钱　厚朴一钱　砂仁一钱　半夏曲（炒）三钱　佩兰叶一钱　川牛膝一钱五分　荷叶

一角　姜二片

7. 呕吐

暑月呕吐，乃饮食不节，外感不正之气也。四正散主之。

四正散（自制）

藿香一钱五分　茅术一钱　厚朴一钱　砂仁一钱　茯苓二钱　广皮一钱　半夏一钱　神曲三钱　淡竹茹八分　姜汁（冲服）两小匙

8. 泄泻

暑月泄泻，乃贪凉受寒，过食生冷，肠胃受伤所致。和中化浊汤主之。

和中化浊汤（自制）

茅术一钱　厚朴一钱　茯苓二钱　枳壳一钱　青皮一钱　砂仁一钱　木香五分　乌药一钱　楂炭三钱　神曲三钱　车前二钱　荷叶一角　煨姜三片

9. 霍乱转筋

暑月受邪，郁于中焦，上吐下泻，手足厥冷，筋脉抽挚。化逆汤主之。

化逆汤（自制）

黄连六分　吴萸三分　厚朴一钱　青皮一钱　藿香一钱五分　木瓜一钱　木香五分　白蔻六分　独活一钱　乌药一钱　蒺藜四钱　茯苓二钱

阴阳水煎服。

10. 发黄

脾经受湿，胃经受热，郁蒸发黄。加味茵陈汤主之。

加味茵陈汤（自制）

茵陈二钱　木通一钱五分　赤苓三钱　泽泻一钱五分　苡仁一两　茅术一钱　厚朴一钱　薄荷一钱　青皮一钱　车前二钱　青荷梗一尺

11. 淋浊

湿热内蕴，移于下焦，小溲浑浊作痛。牡丹皮汤主之。

牡丹皮汤（自制）

丹皮二钱　赤芍一钱　木通一钱　萆薢二钱　花粉二钱　瞿麦二钱　泽泻一钱五分　车前二钱　甘草四分　苡仁一两

煎汤代水。

虚体夹湿，淋浊不痛。加味三才汤主之。

加味三才汤（自制）

天冬二钱　生地四钱　沙参四钱　丹参二钱　柏仁二钱　萆薢二钱　泽泻一钱五分　车前二钱　甘草四分　藕三两　苡仁一两

同煎汤代水。

12. 附：三气门诸方

凡涉伤寒门痉病者不录。

海藏神术汤

治内伤冷饮，外感寒邪而无汗者。

苍术　防风各二两　甘草一两

葱白生姜同煎服。

白术汤

治内伤冷物，外感风寒有汗者。

白术三两　防风二两　甘草一两

每服三钱。加姜煎服。

人参泻肺汤

治肺经积热，上喘咳嗽，胸膈胀满，痰多，大便涩。

人参　黄芩　栀子　枳壳　薄荷　甘草　连翘　杏仁　大黄　桑皮　桔梗各等分

每服七钱，水二盏，煎八分服。

天门冬散

治肺壅脑热，鼻干，大便秘涩。

天冬　桑皮　升麻　大黄　枳壳　甘草各八分　荆芥一钱

水二盏，煎八分，食后服。

赤茯苓汤

治膀胱湿热，小便不通，口苦舌干，咽喉不利。

赤苓　猪苓　葵子　枳实　瞿麦　木通　黄芩　车前　滑石　甘草各等分

加姜，煎八分服。

龙脑鸡苏丸

除烦热，郁热，肺热咳嗽，吐血，鼻衄，消渴，惊悸，膈热，口疮，清心明目。

薄荷一两六钱　生地六钱　麦冬四钱　蒲黄二钱　阿胶二钱　黄芪一钱　人参二钱　木通二钱　甘草　银柴胡各一钱

共研末，蜜丸如梧子大，每服二十丸。

利膈散

治脾肺大热，虚烦，上壅咽喉生疮。

薄荷　荆芥　防风　桔梗　人参　牛蒡子　甘草各一两

共为末，每服二钱，不拘时，沸汤点服。

地黄煎

治热积。

地黄一斤　茯神　知母　玉竹　花粉　麦冬各四两　人参二两　石膏八两　地骨皮四两

共研末加白蜜、竹沥、姜汁为丸，如梧子大，每服三十丸。

碧雪

治一切积热，咽喉口舌生疮，心中烦躁，及天行时热，发强昏愦。

芒硝　朴硝　硝石　马牙硝　青黛　石膏　寒水石（水飞）　甘草各等分

先将甘草煎汤二升，去渣，入诸药再煎，用柳木棍不住手搅，令消溶得所，再入青黛和匀，倾入砂盆内，候冷凝结成霜，研为细末，每用少许，含化咽津，不拘时候。如咽喉壅闭，以小竹筒吹药入喉中，即愈。

麻黄杏子薏苡甘草汤

治一身尽痛，日晡发热，此伤于汗出当风，风湿为病也。

麻黄四两　甘草一两　苡仁半斤　杏仁七十粒

每服四钱，煎八分。有微汗，避风。

防己黄芪汤

治风湿相乘，身重，汗出恶风。

防己一两　甘草五钱　白术七钱　黄芪一两二钱

共剉细，每用五钱，姜三片，枣一枚，水煎八分服。服后当如虫行皮中，从腰下如水，暖坐被上，又以一被绕腰以下，令微汗。

和剂五积散

治感冒寒邪，头疼身痛，项背拘急，恶寒呕吐，内伤生冷，及寒湿客于经络。

白芷　茯苓　半夏　当归　川芎　甘草　肉桂　白芍各三两　枳壳　麻黄　陈皮各六两　桔梗十二两　厚朴　干姜　苍术各四两

每服四钱，加姜三片，葱白三根，煎七分，热服。

活人败毒散

治瘟疫，风湿风疾，头痛目眩，憎寒恶热，山岚瘴气。

羌活　独活　前胡　柴胡　茯苓　枳壳　桔梗　人参各一两　甘草五钱

共为末，每服二钱，水二盏，加姜，煎七分，温服。

清热渗湿汤

治热湿郁蒸，烦热，食少神倦。

黄柏（咸水炒）三钱　黄连五分　茯苓二钱五分　泽泻二钱　苍术二钱五分　白术一钱五分　甘草五分

水二盅，煎八分服。

二术四苓汤

治诸湿肿满，一身尽痛，发热烦闷，二便不利。

白术　苍术　茯苓　猪苓　泽泻　黄芩　羌活　芍药　栀子　甘草各等分

姜三片，灯心一握。煎服。

羌活胜湿汤

治脊痛项强，腰如折、项如拔，上冲头痛。

羌活　独活各一钱　藁本　防风各一钱五分　蔓荆子一钱　川芎八

分　甘草四分

水煎八分，温服。

除湿汤

治寒湿所伤，身体重着，腰脚酸疼，大便溏泄，小便或涩或利。

半夏曲　厚朴　苍术各二钱　藿香叶　陈皮各一两　甘草七钱　白术一两　茯苓一两

每服四钱，加姜三片，枣二枚煎。

人参白虎汤

治伤暑，汗多而渴。

知母六钱　石膏一斤　甘草二两　粳米一合　人参三两

水一斗，煮米熟汤成，去渣，温服一升。

清暑益气汤

治伤暑，四肢倦怠，胸满气促，肢节疼，或气高而喘，身热而烦，心下痞胀，小便黄数，大便溏泄，口渴，不思饮食，自汗体重。

人参　黄芪　升麻　苍术各一钱　白术五分　神曲五分　陈皮　炙草　黄柏　麦冬　当归　干葛　泽泻　青皮　五味子各三分

水煎服。

生脉散

治热伤元气，肢体倦怠，气短懒言，口干作渴，汗出不止。

人参　麦冬　五味子各等分

水煎服。

竹叶石膏汤

治暑热烦躁。

石膏一两　半夏二钱　人参三钱　麦冬三钱　甘草二钱　竹叶二十张

加姜三片，水煎服。

香薷饮

治一切暑热腹痛，或霍乱吐泻，烦心等症。

香薷一斤　厚朴八两　白扁豆八两

水煎服。加茯苓、甘草，名五物香薷饮。去扁豆加黄连，名黄连香薷饮。

十味香薷饮

治伏暑，身体倦怠，神昏，头重，吐利。

香薷　人参　陈皮　白术　茯苓　黄芪　木瓜　厚朴　扁豆　甘草各五分

每用一两，水煎服。

桂苓甘露饮

治伏暑发渴，脉虚水逆。

茯苓　泽泻　白术　石膏各一两　滑石四两　寒水石一两　猪苓五钱　人参一两　甘草　干葛　木香　藿香各一两　肉桂五钱

共为末，每服三钱，温汤调下。

五苓散

治暑湿为病，发热头痛，烦躁而渴。

白术　茯苓　猪苓各一两五钱　泽泻二两五钱　桂枝一两

共为末，每服二三钱，热汤调下。

三黄石膏汤

治湿火炽盛。

黄连五分　黄芩　黄柏各一钱　石膏三钱　玄参　山栀各一钱　知母一钱五分　甘草七分

水煎服。

苍术白虎汤

治烦渴汗多，舌苔白腻。

苍术二钱　石膏五钱　知母一钱五分　甘草五分　粳米一撮

水煎服。

六和汤

治心脾不调，气不升降，霍乱吐泻，寒热交作，冒暑伏热，烦闷成痢。

香薷　砂仁　半夏　杏仁　人参　甘草　赤苓　藿香　扁豆　厚朴　木瓜　红枣　姜

消暑丸

治伏暑引饮，脾胃不利。

半夏一斤　甘草八两　茯苓八两

姜汤糊为丸，如梧子大，每服五十丸。

地榆散

治中暑，昏迷不省人事欲死者；并治烦躁，口苦舌干，头痛恶心，不思饮食，及血痢。

地榆　赤芍　黄连　青皮

每服三钱，水煎服。

大顺散

治冒暑伏热，引饮过多，脾胃受湿，水谷不分，清浊相干，阴阳气逆，霍乱呕吐。

甘草　干姜　杏仁　桂枝各等分

共为末，每服二三钱。汤点服。

卷 二

八、秋燥

燥为六淫之一，《内经》于此条，并未大畅其说。至西昌喻氏，著《秋燥论》一篇，谓世俗相沿，误以湿病为燥病，解者亦竟以燥病为湿病，而于《内经》所谓"秋伤于燥，上逆而咳，发为痿厥"数语，全然误会。可谓独具只眼，大声喝破矣。惟篇中谓秋不遽燥，大热之后，继以凉生，凉生而热解，渐至大凉，而燥令乃行焉。此则"燥"字之义，乃作大凉解，而燥中全无热气矣。独不思"秋阳以暴之"一语。朱子注中，谓秋日燥烈，言暴之干也，可见秋阳甚于夏日。燥非全主乎凉。乃篇中又申其说，以为天道春不分不温，夏不至不热，则秋不分不燥之意，隐然言下矣。信斯言也，则必秋分以后，方得谓之秋燥。是燥病亦只主得半季，而秋分以前之四十五日，全不关秋燥矣。由斯以推，则冬至以后，方是伤寒；春分以后，方是春温；夏至以后，方是三气；而于冬至以前，春分以前，夏至以前，秋分以前之四十五日内，所感者为何气，所得者谓之何病乎？愚谓燥者干也，对湿言之也。立秋以后，湿气去而燥气来，初秋尚热，则燥而热，深秋既凉，则燥而凉，以燥为全体，而以热与凉为之用，兼此二义，方见燥字圆相。若专主一边，遗漏一边，恐非确论。窃附管见，或亦愚者千虑之一云。

1. 肺燥

肺受燥热，发热咳嗽，甚则喘而失血。清金保肺汤主之。

清金保肺汤（自制）

天冬一钱五分　麦冬一钱五分　南沙参三钱　北沙参三钱　石斛二钱　玉竹三钱　贝母二钱　茜根二钱　杏仁三钱　蒌皮三钱　茯苓二钱　蛤粉三钱　梨三片　藕五片

肺受燥凉，咳而微喘，气郁不下，润肺降气汤主之。

润肺降气汤（自制）

沙参四钱　蒌仁四钱　桑皮二钱　苏子二钱　杏仁三钱　旋覆花（绢包）一钱　橘红一钱　郁金二钱　合欢花二钱　鲜姜皮五分

2. 心燥

心受燥热，渴而烦冤。养心润燥汤主之。

养心润燥汤（自制）

松子仁二钱　柏子仁二钱　天冬二钱　丹参二钱　当归二钱　犀角五分　生地五钱　人参一钱　茯神二钱　甘草四分

藕汁半杯（冲服）。

心受燥凉，心烦，而膈上喘满。清燥解郁汤主之。

清燥解郁汤（自制）

人参一钱　丹参三钱　茯神二钱　半夏一钱　柏仁二钱　当归二钱　郁金二钱　广皮一钱　沉香（人乳磨冲）四分

3. 肝燥

肝受燥热，则血分枯槁，筋缩爪干。涵木养荣汤主之。

涵木养荣汤（自制）

生地三钱　熟地三钱　当归二钱　白芍一钱　枣仁（炒研）一钱五分　木瓜一钱　秦艽一钱　人参一钱　麦冬一钱五分　五味子五分　红枣十枚　桑枝一尺

肝受燥凉，血涩不行，筋短胁痛。当归润燥汤主之。

当归润燥汤（自制）

归身二钱　白芍一钱五分　红花五分　木瓜一钱　秦艽一钱　丹参二钱　牛膝二钱　川断二钱　独活一钱　橘饼四钱　红枣十枚

4. 脾燥

脾本喜燥，但燥热太过，则为焦土，而生机将息，令人体疲便鞭，反不思食。此正如亢旱之时，赤地千里，禾稼不生也。泽下汤主之。

泽下汤（自制）

人参一钱　当归二钱　白芍一钱　生地六钱　白苏子三钱　大麻仁三钱　石斛三钱　山药三钱　料豆三钱　红枣十枚

5. 肾燥

肾受燥热，淋浊溺痛，腰脚无力，久为下清。女贞汤主之。

女贞汤（自制）

女贞子四钱　生地六钱　龟板六钱　当归二钱　茯苓二钱　石斛二钱　花粉二钱　草薢二钱　牛膝二钱　车前子二钱　大淡菜三枚

肾受燥凉，腰痛足弱，溲便短涩，苁蓉汤主之。

苁蓉汤（自制）

肉苁蓉（漂淡）三钱　枸杞三钱　菟丝子四钱　当归二钱　杜仲三钱　料豆三钱　茯苓二钱　牛膝二钱　甘草四分　红枣十枚　姜两片

6. 胃燥

胃受燥热，津液干枯，渴饮杀谷。玉石清胃汤主之。

玉石清胃汤（自制）

玉竹三钱　石膏四钱　花粉二钱　石斛三钱　生地五钱　人参一钱　麦冬二钱　蛤粉四钱　山药三钱　茯苓二钱

甘蔗汁半杯（冲服）。

7. 小肠燥

小肠受燥热，水谷之精，不能灌输，溲溺涩痛。滋阴润燥汤主之。

滋阴润燥汤（自制）

天冬一钱五分　麦冬一钱五分　琥珀一钱　丹参二钱　玄参一钱五分　生地五钱　阿胶（蛤粉炒）一钱五分　丹皮一钱五分　泽泻一钱五分　牛膝一钱五分　灯心三尺

8. 大肠燥

大肠受燥热，则脏阴枯槁，肠胃不通，大便秘结。清燥润肠汤主之。

清燥润肠汤（自制）

生地三钱　熟地三钱　当归二钱　麻仁三钱　蒌仁四钱　郁李仁二

钱　石斛三钱　枳壳（蜜水炒）一钱　青皮（蜜水炒）一钱五分　金橘饼一枚

9.附：秋燥门诸方

滋燥养荣汤

治皮肤皴揭，筋燥爪干。

当归二钱　生地　熟地　白芍　秦艽　黄芩各一钱五分　防风一钱　甘草五分

水煎服。

大补地黄丸

治精血枯涸燥热。

黄柏　熟地各四两　当归　山药各三两　知母四两　枸杞三两　萸肉　白芍各二两　生地二两五钱　肉苁蓉　玄参各一两五钱

研细末，蜜为丸，如梧子大，每服七、八十丸。

润肠丸

治脾胃中伏火，大便秘涩，或干结不通，全不思食。

麻仁　桃仁　羌活　归尾　大黄　皂角仁　秦艽各五钱

研细末，蜜为丸，如梧子大，每服三、五十丸。

导滞通幽汤

治大便难，幽门不通，上冲吸门不开，噎塞不便，燥秘气不得下。

当归　升麻　桃仁各一钱　生地　熟地各五分　红花　甘草各三分

水煎调槟榔末五分服。

清凉饮子

治上焦积热，口舌咽鼻干燥。

黄芩二钱　黄连　薄荷　玄参　当归　白芍各一钱五分　甘草一钱

水煎服。

元戎四物汤

治脏结秘涩者。

当归　熟地　川芎　白芍　大黄　桃仁各等分

水煎服。

大补丸

降阴火，补肾火，治阴虚燥热。

黄柏　知母各四两　地黄六两　龟板六两

共研末，加猪脊髓和炼蜜丸，每服七十丸。

清燥救肺汤

治诸气膹郁，诸痿喘呕。

桑叶　石膏各二钱　甘草一钱　人参七分　麻仁一钱　阿胶八

分　麦冬一钱二分　杏仁七分　枇杷叶一片

水煎服，痰多加贝母、瓜蒌。血枯加生地。热甚加羚羊角。

琼玉膏

治肺燥咽干而咳。

地黄四斤　茯苓十二两　人参六两　白蜜二斤

先将地黄熬汁去渣，入蜜炼稠，再将参、苓为末，和入瓷罐，隔汤煮一炷香。白汤化服。又方加琥珀、沉香各五钱。

麦门冬汤

治火逆上气，咽喉不利。

麦冬七升　半夏一升　人参三两　甘草二两　粳米三合　大枣十二枚

水煎米熟汤成，温服一升。

活血润燥生津汤

治内燥津液枯少。

当归二钱　白芍一钱　熟地四钱　天冬一钱五分　麦冬一钱五分　栝蒌三钱　桃仁八分　红花五分

水煎服。

黄芪汤

治心中烦躁，不生津液，不思饮食。

黄芪　熟地　白芍　天冬　麦冬各三两　茯苓一两　人参　五味子　甘草各三钱

共研末，每服三钱，加乌梅、姜、枣煎。

九、火

外因之病，风为最多。内因之病，火为最烈。风者，天之气。火者，人之气也。火之为物，本无形质，不能孤立，必与一物相为附丽，而始得常存。故方其静也，金中有火，而金不销也；木中有火，而木不焚也；水中有火，而水不沸也；土中有火，而土不焦也。但见有金、有木、有水、有土，而不见火也。五行各有其用，五行惟火无体，火之体，即以金、木、水、土之体为之体也。及其发而莫可遏也，销金烁石，焚岗燎原，而炎威乃不可向迩矣。人身之火，何独不然？方其静也：肺气肃而大肠润，金不销也；肝气平而胆气清，木不焚也；肾气充而膀胱通，水不沸也；脾气健而胃气和，土不焦也。一经激发，则金销、水涸、木毁、土焦，而百病丛生矣。其因于风者为风火；因于湿者为湿火；因于痰者为痰火；阳亢者为实火；劳伤者为虚火；血虚者为燥火；遏抑者为郁火；酒色受伤者为邪火；疮疡蕴结者为毒火。又有一种无名之火，不归经络，不主病症，暴卒举发，莫能自制，则气血偏胜所致也。种种火症，或由本经自发，或由他经侵克，或有数经合病，必察其所以致病之由，方能对病施治。业医者尚慎旃哉。

1. 肺火

肺火自本经而发者，缘燥气相逼，清肃之令不能下行，故肺气焦满，微喘而咳，烦渴欲饮，鼻端微红，肌肤作痒。润燥泻肺汤主之。

润燥泻肺汤（自制）

玉竹四钱　葳皮三钱　桑皮三钱　沙参四钱　麦冬二钱　黄芩一钱　贝母二钱　杏仁三钱　苡仁四钱

梨汁（冲服）半杯。

2. 心火

心火炽盛，五中烦躁，面红目赤，口燥唇裂，甚则衄血吐血。加味泻心汤主之。

加味泻心汤（自制）

黄连五分　犀角五分　蒲黄一钱　天冬二钱　丹参二钱　玄参一钱五分　连翘二钱　茯苓二钱　甘草五分　淡竹叶二十张　灯心三尺

心血大亏，心阳鼓动，舌绛无津，烦躁不寐。加味养心汤主之。

加味养心汤（自制）

天冬一钱五分　麦冬一钱五分　生地五钱　人参一钱　丹参二钱　龟板五钱　当归一钱五分　茯神二钱　柏仁二钱　枣仁一钱五分　远志五分　甘草四分　淡竹叶二十张

3. 肝胆火

肝胆火盛，胁痛耳聋，口苦筋痿，阴痛，或淋浊溺血。加味丹栀汤主之。

加味丹栀汤（自制）

丹皮二钱　山栀一钱五分　赤芍一钱　龙胆草一钱　夏枯草一钱五分　当归一钱五分　生地四钱　柴胡一钱　木通一钱　车前二钱　灯心三尺

4. 脾火

脾有伏火，口燥唇干，烦渴易饥，热在肌肉，加味泻黄散主之。

加味泻黄散（自制）

防风一钱　葛根二钱　石膏四钱　石斛三钱　山栀一钱五分　茯苓三钱　甘草四分　荷叶一角，粳米一撮，煎汤代水。

5. 肾火

肾火者，龙火也。龙不蛰藏，飞腾于上，口燥咽干，面红目赤，耳流脓血，不闻人声。加味肾热汤主之。

加味肾热汤（自制）

磁石四钱　牡蛎四钱　生地四钱　玄参二钱　白术一钱　白芍一钱　人参一钱　甘草五分

猪肾二枚，煎汤代水。

阳火可泻，阴火不可泻。况龙性难驯，逆而折之，反肆冲激。故丹溪滋肾丸，于滋阴药中，加肉桂一味，导龙归海，从治之法，最为精当。兹更推广其意，制潜龙汤主之。

潜龙汤（自制）

龙齿二钱　龟板八钱　生地五钱　龙骨二钱　知母一钱　黄柏一钱　人参一钱　玄参二钱　蛤粉四钱　肉桂四分

鲍鱼（切片）一两，煎汤代水。

6. 胃火

胃火炽盛，烦渴引饮，牙龈腐烂，或牙宣出血，面赤发热。玉液煎主之。

玉液煎（自制）

石膏五钱　生地五钱　石斛三钱　麦冬二钱　玉竹四钱　葛根二钱　桔梗一钱　薄荷一钱　白茅根八钱

甘蔗汁（冲服）半杯。

7. 小肠火

心经之火，移于小肠，溲溺淋浊，或涩或痛。琥珀导赤汤主之。

琥珀导赤汤（自制）

琥珀一钱　天冬一钱五分　麦冬一钱五分　生地五钱　丹参二钱　丹皮二钱　赤芍一钱　木通一钱　甘草梢五分　淡竹叶十张　灯心三尺

8. 大肠火

肺经之火，移于大肠，大便鞭秘，或肛门肿痛。槐子汤主之。

槐子汤（自制）

槐米三钱　蒌仁三钱　枳壳（蜜水炒）一钱　天冬一钱五分　麦冬一钱五分　玉竹三钱　麻仁三钱　苏子三钱　杏仁三钱　甘草四分　金橘饼一枚　白芝麻三钱

9. 风火

风助火势，其性上升，面红目赤，口燥咽疼。法当清润上焦，使阳邪不能侵犯，兼用轻扬解散之品，俾上升者一举而熄。消风散火汤主之。

消风散火汤（自制）

天冬一钱五分　麦冬一钱五分　玄参二钱　茯苓二钱　桔梗一钱　柴胡一钱　薄荷一钱　蝉衣一钱　桑叶一钱　连翘一钱五分　牛蒡子三钱　蒌皮二钱　竹叶十张　黑芝麻三钱

10. 湿火

重阴生阳，积湿化热，湿火相乘，渴饮舌白。胜湿清火汤主之。

胜湿清火汤（自制）

茅术一钱五分　白术一钱五分　茯苓二钱　苡仁八钱　石斛三钱　石膏五钱　知母一钱　猪苓一钱　泽泻一钱五分　荷叶一角

11. 痰火

痰为顽浊之物，一得火势，其性愈劣，甚则阳狂烦躁，语言错乱。清火涤痰汤主之。

清火涤痰汤（自制）

丹参二钱　麦冬二钱　茯神二钱　柏仁二钱　贝母二钱　化橘红一钱　胆星五分　僵蚕（炒）一钱五分　菊花二钱　杏仁三钱

淡竹沥半杯，姜汁一滴，冲服。

12. 实火

气分偏胜，壮火升腾，发热错语，口燥咽干，阳狂烦躁。加味三黄汤主之。

加味三黄汤（自制）

黄连五分　黄芩一钱　黄柏一钱　连翘一钱五分　丹皮二钱　山栀一钱五分　赤芍一钱　薄荷一钱

水三盅，煎一盅，热服。

13. 虚火

虚火者，饥饱劳役，正气受伤，阳陷入阴，发热神疲，饮食减少。东垣于此等症，用补中益气汤，以升柴升举阳气，又为之补脾和胃，此正有得于《内经》虚者温其气之旨。故甘温能除大热，开治阳虚一大法门。无如世之学东垣者，不辨阴阳虚实，虽阴虚发热，及上实下虚者，动辄升、柴，祸不旋踵矣。因自制和中养胃汤，以明宗东垣者，当师其意云。

和中养胃肠（自制）

黄芪二钱　人参一钱　茯苓二钱　白术一钱　甘草四分　当归二钱　料豆四钱　柴胡一钱　薄荷一钱　广皮一钱　砂仁一钱　苡仁四钱　枣二枚　姜三片

14. 燥火

燥火者，血虚之所致也。血能养气，则气不妄动，而阴阳得其平。营血一亏，则肉失所养，而脏腑皆燥，火亦随生，令人毛发衰脱，肌肤枯槁，身热咽干。雪乳汤主之。

雪乳汤（自制）

生地三钱　熟地三钱　天冬一钱五分　麦冬一钱五分　玉竹四钱　五味子五分　当归一钱五分　白芍一钱　山药三钱

人乳一大杯，藕汁一大杯，水二盅，煎服。

15. 郁火

所欲不遂，郁极火生，心烦意乱，身热而躁。解郁合欢汤主之。

解郁合欢汤（自制）

合欢花二钱　郁金二钱　沉香五分　当归二钱　白芍一钱　丹参二钱　柏仁二钱　山栀一钱五分　柴胡一钱　薄荷一钱　茯神二钱　红枣五枚　橘饼四钱

16. 邪火

酒色太过，下元伤损，腰膝无力，身热心烦，甚则强阳不痿。加味三才汤主之。

加味三才汤（自制）

天冬二钱　生地五钱　人参二钱　龟板八钱　女贞子二钱　旱莲一钱　茯苓二钱　丹皮二钱　泽泻一钱五分　黄柏一钱　杜仲二钱　牛膝一

61

钱五分　红枣五枚

17. 毒火

痈疡初起，肿痛大热，烦渴引饮。黄金化毒汤主之。

黄金化毒汤（自制）

黄连五分　金银花二钱　赤芍一钱　丹皮二钱　连翘一钱五分　大贝二钱　花粉二钱　菊花二钱　薄荷一钱　甘草五分　淡竹叶二十张

18. 附：火症门诸方

黄连解毒汤

治一切火热，表里俱盛，狂躁烦心，口燥咽干，错语不眠，吐血衄血，热甚发斑。

黄连　黄芩　黄柏　栀子各等分

水煎服。

升阳散火汤

治表里俱热，扪之烙手，及胃虚过食冷物，抑遏阳气于脾土，并宜服此。

柴胡八钱　防风二钱五分　葛根　升麻　羌活　独活　人参　白芍各五钱　炙甘草　生甘草各三钱

㕮咀，如麻豆大，每用五钱，姜、枣汤煎服。

凉膈散

治心火上盛，中焦燥实，烦躁口渴，目赤头眩，口疮唇裂，吐血衄血，大小便秘。

连翘四两　大黄　芒硝　甘草各二两　栀子　黄芩　薄荷各一两

共为末，每服三钱，加竹叶、生蜜煎。

当归龙荟丸

治一切肝胆之火，神志不宁，躁扰狂越，头晕目眩，耳鸣耳聋，胸膈痞塞，咽嗌不利。

当归　龙胆草　栀子　黄连　黄柏　黄芩各一两　大黄（酒浸）五钱　青黛（水飞）　芦荟各五钱　木香二钱　麝香五分

蜜为丸，姜汤下。

龙胆泻肝汤

治肝胆经实火，胁痛耳聋，胆溢口苦，阴肿阴痛，白浊溲血。

龙胆草　黄芩各一钱　栀子　泽泻　木通各一钱五分　车前　当归各二钱　生地三钱　柴胡一钱　甘草五分

水煎服。

泻青丸

治肝火郁热，不能安卧，多惊多怒，筋痿不起，目赤肿痛。

龙胆草　山栀　大黄　川芎　当归　羌活　防风各等分

蜜为丸　竹叶汤下。

泻黄散

治脾胃伏火，口燥唇干，口疮烦渴易饥，热在肌肉。

防风四两　藿香七钱　山栀一两　石膏五两　甘草二钱

共研末，每用三钱，蜜酒调服。

清胃散

治胃有积热，上下牙痛，牵引头脑，满面发热，或牙室出血，唇口肿痛。

生地四钱　丹皮二钱　黄连五分　当归一钱五分　升麻五分　石膏四钱

水煎服。

甘露饮

治胃中湿热，口舌生疮，吐衄齿血。

生地　熟地　天冬　麦冬　石斛　茵陈　黄芩　枳壳　甘草　枇杷叶_{等分}

每服五钱。一方加桂、苓，名桂苓甘露饮，又《本事方》加犀角。

泻白散

治肺火，皮肤蒸热，洒淅寒热，喘咳气急。

桑白皮　地骨皮_{各二钱}　甘草_{五分}　粳米_{一撮}

水煎服。易老加黄连。

导赤散

治小肠有火，便赤淋痛，面赤狂躁，口糜舌疮，作渴。

生地　木通　甘草梢　淡竹叶_{等分}

煎。

莲子清心饮

治忧思抑郁，发热烦躁，火盛克金，口苦咽干，渐成消渴，遗精淋浊，五心烦热。

石莲肉　人参　黄芪　茯苓_{各七分五厘}　柴胡　黄芩　地骨皮　麦冬　车前　甘草_{各一钱}

水煎服。

导赤各半汤

治伤寒后，心下不硬，腹中不满，二便如常，身无寒热，渐变神昏不语，或睡中独语，目赤口干，不饮水，与粥则咽，不与勿思，形如醉人。

黄连_{五分}　黄芩_{一钱}　犀角_{五分}　知母_{一钱}　山栀_{一钱五分}　滑石_{三钱}　麦冬_{一钱五分}　人参_{一钱}　甘草_{五分}　茯神_{二钱}

加灯心、姜、枣煎。

普济消毒饮

治大头时瘟，头面肿盛，目不能开，咽喉不利，口渴舌燥。

黄芩一钱　黄连五分　广皮一钱　甘草五分　玄参一钱　连翘一钱五分　马勃五分　薄荷一钱　板蓝根三钱　牛蒡子二钱　僵蚕一钱五分　升麻五分　柴胡一钱　桔梗一钱

水煎服。便秘加大黄。

紫雪

治内外烦热，狂易叫走，发斑发黄，口疮脚气，热毒菌毒。

寒水石　石膏　滑石　磁石各八两　升麻　玄参　甘草各四两　犀角二两　金箔一两　羚羊角三两　沉香二两　木香二两　丁香二两　朴硝一斤　硝石一斤　辰砂三两　麝香一两二钱

前药各研细末，先将寒水石等十三味捣碎，煎取浓汁，去渣，再入二硝，微火煎，用柳木箸不住手搅之，候汁将凝，调入辰砂、麝香，退尽火气，密收听用。

人参清肌散

治午前发热，气虚无汗。

人参一钱　茯苓二钱　白术一钱　炙草四分　半夏曲二钱　当归一钱五分　赤芍一钱　柴胡一钱　葛根一钱

加姜、枣煎。

白术除湿汤

治午后发热，背恶风，四肢沉困，小便色黄。又治汗后发热。

人参　赤苓　炙草　柴胡各五钱　白术一两　生地　地骨皮　知母　泽泻各七钱

每服五钱，如有刺痛加当归。

清骨散

治骨蒸劳热。

银柴胡一钱　胡黄连一钱　秦艽一钱　鳖甲　地骨皮　青蒿　知母各二钱　炙草五分

水煎服。

二母散

治肺劳有热，不能服补气之剂者。

知母　贝母等分

研末，姜汤服三钱。

玄参升麻汤

治发斑咽痛。

玄参　升麻　甘草等分

水煎服。

消斑青黛饮

治热邪传里，里实表虚，阳毒发斑。

青黛　黄连　犀角各五分　石膏四钱　知母一钱　玄参　栀子各一钱五分　生地四钱　柴胡一钱　人参一钱　甘草五分

姜、枣煎，加醋一匙，和服。大便实者，去人参，加大黄。

玉屑无忧散

治喉风、喉痹，咽物有碍，或风痰壅塞，口舌生疮。

玄参　黄连　荆芥　贯众　山豆根　茯苓　甘草　砂仁　滑石各五钱　硼砂　寒水石各三钱

共研末，每用二钱，清水化服。能除三尸，去八邪，辟瘟疗渴。

十、劳伤

劳者，五脏积劳也；伤者，七情受伤也。百忧感其心，万事劳其形，有限之气血，消磨殆尽矣。思虑太过则心劳，言语太多则肺劳，怒郁日久则肝劳，饥饱行役则脾劳，酒色无度则肾劳。方其初起，气血尚盛，虽日日劳之，而殊不自知。迨至愈劳愈虚，胃中水谷之气，一日所生之精血，不足以供一日之用。于是荣血渐耗，真气日亏，头眩耳鸣，心烦神倦，口燥咽干，食少气短，腰脚作痛，种种俱见。甚者咳嗽咽疼，吐血衄血，而疾不可为矣。秦越人谓虚劳则必有所损，精确不磨。其曰虚而感寒，则损其阳，阳虚则阴盛，损则自上而下。一损损于肺，皮聚而毛落；二损损于心，血脉不能荣养脏腑；三损损于胃，饮食不为肌肉。虚而感热，则损其阴，阴虚则阳盛，损则自下而上。一损损于肾，骨痿不起于床；二损损于肝，筋缓不能自收持；三损损于脾，饮食不能消化。自上而下者，过于胃则不可治；自下而上者，过于脾则不可治。盖深知人身之气血，全赖水谷之气以生之，其急急于脾胃之旨可见。即因劳致虚，因虚致损之故，亦昭然若发蒙矣。至其论治法，谓损其肺者益其气，损其心者调其荣卫，损其脾者调其饮食，适其寒温。损其肝者缓其中，损其肾者益其精，语语精当，度尽金针，后人恪遵成法，可以不惑于歧途矣。七伤者，《金匮》谓食伤、忧伤、饮食伤、房室伤、饥伤、劳伤、经络荣卫气伤。是言此七者，皆是内伤，所以成虚劳之故。后人妄谓阴寒、阴痿、里急、精速、精少等为七伤，则专主肾脏而言。岂有五脏之劳，专归一脏之理？盖七伤者，七情偏胜之伤也。夫喜、怒、忧、思、悲、恐、惊，人人共有之境。若当喜而喜，当怒而怒，当忧而忧，是即喜怒哀乐，发而皆中节也，此天下之至和，尚何伤之与有？惟未事而先意将迎，既去而尚多留恋，则无时不在喜怒忧思之境中，而此心无复有坦荡之日，虽欲不伤，庸可得乎？然七情之伤，虽分五脏，而必归本于心。喜则伤心，此为本脏之病，过喜则阳气太浮，而百脉开解，故心脏受伤也。至于怒伤肝，肝初不知怒也，心知其当怒，而怒之太过，肝伤则心亦伤也。忧伤肺，肺初不知忧也，心知其可忧，而忧之太过，肺伤则心亦伤也。思伤脾，脾初不知思也，心与为思维，而思之太过，脾伤则心亦伤也。推之悲也，恐也，惊也，统之于心，何独不然。故治七伤者，虽为肝、脾、肺、肾之病，必兼心脏施治，始为得之。

1. 心劳

心劳者，营血日亏，心烦神倦，口燥咽干。宜调补营卫，安养心神，宅中汤主之。

宅中汤（自制）

天冬二钱　紫河车（切）二钱　人参二钱　茯神二钱　黄芪二钱　当归二钱　白芍一钱　丹参二钱　柏仁二钱　远志（甘草水炒）五分　莲子（去心）二十粒

2. 肺劳

肺劳者，肺气大虚，身热气短，口燥咽干，甚则咳嗽吐血。益气补肺汤主之。

益气补肺汤（自制）

阿胶（蛤粉炒）二钱　五味子五分　地骨皮二钱　天冬二钱　麦冬二钱　人参二钱　百合三钱　贝母二钱　茯苓二钱　苡仁四钱

糯米一撮，煎汤代水。

3. 肝劳

肝劳者，阳气拂逆，阴气亏损，身热胁痛，头眩耳鸣，筋节弛纵。加味扶桑饮主之。

加味扶桑饮（自制）

熟地五钱　当归二钱　白芍一钱五分　川芎八分　木瓜（酒炒）一钱　枣仁（炒研）二钱　牡蛎（煅研）四钱　茯苓二钱　广皮一钱　甘草五分　金毛脊（去毛切片）二钱　续断二钱　嫩桑枝二两，煎汤代水。

4. 脾劳

脾劳者，或饮食不调，或行役劳倦，积久脾败，四肢倦怠，食少身热。行健汤主之。

行健汤（自制）

黄芪二钱　人参二钱　茯苓二钱　白术一钱　甘草五分　当归二钱　白芍（酒炒）一钱　青蒿梗一钱五分　广皮一钱　砂仁一钱　料豆三钱　木香五分　大枣二枚　姜三片

5. 肾劳

肾劳者，真阴久亏，或房室太过，水竭于下，火炎于上，身热腰疼，咽干口燥，甚则咳嗽吐血。来苏汤主之。

来苏汤（自制）

天冬二钱　麦冬二钱　生地三钱　熟地三钱　南沙参三钱　北沙参三钱　白芍一钱　赤芍一钱　沙苑三钱　贝母二钱　磁石四钱　杜仲三

钱　茜草根二钱　牛膝二钱　杏仁三钱　莲子（去心）十粒

6. 喜伤

过喜则心气大开，阳浮于外，经脉弛纵。建极汤主之。

建极汤（自制）

天冬二钱　琥珀一钱　辰砂五分　五味五分　枣仁（炒研）二钱　黄芪二钱　人参二钱　当归二钱　白芍（酒炒）一钱五分　丹参二钱　柏仁二钱　红枣十枚　姜三片

7. 怒伤

怒甚则胁痛，郁极则火生，心烦意躁，筋节不利，入夜不寐。冲和汤主之。

冲和汤（自制）

山萸肉二钱　枣仁（炒研）二钱　当归二钱　白芍（酒炒）一钱五分　人参二钱　茯神二钱　甘草五分　沙苑三钱　蒺藜三钱　红枣五枚　橘饼四钱

8. 忧伤

忧愁太过，忽忽不乐，洒淅寒热，痰气不清。萱草忘忧汤主之。

萱草忘忧汤（自制）

桂枝五分　白芍一钱五分　甘草五分　郁金二钱　合欢花二钱　广皮一钱　半夏一钱　贝母二钱　茯神二钱　柏仁二钱　金针菜一两　煎

汤代水。

9. 思伤

思虑太过，心烦意乱，食少神疲，四肢倦怠。一志汤主之。

一志汤（自制）

人参二钱　茯神二钱　白术一钱五分　甘草五分　黄芪二钱　益智一钱五分　远志五分　柏仁二钱　广皮一钱　木香五分　大枣二枚　姜三片

10. 悲伤

悲则气逆，膹郁不舒，积久伤肺，清肃之令不能下行。加味参苏饮主之。

加味参苏饮（自制）

人参二钱　苏子二钱　沉香五分　桑皮三钱　蒌皮三钱　橘红一钱　半夏一钱　丹参二钱　柏仁二钱　苡仁五钱　姜二片

11. 恐伤

恐则气馁，骨节无力，神情不安。补骨脂汤主之。

补骨脂汤（自制）

补骨脂（核桃肉炒）二钱　益智一钱五分　苁蓉四钱　熟地五钱　当归二钱　人参二钱　茯苓二钱　远志（甘草水炒）五分　白芍一钱　丹参二钱　牛膝二钱　大枣二枚　姜三片

12. 惊伤

惊则气浮，真阳外越，真阴不守，心悸筋惕。大安汤主之。

大安汤（自制）

白芍一钱五分　五味子五分　牡蛎（煅研）四钱　龙齿二钱　木瓜（酒炒）一钱　枣仁（炒研）二钱　地黄五钱　人参二钱　茯苓二钱　柏仁二钱

金器一具，同煎。

13. 附：虚劳门诸方

桂枝龙骨牡蛎汤

治失精亡血，目眩发落，女子梦交。

桂枝五分　白芍一钱五分　甘草五分　龙骨二钱　牡蛎四钱

加枣二枚，姜三片。

天雄散

治阳虚亡血失精。

天雄三两　白术　桂枝各八两　龙骨四两

共为末　每服五分，日三服。

黄芪建中汤

治气血虚弱，四肢倦怠，气短懒言。

黄芪二两　白芍六两　桂枝　甘草各三两

加姜二两，大枣十二枚，饴糖一升，水七升，煮取三升，分服。

乐令建中汤

治脏腑虚损，身体消瘦，潮热自汗，将成痨瘵。

前胡一两　细辛五钱　黄芪　人参各一两　桂心五钱　橘皮　当
归　白芍　茯苓　麦冬　甘草各一两　半夏七钱五分

共研末，每服二钱。

十四味建中汤

治营卫不调，积劳虚损，形体瘦弱，短气嗜卧。

当归　白芍　白术　麦冬　甘草　苁蓉　人参　川芎　肉
桂　附子　黄芪　半夏　熟地　茯苓各等分

每用三钱，姜三片，枣二枚，水煎服。

薯蓣丸

治虚劳不足，风气百病。

薯蓣三十分　当归　桂枝　地黄　神曲　豆卷各十分　甘草二十八
分　川芎六分　麦冬八分　白芍　白术　杏仁各六分　人参七分　柴
胡　桔梗　茯苓各五分　阿胶七分　干姜二分　白蔹二分　防风六
分　大枣百枚

共研末，蜜为丸，如弹子大，空心酒服一丸。

酸枣仁汤

治虚劳虚烦，夜不得眠。

枣仁二升　甘草一两　知母二两　茯苓　川芎各二两

水六升，煮三升，分温服。

炙甘草汤

治诸虚劳不足，汗出而闷。

甘草四两　桂枝三两　生姜三两　麦冬　麻仁各半升　人参二
两　阿胶三两　大枣三十枚　生地一斤

酒七升、水八升，煮取三升，分温服。

十全大补汤

治男子妇人诸虚不足，五劳七伤，不进饮食，久病虚损，时发潮热，气攻骨脊，拘急疼痛，夜梦遗精，面色痿，脚膝无力。

人参　茯苓　白术　甘草　生地　当归　白芍　川芎　黄芪　肉桂各等分

共为末，每服五、六钱，姜、枣煎服。

圣愈汤

治一切失血，或血虚烦热躁渴，睡卧不安，或疮疡脓血出多，五心烦热。

熟地　生地各三钱　当归　人参　黄芪各二钱　川芎一钱

水煎服。

还少丹

大补心肾脾胃，一切虚损，神志俱耗，筋力顿衰，腰脚沉重，肢体倦怠，小便浑浊。

山萸肉　山药　远志　牛膝　五味子　茯苓　巴戟　肉苁蓉各一两　熟地二两　菖蒲　茴香　杜仲　楮实子各一两　枸杞子二两

共研细末，炼蜜为丸，如梧子大，每服三十丸。

人参养荣汤

治脾肺俱虚，发热恶寒，肢体疲倦，食少作泻。

白芍一钱五分　人参　陈皮各一钱　黄芪二钱　桂心四分　当归二钱　白术一钱　甘草四分　熟地三钱　五味五分　茯苓二钱　远志五分　大枣二枚　姜三片

参术膏

治虚弱受风，诸药不应，元气日伤，虚症蜂起。但用此药补其中气，诸症自愈。

人参　白术等分

水煎稠汤化服之。

人参散

治邪热客经络，痰嗽烦热，头目昏痛，盗汗倦怠，一切血热虚劳。

黄芩五钱　人参　白术　茯苓　赤芍　半夏　柴胡　甘草　当归　葛根各一两

每服三钱　姜三片　枣二枚　同煎。

保真汤

治虚劳骨蒸。

当归　生地　熟地　黄芪　人参　白术　茯苓　甘草各五分　天冬　麦冬　白芍　黄柏　知母　五味　柴胡　地骨皮　陈皮　莲子各一钱　姜二片　枣二枚　水煎服。

三才封髓丹

治诸虚发热，心肾不交，遗精梦泄。

天冬　熟地　人参各一两　黄柏三两　砂仁一两　甘草七钱　研末，面糊丸，如桐子大，每服五十丸。

天真丸

治一切亡血过多，形体消瘦，饮食不进，肠胃滑泄，津液枯竭。

精羊肉（去筋膜脂皮）七斤　肉苁蓉十两　当归十二两　山药十两　天冬一斤

以上四味为末，安羊肉内，用陈酒四瓶，煨令酒尽，加水二升煨，候肉糜烂，再入黄芪末五两，人参末　白术末各二两，糯米饭为丸，如梧子大，每早晚各服一百丸。

补阴丸

治阴虚发热，脚膝无力。

黄柏八两　知母　熟地各三两　龟板四两　当归一两五钱　白

75

芍　牛膝　陈皮各二两　锁阳一两五钱　虎骨（酥炙）一两

共研末，酒煮羊肉，丸如桐子大，每服五六十丸。

大造丸

治虚损劳伤，咳嗽潮热。

紫河车一具　龟板二两　黄柏一两五钱　杜仲一两五钱　牛膝　天冬　麦冬各一两　地黄（茯苓、砂仁六钱同煮去之）二两　人参一两

研末，酒米糊丸，每服四钱，盐汤下，妇人去龟板、加当归。

人参固本丸

治肺肾劳热。

人参二两　天冬　麦冬　生地　熟地各四两

蜜丸如桐子大，每服七十丸。

天王补心丹

治心血不足，形体虚弱，怔忡健忘，心口多汗，口舌生疮。

生地四两　人参　玄参　丹参　茯苓　桔梗各一两　远志五钱　枣仁　柏仁　天冬　麦冬　当归各一两　五味五钱　蜜丸如弹子大，朱砂为衣，灯心汤下一丸。

龟鹿二仙胶

治虚弱少气，梦遗泄精，目视不明。

鹿角十斤　龟板五斤　人参一斤　枸杞二斤

桑柴火熬膏　每用三钱，温酒服。

六味地黄丸

治五劳七伤，精血枯竭，自汗盗汗，头晕目眩，遗精失血，消渴淋浊，舌燥咽疼。

地黄八两　萸肉　山药各四两　丹皮　茯苓　泽泻各三两

蜜丸，盐汤下四、五钱。

归脾汤

治思虑太过，劳伤心脾，怔忡健忘，惊悸盗汗，发热体倦，食少不眠。

人参　茯神　白术　黄芪　枣仁　当归各一钱五分　远志　木香　甘草各五分

加龙眼肉十枚、大枣二枚、姜三片　煎。

当归补血汤

治伤于劳役，肌热面赤，烦渴引饮，脉大而虚。

黄芪一两　当归二钱

水煎服。

十一、脑漏

脑漏者，鼻如渊泉，涓涓流涕。致病有三：曰风也，火也，寒也。鼻为肺窍，司呼吸以通阳。贼风侵人，随吸入之气，上彻于脑，以致鼻窍不通，时流清涕，此风伤之脑漏也。阳邪外铄，肝火内燔，鼻窍半通，时流黄水，此火伤之脑漏也。冬月祁寒，感冒重阴，寒气侵脑，鼻窍不通，时流浊涕，此寒伤之脑漏也。致病不同，施治各异，宜随症辨之。

风伤脑，桑菊愈风汤主之。

桑菊愈风汤（自制）

桑叶三钱　杭菊二钱　蔓荆子一钱五分　当归一钱五分　桔梗一钱　枳壳一钱　川贝二钱　杏仁三钱　川芎八分　黑芝麻一撮

火伤脑，清肝透顶汤主之。

清肝透顶汤（自制）

羚羊角一钱五分　夏枯草二钱　石决八钱　丹皮一钱五分　玄参一钱　桔梗一钱　蝉衣一钱五分　桑叶二钱　薄荷一钱　陈橄榄二枚

寒伤脑，通阳圣化汤主之。

通阳圣化汤（自制）

当归二钱　川芎一钱　香附二钱　白术一钱五分　羌活一钱　白芷（酒蒸）五分　辛夷（切）一钱　天麻六分　红枣五枚　姜三片

十二、鼻衄

鼻衄一症，与吐血不同。吐血者，阴分久亏，龙雷之火犯肺，日受熏灼，金气大伤，其来也由渐，其病也最深，故血从口出，而不从鼻出。鼻衄之症，其平日肺气未伤，只因一时肝火蕴结，骤犯肺穴，火性炎上，逼血上行，故血从鼻出，而不从口出。每见近来医家，因方书犀角地黄汤条下，有统治吐血、衄血之语，一遇鼻衄，即以犀角地黄汤治之，究竟百无一效。此其弊在拘执古方，不明经络。盖犀角地黄多心肾之药，用以治肝肺，宜其格不相入矣。予自制豢龙汤一方，专治鼻衄，无不应手而效。此实数十年历历有验者。可知医道，当自出手眼，辨证察经，不可徒执古方，物而不化也。

豢龙汤（自制）

羚羊角一钱五分　牡蛎四钱　石斛三钱　南沙参四钱　麦冬（青黛少许拌）一钱五分　川贝（去心研）二钱　夏枯草一钱五分　丹皮一钱五分　黑荆芥一钱　薄荷炭一钱　茜草根二钱　牛膝二钱　茅根五钱　藕五大片

十三、齿牙出血

经曰：中焦受气取汁，变化成赤，谓之血。此知血生于中焦，而主于心。故五脏各有守经之血，而六腑则无之。其散于脉内者，随冲任督三经，遍行经络。其散在脉外者，周流于肌腠皮毛之间。凡吐血衄血，牙龈齿缝出血，皆散在经络之血，涌而上决者也。近人谓巨口吐红，及牙龈齿缝出血者，谓之胃血，此说大谬。盖胃为外腑，职司出纳，为水谷蓄泄之要区，其中并无一丝一点之血。即牙宣出血一症，不过胃火炽盛，肉不附骨，故血热而上涌。其牙不宣而出血者，乃阴虚阳亢，龙雷之火，冲激胃经所致。湖州钱左，患齿缝出血，牙并不宣，多则血流盈盏，昼夜十余次，面红目赤，烦扰不安，为制苍玉潜龙汤，连服十余剂而愈。

苍玉潜龙汤（自制）

生地四钱　龟板六钱　石膏三钱　龙齿二钱　石斛三钱　花粉二钱　丹皮一钱五分　羚羊角一钱五分　沙参四钱　白芍一钱五分

藕三两，茅根五钱，同煎汤代水。

十四、关格

关格一症，所系最大。《灵》《素》诸书及秦越人、张长沙，俱皆论列，而未有成方。后起诸贤，又绝无论及此症者。迨云歧子谓阴阳易位，病名关格。所传九方，动辄脑、麝、硝、黄、皂角，非开透，即劫夺，奄奄将毙之人，其能堪此乎！是有方不如无方，医学中反添一重魔劫矣。《素问》谓：人迎一盛，病在少阳；二盛在太阳；三盛在阳明；四盛以上为格阳。寸口一盛，病在厥阴；二盛在少阴；三盛在太阴；四盛以上为关阴。经络分明，言言典要，而惜乎治法不传也。秦越人发为阴乘阳乘之论，乃合寸尺之脉并言之。寸上过位，入鱼际为溢；尺下过位，入尺泽为覆。此阴阳之偏，各造其极，最为精当，而惜乎治法不传也。张长沙谓寸口脉浮而大，浮为虚，大为实，在尺为关，在寸为格。又曰，心脉洪大而长，则关格不通。又谓趺阳脉伏而涩，伏则吐逆，水谷不化；涩则食不得入，名曰关格。凡三言之，其曰在寸为格，在尺为关者，乃言阴阳不相荣也。其曰心脉洪大而长；则关格不通者，言五志不安，营卫亏损，孤阳独发，故上下不通也。曰趺阳脉伏而涩者，乃胃气败坏之明征也。察脉论症，更为详尽，而惜乎治法不传也。至西江喻氏，力讲调和营卫。不偏阴，不偏阳，听胃气之自为敷布，不问其关于何而开，格于何而通，一惟求之于中，握枢而运，以渐透于上下。荣气通则加意于荣，卫气通则加意于卫，因立进退黄连汤一方，又立资液救焚汤一方，以为标准。此与云歧子之九方，霄壤悬殊矣。而愚则以为所重者，尤在于上。苟在上之格者能通，则在下之关者亦无不通。尝见患此症者，多起于忧愁怒郁，即富贵之家，亦多有隐痛难言之处。可见病实由于中上焦，而非起于下焦也。始则气机不利，喉下作梗，继则胃气反逆，食入作吐，后乃食少吐多，痰涎上涌，日渐便溺艰难。此缘心肝两经之火，煎熬太过，荣血消耗，郁蒸为痰；饮食入胃，以类相从，谷海变为痰薮；而又孤阳独发，气火升痰，宜其格而不入也。格与关皆为逆象，惟治之以至和，导之以大顺；使在上者能顺流而下，则在下者亦迎刃而解矣。故于调养荣卫之中，平肝理气，此一法也；于调养荣卫之中，和胃化痰，亦一法也；于调养荣卫之中，兼清君相之火，又一法也。关格既成，本难施治，但仁人孝子，必不忍坐视危亡，欲于死中求活，非精心研究不可。续制四方，以备参酌。

肝气犯胃，食入作吐，宜解郁和中，归桂化逆汤主之。

归桂化逆汤（自制）

当归二钱　白芍（酒炒）一钱五分　肉桂五分　青皮一钱　茯苓二钱　蒺藜四钱　郁金二钱　合欢花二钱　木香五分　牛膝二钱　玫瑰花五分　红枣五枚　降香五分

痰气上逆，食入呕吐，人参半夏汤主之。

人参半夏汤（自制）

人参二钱　半夏三钱　广皮一钱　茯苓二钱　当归二钱　沉香五钱　郁金二钱　砂仁一钱　佩兰一钱　苡仁四钱　牛膝二钱　佛手五分　白檀香五分

孤阳独发，阻格饮食，甚则作呃，和中大顺汤主之。

和中大顺汤（自制）

人参二钱　麦冬二钱　丹参三钱　柏仁二钱　丹皮二钱　生地四钱　赤白芍各一钱　潼白蒺藜各三钱　赭石（煅研）三钱　合欢花二钱

竹沥两大匙，姜汁两滴，同冲服。

二气双调饮，通治关格。

二气双调饮（自制）

人参二钱　茯苓二钱　山药三钱　归身二钱　枸杞三钱　干苁蓉三钱　牛膝二钱　广皮一钱　半夏一钱五分　砂仁一钱　青皮（蜜水炒）一钱五分　沉香（人乳磨冲）五分

附：关格门诸方

喻氏进退黄连汤

平调荣卫，不偏阴，不偏阳。所谓运中枢以听其进退也。

黄连（姜汁炒）八分　炮姜八分　人参（人乳拌蒸）一钱五分　桂

枝一钱　半夏（姜制）一钱五分　大枣二枚

进法：本方诸药，俱不制，水三盅，煎一半，温服。

退法：不用桂枝，黄连减半，或加肉桂五分，如上逐味制熟，煎服法同。每早加服附桂八味丸三钱。

资液救焚汤

治五志厥阳之火。

生地（取汁）二钱　麦冬（取汁）二钱　人参（人乳拌蒸）一钱五分　炙甘草一钱　阿胶一钱　胡麻仁（炒研）　柏子仁七分　五味子四分　紫石英　寒水石各一钱　生犀汁（磨）一分　滑石（敲碎不为末）一钱二分　生姜汁二茶匙

除四汁及阿胶共八味，用名山泉水四盅，缓火煎至一杯半，去渣，入四汁及阿胶，再缓火略煎至胶烊化斟出，调牛黄末五厘，日中分二、三次热服，空朝先服附桂八味丸三钱。

附：云岐子九方。此等方法，断不可用，录之以为鉴戒。

柏子仁方

人参　半夏　茯苓　陈皮　柏仁　甘草　麝香　郁李仁　姜三片

人参散

人参　麝香　冰片

甘草汤调服。

既济丸

附子　人参　麝香

槟榔益气汤

槟榔　人参　白术　当归　黄芪　陈皮　升麻　甘草　柴胡　枳壳　生姜

煎服。

木通二陈汤

木通　陈皮　半夏　茯苓　甘草　枳壳　生姜

煎服。

导气清利汤

猪苓　泽泻　白术　人参　甘草　木通　栀子　茯苓　槟榔　枳壳　大黄　厚朴　麝香　黑牵牛　广皮　半夏　藿香　柏仁　生姜

煎服。

加味麻仁丸

大黄　白芍　厚朴　当归　杏仁　麻仁　槟榔　木香　枳壳

蜜为丸。

皂角散

大皂角，烧存性，研细末，以猪脂一两调服。又服八正散加槟榔、枳壳、朴硝、桃仁、灯心，茶服。

大承气汤

以上九方，只图取快目前，不顾削伐元气。然此等药入口，轻者增剧，剧者立毙，究竟目前亦不快也。

卷 三

十五、咳嗽

经曰："五脏皆咳，非独肺也。"可知心、肝、脾、肾四经各有咳嗽之症，不过假途于肺耳！只此二语，度尽金针。后人不明此义，一遇咳嗽，不辨其所以致咳之由，但从肺治，又安怪其效者少，而不效者多耶？兹将肺脏之咳，详列于前；心肝脾肾之咳，条载于后。庶几辨证则了然无疑，施治则知所措手矣。

肺热而咳，上焦微喘，肌表漫热，口燥咽干者，玉环煎主之。

玉环煎（自制）

玉竹四钱　羚羊角一钱五分　沙参四钱　麦冬二钱　石斛三钱　贝母二钱　蒌皮三钱　蛤粉四钱

梨汁半杯，冲服。

肺寒而咳，乃水邪射肺，水冷金寒，咳吐痰沫，胸脘作憋，肌肤懔洌者，姜桂二陈汤主之。

姜桂二陈汤（自制）

炮姜五分　桂枝五分　橘红一钱　半夏一钱　葶苈子二钱　当归一钱五分　茯苓二钱　白术一钱　苏子一钱五分　杏仁三钱　苡仁一两

煎汤代水。

肺虚而咳，肌表微热，神倦气短，不时火升，失血咽痛者，保肺济生丹主之。

保肺济生丹（自制）

天冬一钱五分　麦冬一钱五分　人参一钱　沙参四钱　五味五分　玉

竹三钱　女贞子二钱　茯苓二钱　山药三钱　贝母二钱　茜草根二钱　杏仁三钱

藕三两，切片，煎汤代水。

虚之甚者，火升体羸，咳嗽失血，咽破失音。此为碎金不鸣，症极危险。金水济生丹主之。

金水济生丹（自制）

天冬一钱五分　麦冬一钱五分　生地（切）五钱　人参一钱　沙参四钱　龟板八钱　玉竹三钱　石斛三钱　茜草根二钱　蒌皮三钱　山药三钱　贝母二钱　杏仁三钱

淡竹叶十张，鸡子清一个，藕三两，煎汤代水。

肺实而咳，胸脘喘满，时吐稠痰，降气和中汤主之。

降气和中汤（自制）

苏子一钱五分　沉香五分　海石三钱　蒌仁四钱　莱菔子二钱　芥子一钱　橘红一钱　半夏二钱　桑皮二钱　贝母二钱　杏仁三钱

姜汁两小匙，冲服。

实之甚者，痰气闭结，语音不出，此为塞金不鸣，金牛汤主之。

金牛汤（自制）

郁金二钱　牛蒡子（炒研）三钱　陈麻黄（蜜水炙）四分　瓜蒌皮三钱　苏子一钱五分　芥子一钱　沉香五分　贝母二钱　杏仁三钱　橘红一钱　半夏一钱　桑皮二钱　枇杷叶（刷毛、蜜炙）两张

嗜饮太过，伤肺而咳者，加减葛花汤主之。

加减葛花汤（自制）

葛花二钱　鸡棋子三钱　花粉二钱　石斛三钱　沙参四钱　麦冬一钱五分　茯苓二钱　苡仁四钱　橘红一钱　贝母二钱　杏仁三钱

橄榄二枚（打碎、陈者亦可用）

风痰入肺，久经吼咳者，鹅梨汤主之。

鹅梨汤（自制）

鹅管石（煅研）五分　陈麻黄（蜜炙）五分　当归一钱五分　茯苓二钱　蒌仁四钱　苏子一钱五分　桑叶一钱　橘红一钱　半夏一钱　贝母二钱　杏仁三钱

梨汁两大匙，姜汁两小匙，同冲服。

肺气壅塞，致成肺痈，咳吐脓痰，气甚腥秽者，石花汤主之。

石花汤（自制）

白石英（煅研）三钱　合欢花二钱　贝母二钱　鲜百部四钱　沙参四钱　麦冬一钱五分　桑皮二钱　苏子一钱五分　杏仁三钱　茯苓二钱　苡仁四钱　淡竹叶十张　金丝荷叶（去背上白皮）两张

肺叶痿败，喘咳夹红者，白胶汤主之。

白胶汤（自制）

嫩白及（研末）四钱　陈阿胶二钱　冲汤调服。

心经之咳，痰少心烦，夜不成寐，玄妙散主之。

玄妙散（自制）

玄参一钱五分　丹参三钱　沙参四钱　茯神二钱　柏仁二钱　麦冬（朱砂拌）一钱五分　桔梗一钱　贝母二钱　杏仁三钱　夜合花二钱　淡竹叶十张　灯心三尺

肝经之咳，痰少胁痛，易怒头眩，丹青饮主之。

丹青饮（自制）

赭石三钱　麦冬（青黛拌）一钱五分　杭菊二钱　石斛三钱　潼蒺藜三钱　白蒺藜三钱　沙参四钱　桑叶一钱　橘红一钱　贝母二钱　杏仁三钱　旋覆花（绢包扎好）一钱

脾经之咳，胸懑痰稠，食少体倦，术米汤主之。

术米汤（自制）

当归一钱五分　茯苓三钱　白术一钱五分　苡米八钱　橘红一钱　半夏一钱五分　莱菔子二钱　杏仁三钱　海石三钱　蒌仁四钱

姜汁两小匙，冲服。

肾经之咳，或呛或喘，痰味咸而有黑花者，山虎汤主之。

山虎汤（自制）

蛤蚧尾（酒洗）一对　生地（切片、蛤粉炒）四钱　沉香五分　破故纸（核桃肉拌炒）一钱半分　人参二钱　沙参四钱　茯苓二钱　山药三钱　贝母二钱　杏仁三钱　麦冬一钱五分

人乳半杯，姜汁两滴，同冲服。

1. 五脏传腑之咳附后

经曰："五脏咳久，传于六腑。脾咳不已，则胃受之。胃咳之状，咳而呕，呕甚则长虫出。"胃乃脾之妻，故脾咳必传于胃。胃受邪则水谷不安，故发呕。长虫处胃中以助运化，呕甚则长虫亦附气而出也。加味二陈汤主之。

加味二陈汤（自制）

橘红一钱　半夏一钱五分　茯苓二钱　白术一钱　苡仁四钱　枳壳一钱　砂仁一钱　苏梗一钱　花椒子二十四粒　姜三片

肝咳不已，则胆受之。胆咳之状，咳呕胆汁。胆为清净之府，肝邪中之，则胆不安而汁内沸，故所呕皆苦水。西清汤主之。

西清汤（自制）

桂枝五分　栀子（姜汁炒）一钱五分　苏子一钱五分　桑皮二钱　杏仁三钱　橘红一钱　半夏一钱　茯苓二钱　蒺藜三钱　郁金二钱　姜三片

肺咳不已，则大肠受之。大肠咳状，咳而遗矢。肺与大肠，庚

辛金也。风阳外烁，肺热移于大肠，更兼风入空窍，宜其咳而遗矢矣。当培土化热，兼以息风，回风养脏汤主之。

回风养脏汤（自制）

沙参四钱　苏子一钱五分　枳壳一钱　前胡一钱　桑叶一钱　茯苓二钱　白术一钱　苡仁四钱　橘红一钱　贝母二钱　荷叶蒂一枚

心咳不已，则小肠受之。小肠咳状，咳而失气，气与咳俱失。小肠下口，接大肠之上口，小肠化则大肠通，小肠咳则气达于大肠，故下焦之浊气，不时宣泄也。洁宫汤主之。

洁宫汤（自制）

沙参四钱　茯神二钱　远志（甘草水炒）五分　归身二钱　麦冬二钱　贝母二钱　橘红一钱　半夏一钱　白术一钱　砂仁一钱　姜三片

肾咳不已，则膀胱受之。膀胱咳状，咳而遗溺。膀胱为津液之府，咳则气不能禁而遗溺也。加味茯菟汤主之。

加味茯菟汤（自制）

茯苓三钱　菟丝四钱　杜仲三钱　破故纸一钱五分　当归二钱　贝母二钱　橘红一钱　半夏一钱　杏仁三钱　白术一钱

核桃肉二枚，过口。

久咳不已，则三焦受之，三焦咳状，咳而腹满，不欲饮食。此皆聚于胃，关于肺，使人多涕唾，而面浮肿气逆也。久咳则三焦俱病。聚于胃者，胃为五脏六腑之本也；关于肺者，咳必动肺，面浮气逆，皆肺病也。通理汤主之。

通理汤（自制）

当归二钱　茯苓二钱　白术一钱　苡仁四钱　枳壳一钱　橘红一钱　半夏一钱　厚朴一钱　苏子一钱五分　桑皮二钱　砂仁一钱　青皮一钱　姜三片

2.附：咳嗽门诸方

补肺汤

治肺虚咳嗽。

人参一钱　黄芪二钱　五味五分　紫菀一钱　桑皮二钱　熟地三钱

入蜜少许和服。

补肺阿胶散

治肺虚有火，咳无津液而气哽者。

阿胶一两五钱　马兜铃　甘草　牛蒡子各一两　杏仁七钱　糯米一两

水煎分温服。

百合固金汤

治肺伤咽痛，喘嗽痰血。

生地一钱　熟地三钱　麦冬一钱五分　百合三钱　当归一钱五分　白
芍一钱　贝母一钱五分　甘草五分　玄参一钱　桔梗一钱

水煎服。

紫菀汤

治肺伤气极，劳热久嗽，吐痰吐血。

紫菀二钱　阿胶（蛤粉拌炒）二钱　知母一钱　贝母二钱　桔梗一
钱　人参一钱　茯苓二钱　甘草五分　五味子十二粒　莲子肉（去心）
十粒

秦艽扶羸汤

治肺痿骨蒸，或寒或热成劳，咳嗽声嗄不出。

柴胡　秦艽　人参各一钱　当归　鳖甲（炙）　地骨皮各一钱五
分　紫菀　半夏各一钱　甘草五分

水煎服。

黄芪鳖甲散

治男女虚劳客热，五心烦热，四肢倦怠，咳嗽咽干，自汗食少，日晡发热。

黄芪　鳖甲　天冬　秦艽各五钱　柴胡　地骨皮　茯苓各三钱　桑皮　紫菀　半夏　白芍　生地　知母　甘草各三钱五分　人参　桔梗　肉桂各一钱五分

每用一两，水煎服。

一方加姜三片。

秦艽鳖甲散

治风劳骨蒸，午后壮热，咳嗽肌瘦，颊赤盗汗，脉来细数。

鳖甲五钱　秦艽　知母　当归各一钱五分　柴胡一钱　地骨皮二钱　乌梅一个　青蒿五叶

水煎服，汗多加黄芪。

苏子降气汤

治虚阳上攻，气不升降，上盛下虚，痰涎壅盛，喘嗽呕血，或大便不利。

苏子一钱五分　半夏　前胡　厚朴　橘红各一钱　当归二钱　甘草　沉香各五分　水煎服。

定喘汤

治肺虚感寒，气逆膈热，而作哮喘。

白果二十一粒　麻黄四分　半夏　款冬花各一钱　桑皮二钱　苏子一钱五分　杏仁二钱　黄芩一钱　甘草五分

水煎服。

咳血方

治咳嗽痰血。

青黛　蒌仁　海石　山栀　诃子肉　杏仁各等分

蜜为丸，嚼化。

独圣散

治多年咳嗽，肺痿咯血。

白及。

研细末，每服二钱，临卧时糯米汤下。

清咽太平丸

治膈上有火，早间咯血，两颊常赤，咽喉作痛不清。

薄荷十两　川芎　防风　犀角　柿霜　甘草各二两　桔梗三两

蜜为丸，如梧子大，每服五十丸。

犀角地黄汤

治肝胃火盛，吐血、衄血、咳血、便血及阳毒发斑。

生地一两五钱　犀角一钱　白芍一两　丹皮二钱

每服五钱。

桑皮等汁十味煎

治咳嗽经久，将成肺痿，乍寒乍热，唾涕稠粘，喘息气上，唇干吐血。

桑皮汁一升　地骨皮汁三升　生地汁五升　麦冬汁二升　生葛汁三升　淡竹沥三升　生姜汁一升　白蜜一升　枣膏一升　牛酥三合

共熬成膏，每服五钱。

二陈汤

治一切痰饮为病，咳嗽胀满，呕吐恶心，头眩心悸。

半夏二钱　陈皮　茯苓各一钱　甘草五分

加姜三片，水煎服。

清肺饮

治痰湿久留，咳嗽气逆。

杏仁　贝母　茯苓各二钱　桔梗一钱　甘草五分　橘红一钱　五味

子五分　姜三片

金沸草散

治肺经伤风，头目昏痛，咳嗽痰多。

金沸草（绢包）　前胡各一钱　细辛三分　荆芥一钱　茯苓二钱　半夏一钱　甘草五分　枣二枚　姜三片

百花膏

治喘咳不已，或痰中有血。

川百合　款冬花等分

蜜丸如弹子大，嚼化。

十六、痰饮

痰饮者，先生痰，而后停饮，积水为病也。人非水谷不能生活，然水气太盛，不能流行，则病亦丛生。论者谓：人身所贵者水也。天一生水，乃至充周流灌，无处不到。一有瘀蓄，即如江河回薄之处，秽莝积聚，水道日隘，横流旁溢。必顺其性，因其势而利导之，庶得免乎泛滥，此说是矣。然谓为天一之水，充周流灌，以至于瘀蓄，则窃以为不然。夫天一之水，精也、血也、津液也，此人身之圣水，惟患其少，不患其多，安有变为痰饮之理？且停饮之人，往往呕吐，所吐之水，或清或黄，或酸或腐，动辄盈盆；天一之水，顾若此之贱且多乎？盖水谷入胃，除散精之处，其势下趋，由小肠而膀胱，乃气化而出，无所为饮也。惟脾有积湿，胃有蕴热，湿与热交蒸，脾胃中先有顽痰，胶粘不解，然后入胃之水，遇痰而停，不能疾趋于下，日积月累，饮乃由是而成。又况嗜茶太过者，湿伤脾；嗜酒太过者，热伤胃；过嗜生冷者，寒伤脾胃；各各不同。而于是痰饮、悬饮、溢饮、支饮、留饮、伏饮，遂由浅入深，而酿成痼疾矣。见症与治法，均列于后。

1. 痰饮

痰饮者，水从胃出，下走肠间，辘辘有声，胸中微痞，头目作眩。桂术二陈汤主之。

桂术二陈汤（自制）

桂枝八分　白术一钱五分　广皮一钱　半夏一钱五分　茯苓一钱五分　枳实一钱　泽泻一钱五分　牛膝一钱五分　车前二钱　姜三片

2. 悬饮

悬饮者，水流胁下，咳吐引痛。胁乃肝胆之位，水气在胁，则肝气拂逆，而肺金清肃之令不能下行，故咳而引痛也。椒目瓜蒌汤主之。

椒目瓜蒌汤（自制）

椒目五十粒　瓜蒌果（切）五钱　桑皮二钱　葶苈子二钱　橘红一钱　半夏一钱五分　茯苓二钱　苏子一钱五分　蒺藜三钱　姜三片

3. 溢饮

溢饮者，水气旁流于四肢也。脾受水邪，溢入四末，故肢节作肿，身重无力。桂苓神术汤主之。

桂苓神术汤（自制）

桂枝八分　茯苓三钱　白术一钱　茅术一钱　苡仁八钱　广皮一

钱　半夏一钱五分　厚朴一钱　砂仁一钱　姜三片

4. 支饮

支饮者，水停心下，入于胸膈，咳逆倚息短气，其形如肿。桑苏桂苓汤主之。

桑苏桂苓汤（自制）

桑皮三钱　苏子二钱　桂枝八分　茯苓三钱　泽泻一钱五分　大腹皮一钱五分　橘红一钱　半夏一钱五分　杏仁三钱　猪苓一钱　姜三片

5. 留饮

留饮者，留而不去也。心下痞满，作哕，头眩。芎归桂朴汤主之。

芎归桂朴汤（自制）

川芎八分　当归二钱　桂枝八分　厚朴一钱　枳实一钱　广皮一钱　半夏一钱五分　茯苓三钱　天麻六分　菊花二钱　姜三片

6. 伏饮

伏饮者，伏而不出也。痰满喘咳吐，发则寒热，背腰痛，其人振振身瞤剧。此乃三阳之气，为阴邪遏抑，郁而不舒，桂枝半夏汤主之。

桂枝半夏汤（自制）

桂枝八分　半夏一钱五分　茯苓三钱　广皮一钱　白术二钱　芥子一钱　厚朴一钱　紫苏一钱　贝母二钱　甘草四分　姜三片

7. 附：痰饮门诸方

苓桂术甘汤

治胸胁支满，头目作眩。

茯苓<small>四两</small>　桂枝　白术<small>各三两</small>　甘草<small>二两</small>

水六升，煎三升，分温服。

甘遂半夏汤

治留饮结于肠胃。

甘遂大者<small>三枚</small>　半夏<small>十二枚</small>　白芍<small>五枚</small>　甘草如指头<small>一枚</small>

以上四味，水二升，煎取半升，去渣，加蜜半升，和药汁煎取八合，温服。

小青龙汤

治水饮溢出于表，营卫不利，宜发汗以散其水。

麻黄　白芍<small>各三两</small>　五味<small>半升</small>　干姜<small>三两</small>　甘草　细辛　桂枝<small>各三两</small>　半夏<small>半升</small>

水一斗，煎取三升，分温服。

大防己汤

治支饮上入膈中。

防己<small>三两</small>　人参<small>四两</small>　桂枝<small>二两</small>　石膏<small>八两</small>

水六升，煎取二升，分温服。

防己加茯苓芒硝汤

治支饮胸膈痞满。

防己<small>二两</small>　桂枝<small>二两</small>　人参　茯苓<small>各四两</small>　芒硝<small>三合</small>

水六升，煎取二升，分温服。

泽泻汤

治支饮之在心下者。

泽泻五两　白术二两

水二升，煎一升，分温服。

厚朴大黄汤

治支饮胸膈痞满。

厚朴一尺　大黄六两　枳实五枚

水五升，煮二升，分温服。

椒目葶苈大黄丸

治腹满，口舌干燥，肠间有水气者。

防己一两　椒目五钱　葶苈　大黄各一两

研末，蜜丸如梧子大，每服十丸，日三服。

小半夏加茯苓汤

治湿痰悬饮。

半夏一升　茯苓四两　生姜八两

水七升，煮一升五合，分温服。

茯苓饮

治痰饮胸痞。

茯苓　人参　白术各三两　枳实二两　陈皮三两　生姜四两

水六升，煮二升，分温服。

二贤汤

治一切痰饮。

橘皮一斤　甘草四两　食盐四两

水四升，煎一升，分温服。

豁痰汤

治一切痰疾。

柴胡　半夏各一钱　枯芩　人参　甘草　紫苏各五分　陈皮一钱　厚朴　南星　薄荷　枳壳　羌活各五分　姜三片

老痰丸

润燥开郁，降火消痰，治老痰凝滞喉间，吐咯难出。

天冬　黄芩　海粉　橘红各一两　连翘　桔梗各五钱　青黛一钱　香附五钱　芒硝二钱　蒌仁五钱

研末，炼蜜加姜汁和丸，如梧子大，每服五十丸。

御爱紫宸汤

解宿酒哕呕，恶心痰唾，不进饮食。

木香五分　砂仁　白芍　檀香各一钱　茯苓二钱　官桂五分　藿香　陈皮各一钱　葛根二钱　良姜　丁香　甘草各五分

水煎服。

四七汤

治七情郁结、痰涎如败絮，或如梅核，咽之不下，吐之不出。

半夏二钱　茯苓二钱五分　厚朴一钱五分　紫苏一钱二分　枣一枚　姜三片

大川芎丸

消风壅，化痰涎，利咽膈，清头目。

川芎二两　薄荷四两　桔梗三两　甘草　防风各二两　细辛五钱

研末，蜜丸如梧子大，每服五十丸。

小川芎丸

治膈上痰。

川芎二两　大黄一两

研末，皂角水为丸，如梧子大，每服三十丸。

神芎导水丸

治一切热痰郁结。

黄芩一两　黄连　川芎　薄荷各五钱　大黄一两　滑石四两　黑丑二两

研末，蜜丸如梧子大，每服三十丸。

二陈汤

治一切痰饮为病，咳嗽胀满，恶心头眩。

陈皮一钱　半夏　茯苓各二钱　甘草五分　姜三片

清气化痰丸

治热痰。

半夏　胆星　橘红　枳实　杏仁　蒌仁　黄芩　茯苓等分

淡姜汁和丸，每服三钱。

半夏天麻白术汤

治痰厥头痛，四肢厥冷。

半夏一钱　麦芽　神曲各三钱　白术　苍术　人参各一钱　黄芪二钱　陈皮一钱　茯苓二钱　泽泻一钱五分　天麻六分　干姜三分　黄柏五分

研末，每服五钱。

茯苓丸

治痰停中脘，两臂疼痛。

半夏　茯苓各一两　枳壳五钱　风化硝二钱五分

淡姜汁和丸，每服二钱。

十七、结胸

结胸有五：一为邪气结胸，一为痰气结胸，一为滞气结胸，一为水气结胸，其一，则误下之结胸也。虽同一中脘痞懑，而受病不同，施治各异，倘一混投，为祸最烈。学者当明辨之。

邪气结胸，不外因寒、因热。寒气遏抑，则胃阳不通，故中脘痞满，四肢倦怠，祛寒平胃散主之。风热内郁，则胸脘烦闷，心神焦躁，栀子解郁汤主之。

祛寒平胃散（自制）

炮姜五分　广皮一钱　茅术一钱　厚朴一钱　佩兰一钱　归身一钱五分　茯苓二钱　木香五分　砂仁一钱　郁金二钱　佛手柑五分

栀子解郁汤（自制）

黑山栀二钱　瓜蒌果（切）一分　连翘二钱　薄荷一钱　葛根二钱　苏梗一钱五分　豆豉三钱　郁金二钱　淡竹叶二十张　白茅根五钱

痰气结胸，当分燥、湿。痰随火升，壅于中脘，竹沥涤痰汤主之。湿痰上泛，窒滞中都，香苏二陈汤主之。

竹沥涤痰汤（自制）

川贝二钱　天竺黄六分　羚羊角一钱五分　桑皮二钱　瓜蒌仁四钱　石决明八钱　杏仁三钱　全福花（绢包）一钱　淡竹沥半杯，姜汁两滴（同冲服）。

香苏二陈汤（自制）

沉香六分　苏子二钱　橘红一钱　半夏一钱五分　茯苓二钱　枳壳一钱　厚朴一钱　杏仁三钱　郁金二钱　苡仁（炒）四钱　姜汁两小匙，冲服。

滞气结胸，症有缓急，治分轻重，古人成法具在，按症用药，尤宜谨慎。

壮热，神昏谵语，胸满拒按，舌焦黑起刺，脉实有力，此为大结胸。大承气汤主之。

大承气汤

大黄（酒洗）五钱　芒硝五钱　枳实一钱五分　厚朴一钱五分

先将枳实、厚朴煎好，后入大黄，再后入芒硝，煎数沸。

发热、谵语、便鞭，胸痞，拒按，舌焦黄，脉实有力，此为小结胸。小承气汤主之。

小承气汤

大黄（酒洗）五钱　厚朴一钱五分　枳实一钱五分

先将厚朴、枳实煎好，后入大黄约百沸。

结胸痞满，按之则痛，脉来浮滑者，小陷胸汤主之。

小陷胸汤

黄连五分　蒌皮五钱　半夏一钱五分

水煎服。

结胸失下，以致胸中大实，元气大亏，不下则胀满而死，下之则元气随脱。所谓下亦死，不下亦死也。然于死中求活，须一面攻下，一面保真。如黄龙汤一法，人参、大黄并用，用意虽佳，然究竟互相牵制，补者不补，而攻者不攻；不若先服攻下之剂，俟药力已达病所，随后即服保纳元气之剂，以收摄之。因自制承气保真汤，十中可救三、四。此所谓天命难知，人事当尽，有一线生路，必须竭力挽回也。

承气汤

即大黄　芒硝　枳实　厚朴，四味先煎服，俟滞气将动，随服保真汤。

保真汤（自制）

人参三钱　附子二钱　干河车四钱　当归三钱　五味一钱五分　菟丝子八钱　大枣三枚　姜三片

水结胸，心下至少腹鞕满，痛不可近，或潮热，或无大热，但头微汗出，脉沉，名水结胸。大陷胸汤主之。

大陷胸汤

大黄五钱　先煎去渣，入芒硝五钱　煎数沸，再入甘遂末一钱，温服。

按此药过于峻猛，万不可轻投；予自制决壅顺流汤，颇能于平稳中取效。

决壅顺流汤（自制）

大黄三钱　木通三钱　瓜蒌果一钱　厚朴一钱　青皮一钱　枳实一钱　瞿麦二钱　车前子二钱

水煎服。

误下之结胸，因邪未入阳明，下之太早，徒伤元气，邪反乘虚而入，居于心胸之间，内既不能从肠胃而下，外又不能从肌表而出，逗留蕴结，胸脘痞满，按之不痛。盖无形之邪，非有形之滞，邪在心胸，而不在胃也。诸泻心汤主之。其药味分两，当随症随时，谨慎加减。

误下之结胸，心下痞，而复恶寒汗出者，附子泻心汤主之。

附子泻心汤

附子（炮去皮，破，别煮取汁）一个　大黄二两　黄芩　黄连各一两　麻沸汤二升渍，须臾绞去渣，内附子汁分温再服。

误下结胸，痞满不痛，身寒而呕，饮食不下者，半夏泻心汤主之。

半夏泻心汤

半夏半斤　黄连一两　黄芩　甘草　人参　干姜各二两　大枣十二枚　水煎服。

误下结胸，下利，谷不化，腹中雷鸣，心下痞满，干呕心烦者，甘草泻心汤主之。

甘草泻心汤

甘草倍用，半夏，黄连，干姜，大枣。

十八、痎疟

经曰：痎疟皆生于风，其畜作有时者何也？岐伯之对，极为详明。后之论者，乃谓疟病皆起于少阳，缘少阳为半表半里之经，进而与阴争则寒，退而与阳争则热。此解相沿，已数百年。初阅之似亦近理，细思之颇为不然。盖疟有一日一作者，有间日一作者，有三日一作者，轻重悬殊，岂得谓之皆在少阳乎。且进而与阴争，退而与阳争，谁进之而谁退之？岂病之自为进退乎？当其寒也，鼓颔战栗，固属病进。及其热也，谵语神昏，岂得谓之病退乎？细绎经文，乃恍然大悟！经曰：此皆得之夏伤于暑热，因得秋气，汗出遇风，及得之以浴，水浆舍于皮肤之间，邪气与卫气并居。此明明说暑热之气，先入于内，后受风寒，包裹热邪，是热邪在里，寒邪在外也。及其与卫气同发，先发在外之寒邪，故先寒；次发在内之热邪，故后热；至得汗之后，风势渐解，故寒热俱平。则有寒有热，乃邪之循序而发，而非进与阴争，退与阳争，断断然矣。其一日一作者何也？邪在卫也。经曰：卫气者，昼日行于阳，夜行于阴，内外相薄，是以日作。此言卫气行于人身，一日一周，邪气与卫气同行，故疟亦一日一作也。其间日一作者何也？邪在营也。经曰：邪藏于皮肤之内，肠胃之外，此营气之所舍也。邪气在于营分，则虽卫气独发，而邪气在内，不与之并行，更历一周，而邪气始与卫气相遇，故疟亦间日一作也。其三日一作者何也？邪在府也。经曰："邪气与卫气客于六府，有时相失，不能相得，故休数日乃作也。"可知人之一身，由卫而营，由营而府，自表及里，自有一定次第。邪气在府，已入第三层，故疟亦三日一作也。治之之法，当先投辛温，解其外裹之寒，更进辛凉，清其内蕴之热，俾得邪从汗出，而病可霍然。至于在营、在府，按经投剂，方有端绪。雄于前贤，无能为役，何敢自矜独得，妄议古人。然释经辨症，不得不细细推敲，谁谓医为小道？《内经》易读乎哉！

初发寒邪，宜辛温解散，辟寒散主之。

辟寒散（自制）

川芎八分　防风一钱　白芷五分　广皮一钱　半夏一钱五分　羌活一钱　秦艽一钱　枳壳一钱　苏梗一钱　姜三大片

次发热邪，宜辛凉解散，清暑散主之。

清暑散（自制）

薄荷叶二钱　青蒿梗一钱五分　石斛三钱　贝母二钱　葛根二钱　连翘一钱五分　豆豉三钱　杏仁三钱　淡竹叶二十张

寒热俱重，体盛脉实者，交加散主之。虚人禁用。

交加散（自制）

附子七分　石膏五钱　羌活一钱　防风一钱　广皮一钱　葛根二钱　连翘一钱五分　豆豉三钱　薄荷一钱　藿香一钱　姜皮八分　荷叶一角

疟邪在营，间日一作者，和营双解散主之。

和营双解散（自制）

当归二钱　柴胡一钱　葛根二钱　广皮一钱　半夏一钱五分　贝母二钱　茯苓二钱　防风一钱　薄荷一钱　苏梗一钱　姜皮八分

河井水煎服。

大疟在府，三日一作者，返正汤主之。

返正汤（自制）

当归二钱　茯苓二钱　白术一钱　炮姜五分　葛根二钱　砂仁一钱　广皮一钱　半夏一钱五分　贝母二钱　青皮一钱

大疟日久，正气虚而邪未解者，斑龙托里汤主之。

斑龙托里汤（自制）

陈鹿胶（角霜炒）一钱五分　制首乌二钱　当归二钱　茯苓二钱　白术一钱　广皮一钱　半夏一钱五分　贝母二钱　砂仁一钱　党参四钱　苏梗一钱五分　大枣二枚　姜三片

冬令受寒　伏藏于肾　春夏举发，寒变为热，先热后寒，名曰温疟。清正散主之。

清正散（自制）

青蒿梗一钱五分　薄荷一钱　广皮一钱　贝母二钱　葛根二钱　山栀一钱五分　连翘一钱五分　豆豉三钱　杏仁三钱　茅根五钱

肺素有热，阳气盛而不衰，故但热而不寒，令人消烁脱肉，名曰瘅疟。玉露散主之。

玉露散（自制）

玉竹四钱　花粉二钱　沙参四钱　麦冬二钱　石斛三钱　贝母二钱　杏仁三钱　茯苓二钱　山药三钱　梨三大片

附：疟症门诸方

白虎加桂枝汤

治身热不寒，骨节烦疼，渴而作呕。

知母六两　甘草二两　石膏一斤　粳米二合　桂枝三两

每用五钱，水煎服。

蜀漆散

治疟之寒多热少者。

蜀漆（烧去腥）　云母（烧二日夜）　龙骨等分

研为末，未发前浆水服半钱。

牡蛎汤

治牡疟。

牡蛎　麻黄各四两　甘草　蜀漆各二两

水八升，先煮蜀漆、麻黄，去上沫，内诸药煎取二升，分温服。

柴胡去半夏加瓜蒌根汤

治疟发渴者，亦治劳疟。

柴胡八两　人参　黄芩　甘草各三两　瓜蒌根四两　大枣十二枚　生姜二两

水一斗二升，煎六升，分温服。

柴胡桂姜汤

治寒多微热，或但寒不热。

柴胡八两　桂枝三两　干姜二两　黄芩三两　花粉四两　牡蛎二两　甘草二两

水一斗二升，煎六升，分温服。

鳖甲煎丸

治久疟结为症瘕，名曰疟母。

鳖甲十二分　乌扇三分　黄芩三分　柴胡六分　鼠妇　干姜　大黄各三分　白芍五分　桂枝　葶苈　石苇（去毛）　厚朴各三分　丹皮五分　瞿麦二分　紫葳三分　半夏二分　人参一分　䗪虫五分　阿胶（炙）三分　蜂房（炙）四分　赤硝十二分　蜣螂六分　桃仁二分

共研末，先用灶下灰一斗，青酒一斛五升，浸灰，候酒尽一半，滤去灰，纳鳖甲于中，先煮极烂取汁，和药末为丸，如梧子大，空心服七丸，日三服。

桂枝黄芩汤

和法中兼解表热。

柴胡一两二钱　黄芩　人参　甘草各四钱五分　半夏四钱　石膏　知母各五钱　桂枝一钱

水煎，分温服。

人参柴胡引子

和法中略施攻里。

人参　柴胡　黄芩　甘草　大黄　当归　白芍

每用三钱，加生姜一片煎服。

柴朴汤

治疟起于暑湿，兼有食滞者。

柴胡　独活　前胡　黄芩　苍术　厚朴　陈皮　半夏　茯苓各一钱　藿香二钱　甘草三分　姜三片

祛疟散

治表里之邪已透，而中气虚弱者。

黄芪一钱六分　人参一钱　茯苓二钱　白术　砂仁各一钱　草果五分　陈皮一钱　五味　甘草各五分　乌梅二枚　枣二枚　姜三片

二术柴胡汤

统治诸疟，视其表里寒热之轻重，酌量加减。

白术　苍术　柴胡各一钱　葛根二钱　广皮一钱　甘草五分　枣二枚　姜三片

小柴胡汤

通治诸疟，量病加减。

柴胡　半夏　人参各一钱　甘草五分　桂枝五分　枣二枚　姜三片

半夏散

治痰疟，热多寒少，头痛作吐，面色带赤者。

半夏　藿香　羌活　川芎各一分　牵牛半分

研细末，每用三钱，食后白汤调下。

四兽饮

治久疟脾胃虚弱，痰气不清。

党参三钱　茯苓二钱　白术一钱　甘草五分　广皮一钱　半夏一钱　草果五分　乌梅二枚　枣二枚　姜三片

常山饮

疟久不已者，用此截之。疟本不可截止，姑录三方，不过明古有是法耳！

常山（酒炒）二钱　草果（煨）一钱　槟榔　知母　贝母各一钱　乌梅一个

酒、水各半煎，露一宿，日未出，面东空心温服。

截疟七宝饮

治实疟久发不止。

常山　草果　槟榔　青皮　厚朴　陈皮　甘草各等分

酒、水各半煎，露一宿，于当发之早，面东温服。

二十四味断疟饮

治久疟。

常山　草果　槟榔　知母　陈皮　青皮　川芎　枳壳　柴胡　黄芩　荆芥　白芷　人参　紫苏　苍术　白术　半夏　良姜　茯苓　桂枝　葛根　甘草　杏仁　乌梅各等分

每用一两，姜三片，枣二枚煎，发日早服。

十九、黄瘅

经曰："面目发黄，小溲赤涩，安静嗜卧者，黄疸也。"此系脾有积湿，故倦怠嗜卧，胃有积热，故发黄溺赤。但湿自内生，热有外感，故《内经》有开鬼门，洁净府之法。开鬼门者，开其腠理，使热邪从肌表出也；洁净府者，泻其膀胱，使湿邪从小便出也。然外感之热，可从汗解，若阳明内蕴之热，发汗则劫阴，而内热更甚，只宜清胃热，利脾湿。而汗、吐、下之法，均不可用矣。至于阳黄、阴黄、谷疸、酒疸、女劳疸，种种不同，见症、治法，条列于后。

1. 阳黄

面目发黄，口燥而渴，小溲赤涩，胃火炽盛，湿热熏蒸，是为阳黄。导黄汤主之。

导黄汤（自制）

葛根二钱　花粉二钱　山栀一钱五分　连翘一钱五分　木通二钱　茵陈三钱　萆薢二钱　茯苓二钱　泽泻一钱五分　车前二钱　苡仁一两煎汤代水。

2. 阴黄

面目发黄，身冷不渴，小便微黄而利，此为阴黄，茵陈术附汤主之。

茵陈术附汤（自制）

茵陈三钱　白术二钱　附子一钱　茯苓二钱　当归二钱　广皮一钱　半夏一钱　砂仁一钱　苡仁八钱　姜皮八分

3. 谷疸

谷疸者，脾胃不和，食谷则眩，谷气不消，胃中浊气下流，小便不通，寒热入于膀胱，身体尽黄，名曰谷瘅。和中茵陈汤主之。

和中茵陈汤（自制）

当归二钱　茯苓二钱　白术一钱　广皮一钱　厚朴一钱　木香五分　砂仁一钱　茅术一钱　山栀一钱五分　茵陈三钱　萆薢二钱　车前二钱　生熟谷芽各二钱

生熟苡仁各五钱煎汤代水

4. 酒瘅

酒瘅者，平日嗜饮，湿火熏蒸，面目发黄，黄甚则黑，心中嘈杂，虽食甘芳，如哕酸辣，小便赤涩。茵陈玉露饮主之。

茵陈玉露饮（自制）

茵陈三钱　玉竹三钱　石斛三钱　半夏一钱　茯苓二钱　萆薢二钱　花粉二钱　葛根二钱　山栀一钱五分　广皮一钱　苡仁一两煎汤代水

5. 女劳瘅

女劳瘅者，膀胱急，小腹满，身尽黄，额上黑，足下热，大便黑而时溏，此因血瘀不行，积于膀胱少腹。故仲景用硝石矾石散，峻攻其瘀，自极精当。但今人之体质，远不逮古人，若复峻攻，更伤元气，拟通利下焦，兼去瘀之法。桃花化浊汤主之。

桃花化浊汤（自制）

桃仁二钱　红花五分　牛膝二钱　延胡索一钱　归尾一钱五分　赤芍一钱　丹参二钱　茵陈三钱　泽泻一钱五分　车前二钱　降香五分　血余炭一撮

6. 附：黄瘅门诸方

大黄栀子汤

治黄瘅热甚脉实者。

栀子十四枚　大黄一两　枳实五枚　豆豉一升

水六升，煎至二升，分温服。

茵陈蒿汤

治黄瘅湿热俱盛者。

茵陈蒿六两　栀子十四枚　大黄二两

水六升，煎二升，分温服。

茵陈四逆汤

治阴黄肢体逆冷，腰以上自汗。

茵陈二两　干姜一两五钱　附子（切）一枚　甘草（炙）一两

水煎，分温服。

小茵陈汤

治发黄，脉沉细迟，四肢及偏身冷。

茵陈二两　附子一枚　甘草（炙）一两

水煎，分温服。

茵陈附子汤

治服四逆汤，身冷汗不止者。

茵陈一两五钱　附子（切）一枚　干姜二两五钱

水煎，分温服。

茵陈茱萸汤

治服茵陈附子汤，症未退及脉伏者。

茵陈一两五钱　吴萸　当归各一两　附子一枚　木通　干姜各一两

水煎，分温服。

茵陈橘皮汤

治身黄，脉沉细数，身热而手足寒，呕喘烦躁不渴者。

茵陈　橘皮　生姜　白术各一两　半夏　茯苓各五钱

水四升，煎二升，分温服。

茵陈茯苓汤

治发黄，脉沉细数，四肢冷，小便涩，烦躁而渴。

茵陈　茯苓　桂枝　猪苓各一两　滑石一两五钱

研末，每服五钱，如脉未出，加当归。

栀子大黄汤

治酒瘅，心中懊憹，或热痛。

山栀十四枚　大黄一两　枳实五枚　豆豉一升

水六升，煮二升，分温服。

白术汤

治酒瘅，因下后变为黑瘅，目青面黑，心中如啖蒜齑，大便黑，皮肤不仁，脉微而数。

白术一钱　桂心五分　枳实一钱　豆豉三钱　葛根二钱　杏仁二钱　甘草（炙）五分

水煎服。

加味四君子汤

治色瘅。

人参一钱　茯苓二钱　白术一钱　甘草五分　黄芪二钱　白芍一钱　扁豆三钱　红枣二枚　姜五片

小菟丝子丸

治女劳瘅。

石莲肉二两　茯神一两　菟丝子五两　山药三两

山药打糊为丸，每服五十丸。

111

茯苓渗湿汤

治黄疸，寒热呕吐，渴欲饮水，身体面目俱黄，小便不利。

茵陈　茯苓各二钱　猪苓一钱　泽泻一钱五分　白术一钱　陈皮　苍术各一钱　黄连五分　山栀　秦艽　防己各一钱　葛根二钱

水煎服。

参术健脾汤

治发黄日久，脾胃虚弱，饮食不思。

人参一钱　茯苓二钱　白术　陈皮各一钱　当归一钱五分　白芍一钱　甘草五分　枣二枚　姜三片

当归秦艽散

治五疸，口淡咽干，倦怠，发热微冷。

白术一钱　茯苓二钱　秦艽一钱　当归一钱五分　川芎　白芍各一钱　熟地三钱　陈皮一钱　半夏曲（炒）三钱　甘草五分　姜三片

茵陈附子干姜汤

治寒凉药服多，变阴黄者。

附子　干姜各一钱　茵陈二钱　草蔻一钱　白术　枳实　半夏各一钱　泽泻一钱五分　茯苓二钱　广皮一钱　姜五片

一清饮

治疸症发热

柴胡一钱　赤苓　桑皮各二钱　川芎一钱　甘草五分　红枣二枚　姜三片

青龙散

治风气传化，气不得泄，郁热烦渴，面目发黄，引饮。

地黄　仙灵脾　防风各二钱　荆芥一两　何首乌三钱

研末，每服三钱。

小柴胡加栀子汤

治邪热留于半表半里而发黄者，仍以和其表里为法。

柴胡　黄芩　人参各一钱　甘草五分　半夏一钱　栀子一钱五分　大枣二枚　生姜三片

水煎服。

二十、三消

上消者，肺病也。肺气焦满，水源已竭，咽燥烦渴，引饮不休，肺火炽盛，阴液消亡。当于大队清润中，佐以渗湿化痰之品。盖火盛则痰燥，其消烁之力，皆痰为之助虐也。逢原饮主之。

逢原饮（自制）

天冬一钱半　麦冬一钱半　南沙参四钱　北沙参三钱　胡黄连五分　石斛三钱　玉竹三钱　蛤粉四钱　贝母二钱　茯苓三钱　广皮一钱　半夏一钱五分　梨汁半杯（冲服）

中消者，胃病也。胃为谷海，又属燥土。痰入胃中，与火相乘，为力更猛。食入即腐，易于消烁，经所谓除中，言常虚而不能满也。宜清阳明之热，润燥化痰。祛烦养胃汤主之。

祛烦养胃汤（自制）

鲜石斛五钱　熟石膏四钱　天花粉三钱　南沙参四钱　麦冬二钱　玉竹四钱　山药三钱　茯苓三钱　广皮一钱　半夏一钱五分

甘蔗三两，煎汤代水。

下消者，肾病也。坎之为象，一阳居于二阴之中。肾阴久亏，孤阳无依，不安其宅，于是饮一溲一，或饮一溲二；夹有浊淋，腿股枯瘦，而病益深矣。急宜培养真阴，少参以清利，乌龙汤主之。

乌龙汤（自制）

元武板八钱　生地六钱　天冬二钱　南沙参四钱　蛤粉四钱　女贞二钱　料豆三钱　山药三钱　茯苓二钱　泽泻（盐水炒）一钱五分　车前二钱

藕三两，煎汤代水。

附：消渴门诸方

金匮肾气丸

治男子消渴，小便反多，饮一溲一。

地黄八两　萸肉　山药各四两　丹皮　茯苓　泽泻各三两　肉桂　附子各一两　牛膝三两　车前三两

每用五钱，水煎服。

文蛤散

治渴欲饮水不止者。

文蛤五两

研为末，以沸汤五合，和服一方寸匙。

竹叶黄芪汤

治消渴症，气血虚，胃火盛而作渴。

生地三钱　黄芪二钱　麦冬　当归　川芎　黄芩　甘草　白芍　人参各一钱　石膏三钱　半夏一钱　竹叶一钱

净水煎服。

地黄饮子

治消渴，咽干，面赤烦躁。

生地　熟地　人参　黄芪　天冬　麦冬　枳壳　石斛　泽泻　甘草　枇杷叶各等分

每服五钱，食远服。

白术散

治虚热而渴。

人参　白术　茯苓　甘草各一两　五味　柴胡　葛根　藿香各三钱　木香一两

研末，每服五钱，水煎服。

宣明黄芪汤

治心移热于肺，为肺消，饮少溲多。

黄芪三两　五味　人参　麦冬　桑皮各二两　熟地　枸杞各一两五钱

研末，每服五钱，水煎服。

宣明麦门冬饮子

治心热移于肺，传为膈消，胸满心烦，精神短少。

人参　茯神　麦冬　五味　生地　炙草　知母　葛根　花粉各等分

每服五钱，加竹叶十四片，水煎服。

易老麦门冬饮子

人参　杞子　茯苓　甘草　五味　麦冬各等分

姜，水煎服。

猪肚丸

治强中消渴。

黄连　粟米　花粉　茯神各四两　知母　麦冬各二两　地黄四两　葛根二两

研细末，将大猪肚一个，洗净，入末药于内，以麻线缝好，煮极烂，取出药，别研，以猪肚为膏，加烁蜜捣为丸，如梧子大，每服五十丸。

天门冬丸

治初得消中，食已如饥，手足烦热，背膊疼闷，小便白浊。

天冬　土瓜根　瓜蒌根　熟地　知母　苁蓉各一两五钱　五味一两　鹿茸一架　泽泻一两五钱　鸡内金三具　牡蛎二两　苦参一两　桑螵蛸十枚

蜜丸如梧子大，每服五十丸。

猪肾荠苨汤

治消中，小便数。

猪肾二枚　荠苨三两　大豆二斤　石膏三两　人参　茯苓　知母　葛根　黄芩　磁石　花粉　甘草各二两

水一斗五升，先煮猪肾、大豆，取一斗，下药，煮至五升，分温服。

肾沥散

治肾消发渴、小便数、腰疼痛。

人参　远志　黄芪各一两　内金五钱　桑螵蛸　泽泻各一两　桂心五钱　熟地　茯苓　龙骨　当归　麦冬　川芎各一两　五味　炙草　玄参　磁石各五钱

研末，用羊肾一对，先煎，次用药五钱，姜五分，煎服。

卷 四

二十一、痿

经曰：诸痿起于肺。说者谓肺气空虚，金不伐木，肝火郁结，大筋短缩，小筋弛长，故成痿症。此特可为筋痿言之耳！至于脉痿、肉痿、骨痿，岂得谓之金不伐火，金不伐土，金不伐水乎？是必不然矣。解经者不必过事高深，但求谛当。经又曰：治痿独取阳明。只此一节，便可知肺胃相关，诸痿起于肺，治痿重阳明之故。盖胃为水谷之府，一身之精神气血，从此而生；其糟粕则下归小肠，其精华则上输于肺，肺受精气，然后泽沛诸脏。兹以所求不得，躁急热中，肺受薰蒸，叶焦成痿，不能散精于他脏，故痿起于肺也。其独取阳明者，因胃为五脏六府之海，所以滋养一身，又主润宗筋，宗筋主束骨，而利关节也。从此悟彻，则五脏之痿，可以次第区别矣。

经曰：肺热叶焦，则皮毛虚弱急薄，着则生痿躄也。其下又曰：所求不得，则发肺鸣，鸣则肺热叶焦。则此症全因肺阴耗散，肺气空虚所致。盖肺为主气之脏，肺伤则元气薄弱，而不能下行，故足膝无力，而不能任地，是肺痿即气痿也。玉华煎主之。

玉华煎（自制）

玉竹四钱　五味一钱　麦冬三钱　沙参四钱　党参四钱　茯苓二钱　白术一钱　山药三钱　川断二钱　牛膝二钱

元米一撮，煎汤代水。

经曰：心气热，则下脉厥而上，上则下脉虚，虚则生脉痿，枢

117

折挈，胫纵而不任地也。百脉皆朝于心，心阳上亢，则在下之脉亦厥逆而上，上愈实则下愈虚，故为脉痿。关节之处，如枢纽之折而不可提挈，足胫纵缓，则脉不通而懈弛也。调荣通脉汤主之。

调荣通脉汤（自制）

天冬二钱　生地五钱　丹参二钱　柏仁二钱　党参四钱　茯神二钱　白术三钱　黄连（酒炒）四分　当归二钱　川断二钱　牛膝二钱　红枣十枚　桑枝一尺

经曰：肝气热则胆泄口苦，筋膜干；筋膜干则筋急而挛，发为筋痿。肝胆相连，肝热则胆亦热，胆汁内沸，故发为口苦；血为火劫，不能养筋，筋急而挛，故为筋痿也。水木华滋汤主之。

水木华滋汤（自制）

生地五钱　当归二钱　白芍一钱五分　丹皮二钱　山栀一钱五分　羚羊角一钱五分　木瓜（酒炒）一钱　党参四钱　茯苓二钱　白术一钱　川断二钱　牛膝二钱　人乳一杯　桑枝一尺

经曰：脾气热，则胃干而渴，肌肉不仁，发为肉痿。脾与胃皆属土，而分燥湿。湿土既热，则燥土更烈，故胃干而渴。热郁于内，则脾阴耗损，故肉不仁而为痿也。坤顺汤主之。

坤顺汤（自制）

党参四钱　茯苓二钱　白术一钱　甘草四分　山药三钱　花粉三钱　石斛三钱　料豆三钱　川断二钱　牛膝二钱　红枣五枚　莲子（去心）十粒

经曰：肾气热，则腰脊不举，骨枯而髓减，发为骨痿。又曰：有所远行劳倦，逢大热而渴，渴则阳气内伐，内伐则热舍于肾，水不胜火，则骨枯而髓虚，故足不任身，发为骨痿。腰者肾之府，脊者肾之所贯，肾伤故腰脊不举。远行劳倦则伤骨，逢大热而渴者，或外感之热，或内蕴之热，皆消阴耗髓，故骨枯而痿也。滋阴补髓汤主之。

滋阴补髓汤（自制）

生地五钱　龟板八钱　黄柏（盐水炒）一钱　知母（盐水炒）一钱　虎胫骨（炙）一钱五分　枸杞三钱　当归二钱　党参四钱　茯苓二钱　白术一钱　金毛脊一钱五分　川断二钱　牛膝二钱

猪脊髓一条同煎。

二十二、痹

经曰：风寒湿三气杂至，合而为痹也。夫六淫之邪，暑、燥、火为阳，风、寒、湿为阴。阴气迭乘，营卫不通，经脉阻滞，筋、骨、肉三部俱病，而三痹之症作矣。其风气胜者为行痹：风为阴中之阳，中人最速，其性善走，窜入经络，故历节作痛，而为行痹。寒气胜者为痛痹：寒为阴中之阴，乘于肌肉筋骨之间，营卫闭塞，筋骨拘挛，不通则痛，故为痛痹。湿气胜者为着痹：着者重着难移，湿从土化，病在肌肉，不在筋骨，所谓腰间如带五千钱者是也。古有三痹汤，今复自制三方，以附于后。

风痹者，血不荣筋，风入节络；当以养血为第一，通络次之，去风又次之。若不补血，而先事搜风，木愈燥，而筋益拘挛，殊非治法。先用大剂补血去风，后即加入参苓白术，以补气分，营卫平调，方无偏胜之患。温经养荣汤主之。

温经养荣汤（自制）

生地（切片，红花炒）三钱　熟地（切片，砂仁炒）三钱　枸杞三钱　当归二钱　白芍（酒炒）一钱五分　鹿筋（切片）五钱　木瓜（酒炒）一钱　川断二钱　独活（酒炒）一钱　桂枝五分　秦艽一钱　甜瓜子

（炒研）三钱　木香五分　红枣十枚　姜三片　桑枝一尺

痛痹者，营卫受寒，不通而痛。宜调养气血，温通经络。龙火汤主之。

龙火汤（自制）

苁蓉三钱　肉桂五分　党参四钱　茯苓二钱　白术一钱　归身（酒炒）二钱　白芍（酒炒）一钱　木香五分　川断二钱　独活（酒炒）一钱　角霜四钱　蚕沙三钱　红枣十枚

着痹者，病在肌肉，当补土燥湿。立极汤主之。

姜三片立极汤（自制）

党参四钱　附子六分　当归二钱　茯苓三钱　白术一钱　茅术一钱　破故纸一钱五分　杜仲二钱　川断二钱　独活一钱　牛膝二钱　红枣五枚　姜三片

苡仁一两，煎汤代水。

三痹之外，又有脏腑之痹，症治详后。

肺痹者，烦满喘而呕。此一条，明是肺胃同病。肺居至高，脉循胃口，肺气受邪，从胃而上，清肃之令不能下行，故烦满而喘。其作呕则胃亦受邪，水谷之气不安也。桑朴汤主之。

桑朴汤（自制）

桑皮二钱　厚朴一钱　橘红一钱　半夏一钱　茯苓二钱　沉香五分　苏子一钱五分　杏仁三钱　蒌皮二钱　贝母二钱　郁金二钱　佛手五分　姜三片

心痹者，脉不通，烦则心下鼓，暴上气而喘，嗌干善噫，厥气上则恐。此一条，乃心经主病，而兼肾病也。心为生血之脏，百脉皆朝于心；心脉支者挟咽，直者上肺，心营不足，故脉不通。心气不舒，故心下鼓，暴气上而喘，嗌干善噫，则支脉与直脉俱病也。厥气乃肾之邪，水来克火，神衰而恐，恐属于肾，肾病应于心，故为兼病也。宜养心营，通心气。火能生土，则可以制水矣。通阳抑阴煎主之。

通阳抑阴煎（自制）

当归二钱　琥珀一钱　辰砂五分　丹参三钱　远志（甘草水炒）五分　沉香五分　破故纸一钱五分　益智仁一钱　茯神二钱　白术一钱　枣二枚　姜三片

肝痹者，夜卧则惊，多饮，数小便，上为引如怀。此一条，乃肝经主病，而波及脾胃者也。肝为多血之脏，而主藏魂。肝受邪则魂不安，而夜卧惊悸。木郁生火，积而成热，故多饮而小便数也。上为引者，渴而引饮也。如怀者，腹大如怀物也。此由肝火上升犯胃，故胃热而渴；肝气下行克脾，故脾弱而胀也。宜养血疏肝，兼调脾胃，三灵汤主之。

三灵汤（自制）

当归二钱　白芍一钱　羚羊角一钱五分　龙齿二钱　石决六钱　半夏曲三钱　柴胡一钱　葛根二钱　茯神二钱　白术一钱　青皮一钱

东瓜子三钱煎汤代水。

肾痹者，善胀，尻以代踵，脊以代头。旧解为：肾为脾胃之关，肾痹则邪及脾胃，故腹善胀，尻以代踵者，足挛不能伸；脊以代头者，身偻不能直；此说近似而未畅。盖善胀者，乃肾中真阳不运，重阴凝结所致；尻以代踵者，缘少阴之脉，斜走足心，出于然谷之下，循内踝之后，别入跟中，肾痹则两足废而不能行也；脊以代头者，乃精气耗散，天柱不振也。当发肾中之阳，使重阴解散，精气来复，庶几首与足渐有起色。消阴来复汤主之。

消阴来复汤（自制）

鹿茸一钱　附子八分　枸杞三钱　菟丝四钱　当归二钱　破故纸一钱五分　益智仁一钱　小茴香一钱　金毛脊（去毛，切片）二钱　木香

121

五分　独活（酒炒）一钱　牛膝二钱　枣二枚　姜三片

脾痹者，四肢懈惰，发咳呕汁，上为大塞。此一条，乃脾病而兼肺胃病也。脾主四肢，脾病故四肢懈惰。土败则金衰，故发咳。脾病则胃亦病，故呕汁。地气上升，天气不降，乾金之令不行，故上为大塞也。安贞汤主之。

安贞汤（自制）

党参四钱　炮姜六分　当归二钱　半夏一钱　茯苓三钱　白术一钱　厚朴一钱　砂仁一钱　桑皮二钱　杏仁三钱　苏子一钱五分　陈香橼皮六分

肠痹者，数饮而出不得，中气喘争，时发飧泄。小肠上通胃口，下接大肠，病在小肠，郁而成热，故渴而数饮。下焦之气，闭塞不通，故小溲不得出。气化不及膀胱，水不下行，逆而犯肺，故中气喘争。小水不入州都，而并入大肠，故时发飧泄也。加味木通汤主之。

加味木通汤（自制）

木通二钱　橘红二钱　半夏一钱五分　赤苓二钱　贝母二钱　桑皮二钱　杏仁三钱　瞿麦二钱　牛膝二钱　车前二钱　灯心三尺

胞痹者，少腹膀胱，按之内痛，若沃以汤，涩于小便，上为清涕。膀胱气闭，水液满而不出，故按之内痛。气有余则生火，内有热，故如汤之沃也。足太阳之脉，起于目内眦，上额、交巅，其直者，从巅入络脑。膀胱气闭，故小便下涩，清涕上流也。利济汤主之。

利济汤（自制）

泽泻一钱五分　沉香五分　枳壳一钱　青皮一钱　赤苓二钱　当归二钱　赤芍一钱　广皮一钱　牛膝二钱　车前二钱　小蓟根五钱

附：痹症门诸方

三痹汤

治手足拘挛，风寒湿三痹。

人参　黄芪　当归　川芎　白芍　生地　杜仲　川断　防风　桂心　细辛　茯苓　秦艽　川膝　独活　甘草各等分　枣二枚　姜三片

桂枝五物汤

治痹在上。

黄芪　桂枝　白芍各三两　生姜六两　大枣十二枚

水煎，分温服。

十味剉散

治痛连筋骨，肩臂难支。

附子一钱　黄芪　当归各二钱　川芎一钱　白芍一钱五分　防风　白术各一钱　茯苓二钱　肉桂五分　熟地四钱　枣二枚　姜三片

薏苡仁汤

治痹在手足，麻木不能屈伸。

苡仁四钱　当归二钱　白芍一钱五分　肉桂一钱　麻黄五分　甘草五分　苍术一钱　枣二枚　姜三片

通痹散

治痹在身半以下，两足至脐冷如冰，不能自举者。

天麻　独活　当归　川芎　白术　藁本等分

研末，每用三钱，酒调服。

人参丸

治痹在脉。

人参　麦冬　茯神　石脂　龙齿　远志　菖蒲　黄芪各一两　熟

地二两

蜜为丸，如梧子大，每服三五十丸。

瓜蒌薤白汤

治胸痹不得卧，心痛彻骨。

瓜蒌果一枚　薤白三两　半夏三两

白酒四升，同煮，取一升半，分温服。

肾沥汤

治胞痹小腹急痛，小便赤涩。

麦冬　五加皮　犀角各一钱　杜仲　桔梗　赤芍各二钱五分　木通
二钱　桑螵蛸一两

加羊肾一枚，竹沥少许。同煎，分温服。

吴茱萸散

治肠痹　腹痛气急，大便飧泄。

吴萸　干姜　甘草各五钱　砂仁　神曲（炒）各一两　肉蔻五
钱　白术　厚朴　陈皮各一两　良姜五钱

研末，每服一钱，食前米饮下。

羚羊角散

治筋痹　肢节束痛。

羚羊角　薄荷　附子　独活　白芍　防风　川芎等分　姜三片

羌活汤

治皮痹，皮中状如虫行，腹胁胀满，大肠不利，语不出声。

羌活　细辛　附子　沙参　羚羊角　白术　五加皮　生地　官
桂　枳壳　麻黄　白蒺藜　杏仁　丹参　萆薢　五味　郁李仁　菖
蒲　木通　槟榔　赤苓各等分　姜五片

水煎，分温服。

升麻汤

治热痹，肌肉极热，体上如鼠走，唇口反缩，皮毛变红黑。

升麻　人参各一钱　茯神二钱　犀角　羚羊角各一钱　官桂三分　防风　羌活各五分　姜三片　竹沥半杯

巴戟汤

治冷痹，脚膝疼病，行步艰难。

巴戟天二钱　附子五分　五加皮二钱　川牛膝一钱五分　石斛二钱　甘草五分　草薢一钱　茯苓二钱　防风　防己各一钱　姜三片

犀角散

治心痹，神情恍惚，恐畏闷乱，不得睡，及语言错乱。

犀角　羚羊角各一钱　人参二钱　沙参三钱　防风　天麻　天竺黄各一钱　茯神二钱　升麻　独活　远志各一钱　麦冬一钱三分　甘草　龙齿　丹参各一钱　牛黄　麝香　冰片各一分

研末，每服一钱五分，麦冬汤调服。

人参散

治肝痹，气逆，胸膈引痛，睡卧多惊，筋脉拘急。

人参　黄芪　杜仲　枣仁　茯神　五味　细辛　熟地　秦艽　羌活各一两　丹砂五钱

每服一钱，不拘时调服。

温中法曲丸

治脾痹，发咳呕涎。

法曲　麦芽　茯苓　陈皮　厚朴　枳实各一两　人参　附子　干姜各五钱　当归一两　甘草　细辛　桔梗各五钱　吴萸三钱

研末蜜丸，如梧子大，每服七十丸。

紫苏汤

治肺痹，上气不下。

紫苏　半夏　陈皮各一钱　桂心　人参各五分　白术一钱　甘草三分　枣二枚　姜三片

牛膝酒

治肾痹，复感寒湿。

牛膝　秦艽　川芎　防己　茯苓　官桂　独活　丹参　麦冬各一两　加皮四两　石斛　杜仲各一两　附子　干姜各五钱　苡仁一两　地骨皮五钱　火麻仁一两

好酒一斗，浸三五日，每服半杯。

二十三、胀

经曰：厥气在下，营卫留止，寒气逆上，真邪相攻，两气相搏，乃合为胀。一则曰厥气，再则曰寒气，可知各种胀症，皆由浊阴上干清道所致。卫气遇寒则滞，营血遇寒则凝。营卫不调，不能捍卫，阴邪乃得乘虚而入。何脏虚，即入何脏，何府虚，即入何府。真气与邪气相搏，而五脏六腑，遂各有胀病矣。兹将见症及治法，详列于后。

经曰：心胀者，烦心短气，卧不安。心本纯阳，寒邪来犯，阴阳相战，故烦满短气，而卧不安也。治之之法，但须发其神明，摧荡邪气，使浮云不能蔽日，自然离照当空，太阳之火，不烦补助也。离照汤主之。

离照汤（自制）

琥珀一钱　丹参三钱　朱砂五分　茯神三钱　柏仁二钱　沉香五分　广皮一钱　青皮一钱　郁金二钱　灯心三尺　姜皮五分

肺胀者，虚满而喘咳。肺为主气之脏，居于至高。寒气逆上，肺气壅塞，清肃之令不能下行，故虚满而喘咳。当温肺降气，以解寒邪。温肺桂枝汤主之。

温肺桂枝汤（自制）

桂枝五分　当归二钱　茯苓二钱　沉香五分　苏子一钱五分　橘红一钱　半夏一钱五分　瓜蒌果四钱　桑皮二钱

姜汁两小匙冲服。

肝胀者，胁下满而痛引小腹。肝为将军之官，气血皆盛，但木喜条达，寒气上逆，则两气相积，而肝木怒张。胁下乃肝之本位，痛引小腹，则壅极而决矣。当疏肝化浊，青阳汤主之。

青阳汤（自制）

青皮（醋炒）一钱五分　柴胡（醋炒）一钱　蒺藜四钱　乌药一钱　炮姜五分　广皮一钱　延胡（酒炒）一钱　木香五分　郁金二钱　花椒子（打碎）二十四粒

脾胀者，善哕，四肢烦悗，体重不能胜衣，卧不安。脾为湿土而主四肢，寒气乘之，则土德衰，而真阳不运，故善哕而肢体疲重，夜卧不安也。当扶土渗湿，兼解寒邪。姜术二仁汤主之。

姜术二仁汤（自制）

炮姜五分　白术二钱　茯苓三钱　半夏一钱　当归二钱　苡仁（炒）八钱　砂仁一钱　厚朴一钱　木香五分　广皮一钱

生熟谷芽各四钱，煎汤代水。

肾胀者，腹满引背，央央然腰髀痛。肾本属水，寒气乘之，水寒则成冰，气益坚凝，坎中之真阳不能外达，故腹满引背，时形困苦。腰髀痛则下元虚寒，营血不能流灌也。当温肾祛寒，温泉汤主之。

温泉汤（自制）

当归二钱　附子八分　小茴香一钱　破故纸（核桃肉拌炒）一钱

五分　乌药一钱　杜仲三钱　牛膝二钱　木香五分　广皮一钱　青皮一钱　姜三片

胃胀者，腹满，胃脘痛，鼻闻焦臭，妨于食，大便难。胃为水谷之府，职司出纳，阴寒之气上逆，水谷不能运行，故腹满而胃痛。水谷之气腐于胃中，故鼻闻焦臭，而妨食便难也。当平胃祛寒，温中平胃散主之。

温中平胃散（自制）

炮姜五分　砂仁一钱　木香五分　谷芽（炒）三钱　神曲（炒）三钱　广皮一钱　茅术一钱　厚朴一钱　枳壳一钱　青皮一钱　陈香橼皮八分

大肠胀者，肠鸣而痛濯濯，冬日重感于寒，则飧泄不化。大肠为传导之官，居小肠之下，司变化而出糟粕。寒气上逆，变化失度，故肠鸣腹痛，而有水声。重感于寒，故完谷不化也。当温通肠胃，上下兼顾。但治大肠，尤为无济。顾母理脏汤主之。

顾母理脏汤（自制）

枳壳（麸炒）一钱五分　青皮一钱五分　厚朴一钱　干姜五分　谷芽（炒）二钱　当归二钱　茯苓二钱　白术一钱　木香五分　白蔻六分　橘饼（切片）三钱

小肠胀者，小腹䐜胀，引腰而痛。小肠为受盛之官，居胃之下，受盛水谷而分清浊。水液渗于前，糟粕归于后，寒气上逆，则化物不出，故小腹䐜胀，引腰而痛也。当分理水道，俾二便通行，则胀满自解。通幽化浊汤主之。

通幽化浊汤（自制）

枳壳一钱五分　青皮一钱五分　木通（酒炒）一钱五分　车前二钱　赤苓二钱　薏仁三钱　厚朴一钱　木香五分　乌药一钱　谷芽（炒）三钱　姜三大片

膀胱胀者，少腹满而气癃。膀胱主藏津液，气化则出。盖水气循下焦而渗入膀胱，膀胱有下窍而无上窍。津液之藏，皆由气化渗入，然后能出，寒气上逆，则水气窒塞不通，故少腹满而小便癃也。当理气行水，俾寒水得真阳而通利，既济汤主之。

既济汤（自制）

当归二钱　肉桂五分　沉香五分　广皮一钱　泽泻一钱五分　牛膝二钱　瞿麦二钱　车前二钱　苡仁四钱　葵花子（炒研同煎）四钱

三焦胀者，气满于皮肤中，轻轻然而不坚。上焦如雾，中焦如沤，下焦如渎。此状其气与水之流行，而究无实在形质。受寒气逆，故气满于皮肤之中，因无形质，故虽胀而轻轻然不坚也。当调和气血，疏通行水，通皮饮主之。

通皮饮（自制）

广皮一钱　青皮一钱　冬瓜皮二钱　茯苓皮二钱　当归二钱　厚朴一钱　枳壳一钱　砂仁一钱　泽泻一钱五分　车前子二钱　鲜姜皮一钱

胆胀者，胁下痛胀，口中苦，善太息。胆为中正之官，决断出焉。肝虽强，非胆不能断，但气血皆少，为清静之府，寒气干之，故胁痛口苦；气郁不舒，故善太息也。当轻扬和解，后辛汤主之。

后辛汤（自制）

柴胡一钱　郁金二钱　广皮一钱　当归二钱　茯苓二钱　栀子皮（姜汁炒）一钱　蒺藜四钱　枳壳一钱　合欢花二钱　佛手五分

1. 水胀

经曰：目窠上微肿，如新卧起之状，其颈脉动，时咳，阴股间寒，足胫肿，腹乃大，其水已成；以手按其腹，随手而起，如裹水之状，此其候也。盖上既目肿，下又胫肿，中则腹大，水气已遍行周身。此必中州脾胃先败，土不胜水，日积日甚，泛滥不收。其颈脉动而时咳，乃横流溢出，犯胃射肺。病势至此，危急之至，原非寻常之剂，可以取效；但舟车疏凿等法，又过于峻猛，诚恐水气虽去，元气随亡，仍归于败耳！为制消阴利导煎主之。

消阴利导煎（自制）

当归二钱　茯苓三钱　白术一钱五分　广皮一钱　厚朴一钱　肉桂五分　附子八分　木通一钱五分　大腹皮一钱五分　牛膝一钱五分　泽泻一钱五分　车前二钱　鲜姜皮一钱　苡仁一两煎汤代水

肤胀者，寒气客于皮肤之间，𪔣𪔣然不坚，腹大，身尽肿，皮厚，按其腹，窅而不起，腹色不变，此其候也。此症由于内则宗气失守，虚气无归，外则寒气客于皮肤，遍身流窜，故腹大身肿而皮厚。但气为无形之邪，虽肿而不坚，按之则气散，而不能骤起，当扶正祛寒，理气化浊。祛寒建中汤主之。

祛寒建中汤（自制）

当归二钱　白芍（酒炒）一钱　茯苓二钱　白术一钱　附子八分　广皮一钱　厚朴一钱　枳壳（麸炒）一钱　白蔻六分　木香五分　枣二枚　姜三片

鼓胀者，腹胀，身皆大，大与肤胀等，色苍黄，腹筋起，此其候也。此症外象虽与肤胀略同，然色苍黄，腹筋起两端，便与前症迥别。盖黄为脾之本色，苍则木气胜而见于脾，腹起青筋，则肝邪炽盛，而脾土败坏，症势甚危。当扶土抑木，兼化阴邪，扶抑归化汤主之。

扶抑归化汤（自制）

党参三钱　茯苓三钱　白术一钱五分　当归二钱　附子八分　木瓜（酒炒）一钱　青皮一钱　蒺藜三钱　广皮一钱　厚朴一钱　木香五分　砂仁一钱　牛膝二钱　车前二钱　姜三大片

2. 附：肿胀门诸方

金匮防己黄芪汤

治水肿。

防己　黄芪各一两　白术三两　甘草五钱　枣一枚　姜七片

水煎分温服。

防己茯苓汤

治水肿。

防己三两　黄芪一两　桂枝三两　茯苓六两　甘草五钱

水煎，分温服。

枳术汤

治水肿。

枳实七枚　白术二两

水煎，分温服。

实脾散

治阴水发肿，用此先实脾土。

厚朴　白术　木瓜　大腹皮　附子　木香　草果　茯苓　干姜
各一两　甘草五钱

每用四钱，水煎服。

复元丹

治脾肾俱虚，发为水肿，四肢虚浮，心腹坚胀，小便不通，两
目下肿。

附子二两　木香　茴香　川椒　厚朴　独活　白术　陈皮　吴
萸　桂心各一两　泽泻一两五钱　肉蔻　槟榔各五钱

研末，糊丸如梧子大，每服五十丸。

导滞通幽汤

治脾湿有余，气不宣通，面目手足浮肿。

木香　白术　桑皮　陈皮各五钱　茯苓一两

水煎，分温服。

胃苓汤

治水肿。

陈皮　苍术　厚朴各一钱五分　甘草六分　白术　茯苓各一钱五
分　泽泻一钱　猪苓一钱　官桂三分

水煎服。

祛风败毒散

治风水皮水，凡在表宜从汗解者。

人参　独活　桔梗　柴胡　枳壳　羌活　茯苓　川芎　前
胡　甘草　荆芥　防风各一钱　姜三片

调荣散

治瘀血留滞，血化为水，四肢浮肿，皮肉赤纹，名为血分。

蓬术　川芎　当归　延胡索　白芷　槟榔　陈皮　赤芍　桑
皮　大腹皮　赤苓　葶苈　瞿麦各一钱　大黄一钱五分　细辛　官
桂　甘草各五分　红枣二枚　姜三片

防己散

治皮水，肿如裹水在皮肤中，四肢习习然动。

防己　桑皮　黄芪各一两　桂心五钱　赤苓二两　甘草五钱

每用五钱，水煎服。

导水茯苓汤

治头面遍身肿如烂瓜，手按之塌陷，手起则随手而起，喘满倚
息，小便涩少。

赤苓　麦冬　泽泻　白术各三两　桑皮　紫苏　槟榔　木瓜各一

两 大腹皮 陈皮 砂仁 木香各七钱五分

每用五钱，加灯草二十五根煎。如病重者，可用药五两，再加麦冬二两、灯草五钱、水一斗，于砂锅内熬至一大盏，温服。

人参芎归汤

治烦躁喘急，虚汗厥逆，小便赤，大便黑，名血胀。

人参 肉桂 五灵脂各二钱五分 乌药 蓬术 木香 砂仁 炙草 川芎 当归 半夏

每用一两，加红枣、姜煎服。

化滞调中汤

治脾弱气胀。

白术一钱五分 人参 茯苓 陈皮 厚朴 山楂 半夏各一钱 神曲（炒）八分 麦芽八分 砂仁七分 姜三片

人参丸

治经脉不利，血化为水，流走四肢，悉皆肿满，名曰血分。其候与水相类，若作水治，非也，宜服此。

人参 当归 大黄 肉桂 瞿麦 赤芍 茯苓各五钱 葶苈一钱

蜜丸如梧子大，先服十五丸，加至三十丸。

见晛丸

治寒气客于下焦，血气闭塞，而成瘕聚，腹中坚大，久不消者。

附子四钱 鬼箭羽 紫石英各三钱 泽泻 肉桂 延胡索 木香 槟榔各二钱 血竭一钱五分 水蛭一钱 三棱五钱 桃仁三十粒 大黄二钱

酒糊丸，如梧子大，每服三十丸。

温胃汤

治忧思结聚，阴不能通，大肠与胃气不和，胀满上冲。

附子　厚朴　当归　白芍　人参　甘草　陈皮各一钱五分　干姜一钱　川椒三分

水煎服。

强中汤

治寒伤脾胃，致成胀满，甚则腹痛。

人参　青皮　广皮　丁香各二钱　白术一钱五分　附子　草果　干姜　厚朴各一钱　甘草五分

水煎服。

五皮饮

治水病肿满，上气喘急。

陈皮　青皮各一钱　茯苓皮五钱　大腹皮一钱五分　鲜姜皮一钱

水煎服。

中满分消丸

治中满、鼓胀、气胀、热胀。

厚朴一两　枳实五钱　黄连　黄芩　半夏各五钱　陈皮四钱　知母四钱　泽泻三钱　茯苓　砂仁　干姜各二钱　姜黄　人参　白术　甘草　猪苓各一钱

蒸饼丸如梧子大，每服五六十丸。

中满分消汤

治中满寒胀，二便不通，四肢厥逆。

川乌　干姜　毕沉茄　生姜各一钱　黄连五分　人参一钱　当归　泽泻各一钱五分　青皮一钱　麻黄五分　柴胡一钱　吴萸　草蔻各五分　厚朴　黄芪各一钱　黄柏五分　益智　木香　半夏各三分　茯苓一钱五分　升麻三分

水煎服。

舟车丸

治水肿水胀，形气俱实。

黑牵牛四两　大黄（酒浸）二两　甘遂（面煨）一两　大戟　芫花　青皮　橘红各一两　木香五钱　轻粉一钱

水泛丸，每服三十粒。

疏凿饮子

治遍身水肿，喘呼口渴，大小便秘。

羌活　秦艽　槟榔　大腹皮　茯苓皮　椒目　木通　泽泻　商陆　赤小豆各等分　鲜姜皮一钱

二十四、下利

下利一症，《内经》谓之肠澼。后来论症者，不下数十家。其专主肠胃而言者，固属挂漏。其主湿热及招凉食冷者，亦不过时痢一门。至分别内伤外感，三阴三阳，虚实寒热，则颇为详明周至矣。但虚者补之，实者泻之，寒者温之，热者清之，本属定法，岂独痢症为然。愚意尚有吃紧两条，试申言之。外感各有主病，内伤各有主经，从此分别，更易下手。外感之邪，不外风、寒、暑、湿、燥、火。风入肠胃，故为飧泄，内犯于肝；寒气中人，腹痛下利，内犯于肾；暑湿郁蒸，腹痛下利，兼有赤白，内犯于脾；燥气中人，口渴心烦，下利白滞，内犯于肺；火邪炽盛，渴饮不止，下利脓血，频数不休，内犯于心。此外感六淫，与五脏相应者也。至内伤之症，伤于肝者，胁痛腹痛，作哕下利；伤于肾者，腹痛，腰痛，身冷下利；伤于脾者，胸懑身重，哕恶食少，下利；伤于肺者，口燥咽干，微咳下利；伤于心者，烦躁渴饮，下利不休。此内伤之所致也。感于风者表解之，感于寒者温通之，感湿热者清利之，感于燥者清润之，感于火者涤荡之，当各随所主之病以施治。伤肝者解其郁，伤肾者保其阳，伤于脾者运其中，伤于肺者存其津，伤于心者泄其亢，当各随所主之经以施治。此特就内伤、外感两义，缕析言之，其他各症，《痢症汇参》所已载者，概不复赘。

感风下利，身热脉微弦者，迴风外解汤主之。

迴风外解汤（自制）

柴胡一钱　薄荷一钱　前胡一钱　桔梗一钱　枳壳一钱　葛根二钱　豆豉三钱　广皮一钱　茯苓二钱　白术一钱　姜皮六分　荷叶一角

感寒下利，腹痛，手足冷，舌白，口不渴，脉沉细者，温中化浊汤主之。甚者加附子。

温中化浊汤（自制）

炮姜五分　小茴香一钱　乌药一钱　木香五分　广皮一钱　厚朴一钱　当归一钱五分　茯苓二钱　白术一钱　佛手柑五分

感暑湿者，烦渴腹痛，下利脓血，粉米汤主之。

粉米汤（自制）

花粉三钱　苡米一两　藿香一钱　薄荷一钱　黄连（酒炒）五分　黄芩（酒炒）一钱　木香五分　木通（酒炒）一钱　当归一钱五分　赤芍（酒炒）一钱　荷叶一角　绿豆一撮

感燥下利，咽干作渴，腹痛，下利白滞，金玉保和汤主之。

金玉保和汤（自制）

金石斛四钱　玉竹三钱　蒌皮三钱　黄芩（酒炒）一钱　当归一钱五分　茯苓二钱　山药三钱　广皮一钱　枳壳一钱　苡仁四钱　荷叶一角　陈粳米一撮煎汤代水

火盛下利，昼夜不休，作渴腹痛，时下脓血，消炎化毒汤主之。

消炎化毒汤（自制）

黄连六分　黄芩一钱　大黄四钱　银花二钱　甘草五分　花粉二钱　木通一钱　青皮一钱　当归一钱五分　赤芍一钱　淡竹叶二十张

肝郁下利，胁痛腹痛，噫气食少，大顺汤主之。

大顺汤（自制）

蒺藜四钱　郁金二钱　乌药一钱　木香五分　广皮一钱　厚朴一钱　枳壳一钱　青皮一钱　茯苓二钱　白术一钱　橘饼四钱　煨姜三片

肾气虚寒，腹痛下利，完谷不化，手足俱冷者，立命开阳汤主之。

立命开阳汤（自制）

干河车（切）二钱　破故纸（核桃肉拌炒）一钱五分　益智仁一钱五分　附子片八分　当归一钱五分　茯苓二钱　白术一钱　小茴香一钱　木香六分　乌药一钱　煨姜三片

脾虚下利，食少神疲，胸腹时痛者，大中汤主之。

大中汤（自制）

党参四钱　附子七分　茯苓三钱　白术一钱五分　当归二钱　广皮一钱　厚朴一钱　枳壳一钱　乌药一钱　木香五分　大枣二枚　姜三片

肺热移于大肠，口燥微咳，下利白滞者，育金煎主之。

育金煎（自制）

沙参三钱　石斛三钱　茯苓三钱　白术一钱五分　山药三钱　料豆三钱　当归二钱　橘红一钱　莲子（打碎，去心）二十粒

心火下陷，烦扰不安，下利脓血者，蒲虎汤主之。

蒲虎汤（自制）

生熟蒲黄各六分　琥珀一钱　丹参三钱　茯神二钱　当归二钱　赤芍一钱　黄连六分　木香五分　灯心三尺

附：下利门诸方

（录其醇粹少疵者以备参用）

芍药汤

行血则便脓愈，调气则后重除。

芍药一两　当归　黄连　黄芩各五钱　大黄三钱　肉桂二钱五分　甘草　槟榔各二钱　木香一钱

每用五钱，水煎服。

白术黄芩汤

服前药痢疾虽除，更宜调和脾胃。

白术二两　黄芩七钱　甘草三钱

水煎，分三服。

黄连阿胶丸

治冷热不调，下利赤白，里急后重，脐腹疼痛，口燥烦渴，小便不利。

黄连三钱　茯苓二两　阿胶一两

以连苓为细末，水煎阿胶为丸，如梧子大，每服三十丸，空心米汤下。

白头翁汤

治热痢下重，欲饮水者。

白头翁二两　黄连　黄柏　秦皮各三两

水七升，煮三升，分温服。

加减平胃散

治肠红血痢。

白术　厚朴　陈皮各一两　木香　槟榔各三钱　甘草六钱　桃仁五钱　人参　黄连　阿胶（炒）茯苓各五钱

每服五钱，枣二枚，姜三片，水煎服。

苍术地榆汤

治脾经受湿血痢。

苍术三两　地榆一两

每服一两，水煎服。

槐花散

治肠风血痢。

槐花　青皮　荆芥穗等分

研末，每用五钱，水煎服。

犀角散

治热痢，下赤黄脓血，心腹困闷。

犀角屑一两　黄连二两　地榆一两　黄芪一两　当归五钱　木香二钱五分

研末，每服三钱，水煎服。

羚羊角丸

治一切热痢，及休息痢，日夜频数；并治下血，黑如鸡肝色。

羚羊角一两五钱　黄连二两五钱　黄柏一两五钱　赤苓五钱

研末，蜜和丸如桐子大，每服二十丸，姜、蜜汤下，暑月下利，用之尤验。

生地黄汤

治热痢不止。

生地五钱　地榆七钱五分　甘草二钱五分

水煎服

郁金散

治一切热毒痢，下血不止。

川郁金　槐花各五钱　甘草二钱五分

研末，每服一、二钱，食前用豆豉汤调下。

茜根散

治血痢，心神烦热，腹中痛，不纳饮食。

茜根　地榆　生地　当归　犀角　黄芩各一两　栀子五钱　黄连二两

每服四钱，水二盅，加豆豉五十粒，薤白七寸，煎六分，温服。

十宝汤

治冷痢如鱼脑者。

黄芪四两　熟地　人参　茯苓　当归　白术　半夏　白芍　五味　官桂各一两　甘草五钱

研末，每服二钱，水二盅，加姜三片，乌梅一个，煎六分，食前温服。

芍药黄芩汤

治泄利腹痛，或后重身热，及下脓血稠粘。

黄芩　芍药各一两　甘草五钱

每服一两，水二盅，煎六分，温服，如痛加桂少许。

香连丸

治下利赤白，里急后重。

黄连（吴萸十两炒赤去之）二十两　木香四两八钱八分

研末，醋糊丸，如梧子大，每服三十丸。

地榆芍药汤

治泻痢脓血，脱肛。

苍术八两　地榆三两　卷柏三两　芍药三两

参苓白术散

治久泻，及痢后调理者尤宜。

人参　山药各一斤半　莲子一斤半　白木二斤　砂仁一斤　桔梗一

斤　陈皮　扁豆各一斤半　茯苓一斤　苡仁一斤　甘草一斤

研末，每服三钱，米汤调下，或加姜、枣煎服。

仓廪汤

治噤口痢有热，及毒气冲心，食入即吐。

人参　茯苓　甘草　前胡　川芎　羌活　桔梗　独活　柴胡　枳壳　陈仓米各等分

每服五钱，姜三片，水煎服。

二十五、诸痛

人之一身，自顶至踵，俱有痛病。其始也，或因于风，或因于寒，或因于火，或因于气，病各不同，而其为气凝血滞则一也。气能捍卫，则外感何由而入？营能流灌，则内病何自而生？不通则痛，理固宜然。兹将痛病略举其凡，其咽痛、疝痛、肢节痛，见于肺病、疝病、痹病中者，不复赘。

1. 头痛

头痛有因于风者。肌表不固，太阳受风，巅顶作痛，鼻窍微塞，时流清涕。香芷汤主之。

香芷汤（自制）

香附二钱　白芷六分　当归一钱五分　川芎八分　防风一钱　桑叶一钱　菊花二钱　蝉衣一钱　蔓荆子一钱五分　桔梗一钱　黑芝麻三钱

有因于火者，肝阳上升，头痛如劈，筋脉掣起，痛连目珠。当壮水柔肝，以息风火，不可过用风药。盖风能助火，风药多则火势更烈也。羚羊角汤主之。

羚羊角汤（自制）

羚羊角二钱　龟板八钱　生地六钱　白芍一钱　丹皮一钱五分　柴胡一钱　薄荷一钱　菊花二钱　夏枯草一钱五分　蝉衣一钱　红枣十枚　生石决（打碎）八钱

有血虚头痛者，自觉头脑俱空，目眊而眩，养血胜风汤主之。

养血胜风汤（自制）

生地六钱　当归二钱　白芍一钱五分　川芎一钱　枸杞三钱　五味五分　枣仁一钱五分　柏仁二钱　杭菊二钱　桑叶一钱　红枣十枚　黑芝麻三钱

2. 眼痛

眼目之疾，本有专科，致病多端，非可枚举，兹因痛病，姑拈虚实两条，以发其凡。目睛红肿，眵泪多而目中如有沙子者，风火盛也，黄连清火汤主之。

黄连清火汤（自制）

黄连五分　玄参一钱五分　归尾一钱五分　赤芍一钱　丹皮一钱五分　贝母二钱　荆芥一钱　防风一钱　桑叶一钱　蝉衣一钱　前胡一钱　菊花二钱　竹叶十张　灯心三尺　芝麻三钱

目睛不肿，微红羞明，眼珠作痛，此为阴虚夹火。滋阴降火汤主之。

滋阴降火汤（自制）

生地六钱　女贞二钱　山药三钱　丹皮二钱　茯苓二钱　料豆三钱　沙参四钱　麦冬二钱　贝母二钱　杏仁三钱　谷精珠一钱五分　蝉衣一钱　生石决（打碎）六钱

3. 齿痛

齿痛实症，阳明风火上升也，葛根白虎汤主之。

葛根白虎汤（自制）

葛根二钱　石膏五钱　花粉三钱　石斛三钱　连翘一钱五分　薄荷一钱　防风一钱　桔梗一钱　淡竹叶二十张　白茅根五钱

齿痛虚症，肾亏而夹有胃火也。齿为后天所生之骨，亦属于肾，况肾为胃关，水不制火，故浮阳作痛也。清热胃关煎主之。

清热胃关煎（自制）

生地六钱　龟板八钱　花粉三钱　石斛三钱　薄荷一钱　葛根二钱　连翘一钱五分　桔梗一钱　甘蔗三两　同煎

4. 舌痛

舌卷而肿，塞口作痛，难于语言，此心阳炽盛也。先用生蒲黄三钱，泡汤频嗽，再服黄连清心饮。

黄连清心饮（自制）

黄连五分　蒲黄一钱五分　犀角五分　玄参一钱五分　丹参二钱　连翘一钱五分　蒌皮三钱　茯苓二钱　薄荷一钱　竹叶二十张　灯心三尺

舌色绛红，边尖破碎，舌有血痕而痛者，乃阴液大亏，心火上炽也。大泽汤主之。

大泽汤（自制）

天冬二钱　生地六钱　人参一钱五分　龟板八钱　麦冬一钱五分　茯神二钱　柏仁二钱　蛤粉四钱　丹参二钱　石斛二钱　灯心三尺　藕五大片

5. 肺气胀痛

营卫不调，肺气满则肺叶皆举，微喘胁痛。泻肺汤主之。

泻肺汤（自制）

全瓜蒌一个　桑皮三钱　苏子一钱五分　沉香五分　茯苓二钱　郁金二钱　杏仁三钱　枳壳一钱　苡仁四钱　橘红一钱　姜二片

6. 心气厥痛

心本纯阳，寒邪上犯，阴阳相争，厥逆作痛。双解泻心汤主之。

双解泻心汤（自制）

黄连五分　附子八分　远志（甘草水炒）五分　丹参二钱　茯神二钱　郁金二钱　广皮一钱　沉香五分　合欢花二钱　灯心三尺　姜三片

7. 肝气作痛

肝为将军之官，其体阴，其用阳，故为刚脏。一有郁结，气火俱升，上犯胃经，痛连胁肋。加味左金汤主之。

加味左金汤（自制）

黄连五分　吴萸二分　瓦楞子（煅研）三钱　毕澄茄一钱　蒺藜三分　郁金二钱　青皮一钱　柴胡（醋炒）一钱　延胡索一钱　木香五分　广皮一钱　砂仁一钱　佛手五分

8. 肝虚作痛

肝主藏血，故为血海。操烦太过，营血大亏，虚气无归，横逆胀痛。调营敛肝饮主之。

调营敛肝饮（自制）

归身二钱　白芍（酒炒）一钱五分　阿胶（蛤粉炒）一钱五分　枣仁（炒研）一钱五分　茯苓二钱　广皮一钱　枸杞三钱　五味五分　川芎八分　木香五分　枣二枚　姜三片

9. 脾湿胀痛

脾本湿土，寒邪乘之，寒与湿凝，是为重阴。脘下至当脐胀满作痛。悦脾汤主之。

悦脾汤

白术一钱　茅术一钱　茯苓二钱　附子八分　砂仁一钱　木香五分　乌药一钱　苡仁四钱　青皮一钱　神曲（炒）三钱　姜三片

10. 肾气厥痛

肾为水脏，寒邪相犯，水寒成冰，少腹厥痛。开阳汤主之。

开阳汤（自制）

附子八分　故纸一钱五分　益智一钱　当归二钱　杜仲二钱　乌药一钱　木香五分　广皮一钱　青皮一钱　茯苓二钱　姜三片

11. 胃虚作痛

胃为谷海，其实而痛者，当消当攻，于结胸症内已详言之。兹但举胃气虚弱，脘中作痛者，养胃汤主之。

养胃汤（自制）

白芍一钱　茯苓二钱　白术一钱　甘草四分　山药三钱　黄芪二钱　党参四钱　木香五分　砂仁一钱　广皮一钱　大枣二枚　姜三片

12. 胃寒作痛

胃气虚寒，不能纳谷，呕吐作痛。桂朴汤主之。

桂朴汤（自制）

肉桂四分　厚朴一钱　当归二钱　茯苓二钱　白术一钱　丁香五分　砂仁一钱　白芍（酒炒）一钱　广皮一钱　郁金二钱　枣二枚　姜三片

13. 胃中虫痛

胃气反逆，长虫不安，其作痛也，陡然而来，截然而止。返蛰汤主之。

返蛰汤（自制）

当归二钱　茯苓二钱　白术一钱　苡仁四钱　广皮一钱　鹤虱一钱五分　雷丸一钱　乌药一钱　砂仁一钱　厚朴一钱　开口花椒二十四粒

二十六、三冲

新产之后，以去瘀为第一。无病则服生化汤，有病则于治病药中加生化汤。若恶露未行，不耐久坐，平卧太早，必有三冲之患。一曰冲胃，胸脘痞满，时时作哕，去恶平胃散主之。一曰冲肺，气喘鼻

掀，头汗微出，去恶肃肺汤主之。一曰冲心，头眩神昏，不能语言而
毙矣。姑于万分危险之中，勉立一法，以尽人事，去恶清心汤主之。

去恶平胃散（自制）

当归一钱　川芎一钱　桃仁一钱　炮姜五分　楂炭三钱　广皮一
钱　茅术（炒）一钱　厚朴一钱　木香五分　砂仁一钱　苏木三分　降香
五分

去恶清肺汤（自制）

当归二钱　川芎一钱　桃仁一钱　炮姜五分　楂炭三钱　延胡一
钱　苏子二钱　桑皮三钱　橘红一钱　贝母二钱　苏木三分　降香五分

童便一杯，冲服。

去恶清心汤（自制）

当归二钱　川芎一钱　桃仁一钱五分　炮姜六分　楂炭三钱　延胡一
钱　琥珀一钱　生熟蒲黄各六分　丹参三钱　牛膝二钱　灯心三尺　苏
木三分　降香五分

医方论

自　序

欲救人而学医则可，欲谋利而学医则不可。我若有疾，望医之救我者何如？我之父母妻子有疾，望医之相救者何如？易地以观，则利心自澹矣。利心澹则良心现，良心现斯畏心生。平时读书，必且研以小心也；临症施治，不敢掉以轻心也。夫而后以局外之身，引而进之局内，而痛痒相关矣。故医虽小道，而所系甚重，略一举手，人之生死因之，可不儆惧乎哉！近年以来，迭遭兵火，老成多半凋残，学医者纷纷日起，吾恐其无有师承，而果于自用也。故于拙刻《医醇賸义》中，先标一"醇"字。此非不求有功，但求无过之谓。若仅如是，是浅陋而已矣，庸劣而已矣，何足以言醇乎？吾之所谓醇者，在义理之的当，而不在药味之新奇。如仲景三承气汤，颇为峻猛，而能救人于存亡危急之时，其峻也，正其醇也，此吾之所谓醇也。夫学难躐等，而法有正宗。初学者此法，成就者亦此法，先后共此一途。行远自迩，不惑于他歧，如是而已矣。第书籍散失，学者难于博观而约取之，乡曲之士，每以《医方集解》一书，奉为枕秘，甫经临症，辄检用之。殊不知集中可用之方固多，而不可用者亦不少，漫无别择，草菅人命矣。兹于所集各方之后，逐加评论。盖欲为初学定范围，非敢为高明下针砭也。且欲学者澹其谋利之欲，发其救人之心，犹前志云。

同治四年十月，武进费伯雄晋卿甫题于古延陵之寓斋。

发　凡

　　一、是编专为初学而设，但取《医方集解》所选之方，逐一评论，其余概不旁及。

　　二、是编但载一方一论，与原书对看自明，其主治与注释，一概不录，以归简便。

　　三、学医而不读《灵》《素》，则不明经络，无以知致病之由。不读《伤寒》《金匮》，则无以知立方之法，而无从施治。不读金元四大家，则无以通补泻温凉之用，而不知变化。《集解》所选之方，原以仲景及四家为宗，其余所收者，不过张、王、许、钱、严、陶数人而已。本未尝博采群书也。然于此而得其醇，化其偏，触类引伸，亦可以无大过。有志之士，欲求更上一层，则自有由博返约之法在。

　　四、雄以驽骀下质，何敢以管窥之见，妄议古人？然欲为初学折衷一是，则僭妄之罪，所不敢辞。

目 录

卷　一

1. 六味地黄丸

地黄（砂仁、酒拌，九蒸、九晒）八两　山萸肉（酒润）四两　山药四两　茯苓（乳拌）三两　丹皮三两　泽泻三两　蜜丸。

此方非但治肝肾不足，实三阴并治之剂。有熟地之腻补肾水，即有泽泻之宣泄肾浊以济之。有萸肉之温涩肝经，即有丹皮之清泻肝火以佐之。有山药之收摄脾经，即有茯苓之淡渗脾湿以和之。药止六味，而大开大合，三阴并治，洵补方之正鹄也。

2. 附桂八味丸

熟地八两　山萸肉四两　山药四两　茯苓三两　丹皮三两　泽泻三两　附子一两　肉桂一两　蜜丸。

附桂八味，为治命肾虚寒之正药，亦导龙归海之妙法。然虚阳上浮，火无所附者，必于脉象细参，或脉洪大，而重按甚弱，或寸关洪大，而两尺独虚细者宜之，否则抱薪救火，必成燎原之势矣。

3. 知柏八味丸

熟地八两　山萸肉四两　山药四两　茯苓三两　泽泻三两　牡丹皮三两　知母二两　黄柏二两　蜜丸。

知柏八味，虽云壮水制火，究竟苦寒太过。徒伤胃气，水亦无以滋生，不如用介类潜阳生津益髓之法为妥。或肾有邪火，强阳不痿等症，可以暂用。

4. 七宝美髯丹

何首乌（赤白）各一斤（去皮切片，黑豆拌，九蒸九晒） 白茯苓（乳拌）半斤 牛膝（酒浸，同首乌第七次蒸至第九次） 当归（酒洗） 枸杞（酒蒸） 菟丝子（酒浸蒸）各半斤 破故纸（黑芝麻同炒）四两 蜜丸。

此温补命肾，兼摄纳下元之剂。地黄补肾中之阴，首乌补肾中之阳，各为君药，不可合并，用各有当也。

5. 还少丹

熟地二两 山药一两五钱 牛膝（酒浸）一两五钱 枸杞（酒浸）一两五钱 山茱肉 茯苓（乳拌） 杜仲（姜汁炒） 远志（去心） 楮实（酒蒸） 五味子（炒） 小茴香（炒） 巴戟天（酒浸） 肉苁蓉（酒浸）各一两 石菖蒲五钱

加枣肉蜜丸。

此方以温补脾肾为主，参以润肺金而通山泽，用意极佳。微嫌远志、菖蒲二味开透太过，与羸乏盗汗等症不宜，不如酌用丹参、柏仁之类为妥。

6. 黑地黄丸

苍术（泔浸）熟地黄各一斤 五味子半斤 干姜春冬一两，秋七钱，夏五钱 枣肉丸。

170

此方去脾湿，润肾燥，极为老洁，然湿胜者为宜，血虚者，尚宜酌量加减。

7. 虎潜丸

黄柏（盐、酒炒）四两　知母（盐、酒炒）三两　熟地黄三两　虎胫骨（酥炙）一两　龟板（酥炙）四两　琐阳（酒润）一两　当归（酒洗）一两五钱　牛膝（酒蒸）二两　白芍（酒炒）一两五钱　陈皮（盐水润）二两　羯羊肉二斤

酒煮烂，捣丸，冬加干姜一两。

虎潜丸息肝肾之虚风，风从虎，虎潜则风息也。惟知、柏苦寒，用以泄肾经之邪火则可，若谓补肾滋阴，则予不以为是，不如用枸、菟等类为佳。

8. 天真丸

精羊肉七斤（去筋膜脂皮，批开，入下药末）　肉苁蓉　山药各十两　当归（酒浸）十二两　天冬一斤

为末，安羊肉内缚定，用无灰酒四瓶，煮令酒干，入水二斗煮烂，再入后药：黄芪五两　人参三两　白术二两。为末，糯米饭作饼，焙干和丸，温酒下。

此用血肉有情之品，以形补形，喜其不用地黄之滋腻，平调营卫，而不碍脾胃，故极为妥善。

9. 三才封髓丹

天门冬二两　熟地黄二两　人参一两　黄柏（酒炒）三两　砂仁一两五钱　甘草（炙）七钱五分　面糊丸。用苁蓉五钱切片，酒一大盏，浸一宿，煎汤送下。

此方治龙雷之火不安、梦遗走泄则可。若肾气久虚，精宫不固者，岂得再用苦寒，断宜补肾纳气之法为是。

10. 大造丸

紫河车一具　败龟板（童便浸三日，酥炙黄）二两　黄柏（盐、酒炒）　杜仲（酥炙）各一两五钱　牛膝（酒浸）一两　天冬（去心）　麦冬（去心）各一两二钱　人参一两　地黄（茯苓、砂仁六钱同煮去之）二两　夏加五味子五钱

酒煮米糊丸。女人去龟板，加当归，乳煮糊丸。

方中用茯苓、砂仁二味制地黄最佳。但恐黄柏苦寒，伤损脾胃，渐致食少溏泄，则金气更伤，此不可以不虑也，不如减去为佳。

11. 补天丸

紫河车一具　黄柏（酒炒）　龟板（酥炙）各三两　南杜仲（姜汁炒）　牛膝（酒浸）各二两　陈皮一两　冬加干姜五钱　夏加五味子一两　酒糊为丸。

河车为生人造命之原，用之以补先天，并非假后天以济先天也。加减法颇佳，但黄柏宜除去。

12. 人参固本丸

人参二两　天冬（炒）　麦冬　生地　熟地各四两　蜜丸。

此方治火旺克金者为宜，若脾胃虚弱，宜参用培土生金之法。

13. 参乳丸

人参末　人乳粉等分，蜜丸。

平补气血，一壮水之源，一益气之主。后人两仪膏，从此化出。

14. 天王补心丹

生地四两（酒洗）　人参　玄参（炒）　丹参（炒）　茯苓（一用茯神）　桔梗　远志（炒）各五钱　酸枣仁（炒）　柏子仁（炒研去油）　天冬（炒）　麦冬（炒）　当归（酒洗）　五味子（炒）各一两　蜜丸，弹子大，朱砂为衣。一方有石菖蒲四钱，无五味子。一方有甘草。

此方原为心血不足、怔忡健忘等症而设，故收敛之药，不嫌太重。有桔梗载药上浮，远志开通心气，二味已足，减去石菖蒲者为是，否则开泄太猛，非虚人所宜也。

15. 孔圣枕中丹

败龟板（酥炙）　龙骨（研末，入鸡腹煮一宿）　远志　九节菖蒲各等分为末，每服酒调一钱。

体气壮、浊痰多者可服，若体气不甚强者，当加归、芍、丹参、柏仁等，方可久服。

16. 大补阴丸

黄柏（盐、酒炒） 知母（盐水炒）各四两 熟地（酒蒸） 败龟板（酥炙）各六两

猪脊髓和蜜丸。

此治阴火炽盛，以致厥逆者则可。至内伤虚热，则断不可用。

17. 滋肾丸 又名通关丸

黄柏（酒炒）二两 知母（酒炒）一两 肉桂一钱 蜜丸。

坎之为象，一阳居二阴之中，故真阳奠安而不妄动。肾水大亏，不能制火，飞龙上亢，故喘息而小便秘。此方用知柏以象二阴，用肉桂以象一阳，仍取坎卦之义，以通生化之原，意义极精，非寻常导龙归海法也。

18. 斑龙丸

鹿角胶 鹿角霜 菟丝子 柏子仁 熟地黄等分为末，酒化胶为丸。一方加补骨脂，一方加鹿茸、肉苁蓉、阳起石、附子、黄芪、当归、枣仁、辰砂。

鹿角、菟丝，阴中之阳也。地黄，阴中之阴也。用以补肾，不偏不倚。若加入阳起石、辰砂等燥烈之品，则劫阴耗气，全失立方之旨矣。

19. 龟鹿二仙膏

鹿角拾斤　龟板五斤　枸杞二斤　人参一斤

先将鹿角、龟板，锯截刮净，水浸，桑柴火熬炼成胶，再将人参、枸杞熬膏和入，每晨酒服三钱。

峻补气血，不寒不燥，又能益髓固精。诚补方中之最妙者也。

20. 补火丸

石硫黄一斤　猪大肠二尺　将硫黄为末，实猪肠中，烂煮三时，取出，去皮，蒸饼为丸，如梧子大，每服十丸。

硫黄一味，道家尊之为金液。盖以硫黄为火之精，其性纯阳，《丹经》云：阴气一分不尽不仙，故学仙者，欲绝阴以归纯阳，必炼"绝阴丹"服之，以破除阴气，此道家烧炼之方，非寻常可用之药。尝见士大夫功名成就，妄想长生，烧炼硫黄、辰砂等物，按时服食，乃服之日久，无不腹胀面青，肠胃崩裂而死，可不戒哉。若寒疫阴厥猝急之时，当病投之，功效大而且速，又非寻常温通之药所能及，学者宜善用之。

21. 唐郑相国方

破故纸十两（酒蒸，为末）　胡桃肉二十两（去皮，烂研）　蜜调和如饴，每晨酒服一大匙，不能饮者，熟水调，忌芸苔、羊肉。本方加杜仲一斤、生姜炒蒜四两，名青娥丸。本方加杜仲、胡卢巴、小茴香、草薢，名喝起丸。

喘与咳，由于痰随气升。腰脚痛，由于气不纳肾。方中二味，温肾纳气，则喘咳自平，腰脚自强矣。青娥、喝起二方，亦俱有意义。

22. 二至丸

冬青子（即女贞实，冬至日采，不拘多少，阴干，蜜酒拌蒸，过一宿，粗皮擦去，晒干为末），旱莲草（夏至日采，不拘多少，捣汁熬膏），和前药为丸，临卧酒服。一方加桑葚干为丸，或熬膏和入。

二至丸，取意甚佳，尚嫌力量浅薄，加入天冬、地黄、人参，以三才合二至，始为得力。

23. 扶桑丸

嫩桑叶（去蒂，洗净，晒干，为末）一斤，巨胜子（即黑芝麻，淘净）四两

将芝麻擂碎熬汁，和蜜炼至滴水成珠，入桑叶末为丸。

此即世所谓桑麻丸也。去风明目，乌髭黑发，颇为有功。至称驻颜益寿，则誉之太过，殊为失实矣。

24. 参苓白术散

人参一斤八两　白术（二炒）二斤　茯苓一斤　甘草（炒）一斤　山药一斤八两　陈皮一斤　扁豆（炒）一斤八两　苡仁（炒）一斤　砂仁一斤　桔梗一斤　莲肉（炒，去心）一斤八两为末，每三钱，枣汤或米饮调服。

此健脾和胃之正药也，惟扁豆性劣宜减去，尝见疟愈之后，服扁豆者，无不复发，此可知也。

25. 妙香散

山药（姜汁炒）二两　人参　黄芪　远志（炒）　茯神　茯苓各一两　桔梗三钱　甘草二钱　木香二钱五分　麝香一钱　辰砂（另研）二钱　为末，每服二钱，酒下。

此方颇有作意，但参芪之固，终不敌麝香之开，诚恐耗散心气，神不能藏，君火不安，相火亦动，以之开解惊悸郁结则有余，以治梦遗失精则不足，不如减去，加沉香、琥珀等为佳。

26. 玉屏风散

黄芪（炙）三两　防风一两　白术（炒）二两　为末，每服三钱。

此固表去风药，用以实表则可，若云加减即可代桂枝、麻黄等汤，则表实而邪无出路，断断不可，此等议论，误人不浅，必不可从。

27. 四君子汤

人参　白术（土炒）　茯苓各二钱　甘草一钱　姜三片　枣二枚同煎。

本方加陈皮名异功散；再加半夏名橘半六君子汤；加香附、砂仁名香砂六君子汤；本方加木香、藿香、干葛名七味白术散；本方除人参加白芍名三白汤；本方合四物名八珍汤；又加黄芪肉桂名十全大补汤。

四君子汤，中正和平，为补方中之金科玉律。至加减有法者，如异功散之理气，橘半六君之去痰，香砂六君之温胃，加竹沥、姜汁之治半身不遂，七味白术散之去热治泻，均极妥善。三白汤治内伤尚可，若谓治外感亦为奇方，则吾不信也。至于合四物为八珍，增黄芪、肉桂为十全大补，用各有当，皆不可磨灭之良方也。

28. 升阳益胃汤

黄芪二两　人参　甘草（炙）　半夏各一两（脉涩者用）　白芍（炒）　羌活　独活　防风各五钱　陈皮四钱　白术（土炒）　茯苓　泽泻　柴胡各三钱　黄连二钱

姜、枣同煎。

东垣论饥饱劳役，阳陷入阴，面黄气弱发热者，当升举阳气，以甘温治之。此真卓识确论，为治阳虚发热者，开一大法门。惟方中辄用升、柴，恐上实下虚者，更加喘满。在东垣必能明辨，当病而投，后人若执定此法，一概施之，则误人不浅矣。

29. 补脾胃泻阴火升阳汤

黄芪　苍术（泔浸、炒）　甘草（炙）　羌活各一两　升麻八钱　柴胡一两五钱　黄连（酒炒）五钱　黄芩（炒）　人参各七钱　石膏少许

每服三钱或五钱。

东垣十书，予最为服膺，以其重脾胃，为正法眼藏也。如此方中升、柴、黄连、黄芩、石膏等，皆非可轻投。后人但师其意，不

泥其方可耳。

30. 补肺汤

人参一钱　黄芪（蜜炙）一钱　五味子（炒）一钱　紫菀一钱　桑白皮（蜜炙）二钱　熟地二钱　入蜜少许和服。

此方但为肺气久虚，以致咳嗽而设。其他咳嗽之症，不一而足，不可混施。方中有补有泻，用意亦佳。但桑皮、紫菀之薄弱，岂能敌参、芪、熟地之滞腻，独不虑助痰为病乎？至谓熟地壮水，免得子盗母气则可，谓为化痰之妙品，则佐使正未合也。

31. 百合固金汤

生地黄二钱　熟地黄三钱　麦冬一钱五分　百合　当归　贝母　芍药（炒）　生甘草各一钱　玄参　桔梗各八分

此方金水相生，又兼养血，治肺伤咽痛失血者最宜。李士材谓清金之后，急宜顾母，识解尤卓。予谓咽痛一定，即当培土生金也。

32. 紫菀汤

紫菀（洗净炒）　阿胶（蛤粉炒）　知母　贝母各二钱　桔梗　人参　茯苓　甘草各五分　五味子十二粒

此方治气极久咳失血极佳，若肺痈便当去五味子，以肺气壅塞成痈，不宜收敛也。

33. 秦艽扶羸汤

柴胡二钱　秦艽　人参　当归　鳖甲（炙）　地骨皮各一钱五分　紫菀　半夏　甘草（炙）各一钱　姜、枣煎。

所载见症，乃阴阳两虚，碎金不鸣之候。并无表症，且体虚自汗，元气更伤。柴胡、秦艽、半夏、生姜，辛散之品，重伤其阴，吾恐危亡随之矣。

34. 黄芪鳖甲散

黄芪（蜜炙）　鳖甲（炙）　天冬各五钱　秦艽　柴胡　地骨皮各三钱　桑白皮二钱五分　紫菀　半夏各二钱五分　茯苓三钱　芍药　生地黄　知母　甘草（炙）各二钱五分　人参　桔梗　肉桂各一钱五分　姜煎

此方过于繁杂，不足法也。

35. 秦艽鳖甲散

鳖甲（炙）一两　秦艽　知母　当归各五钱　柴胡　地骨皮各一两　乌梅五个　青蒿五叶

风为天之气，中人最速，郁而为热，固当清散。但深入骨里者，千万中无一二。盖骨蒸，乃阴虚，非外风在骨也。

36. 益气聪明汤

黄芪　人参各五钱　葛根　蔓荆子各三钱　白芍　黄柏各二钱（如

有热烦乱，春月渐加，交夏倍之，如脾虚去之，热淋少用）升麻一钱五分　炙甘草一钱　临卧服。

此方重脾胃而兼治肝肾，立义最精。但升麻似乎过重，酌减其半，亦可以升清开窍矣。

37. 羊肉汤

当归　白芍　牡蛎（煅）各一两　龙骨（煅）五钱　生姜二两　附子（炮）二两　桂枝七钱五分　每服一两，羊肉四两，加葱白煮服。

此方敛阴生阳，补虚固脱，色色周到，洵为佳制。

38. 麻黄汤

麻黄（去节）三两　桂枝二两　杏仁（去皮尖）七十枚　甘草（炙用）一两　先煮麻黄数沸去沫，内诸药煎，热服，覆取微汗。中病即止，不必尽剂。

仲景立方之祖，医中之圣也。所著《伤寒》《金匮》诸书，言言典要，为后人度尽金针。即如伤寒太阳一症，头绪最繁。有风伤卫者，有寒伤营者，有风寒两伤营卫者，不得其解，无所措手。今观其用桂枝汤治风伤卫，用麻黄汤治寒伤营，大青龙汤治风寒两伤营卫，劈分三项，开三大法门。后人察脉辨症，谨守成规，庶不至于偾事。但仲景本为随受随发冬月之正伤寒而设，非可以此法混施于春温、温疫等症。后人不明此理，一概混投，误人实多，于是辨论者纷纷而起。遂将温症、寒症，纠缠不已，愈辨愈明者固多，愈辨愈晦者亦不少。予则以为春温归春温，温疫归温疫，伤寒归伤寒，各分门类，划然了然，不必互相引证，反使人多所惶惑也。

39. 桂枝汤

桂枝　芍药　生姜各三两　甘草（炙）二两　大枣十二枚

此治风伤卫解表之轻剂也。加减之法最多，细看注中之方，凡仲景所加减者，无不丝丝入扣，至后人之法，亦尽有可用，但须细心参酌，因症而施，始为得之。

40. 大青龙汤

麻黄六两　桂枝　甘草（炙）各一两　杏仁（去皮、尖）四十枚　石膏一块如鸡子大　生姜三两　大枣十二枚

此为风寒两伤营卫而设，即麻黄汤加石膏、姜、枣也。麻黄汤中本用桂枝，可见仲景治寒，未尝不兼治风。则风寒两伤营卫者，用麻黄汤亦足矣。而必加石膏等三味者，盖因风寒两伤营卫，非但伤风伤寒之可比，郁热必倍加，故用石膏体重味轻，以泻郁热，姜、枣甘温，以反佐之。仲景之意，全重在"烦躁"二字，若无此候，万不可轻投。

41. 小青龙汤

麻黄（去节）　桂枝　芍药（酒炒）　细辛　甘草（炙）　干姜各三两　半夏　五味子各半斤

此方全为外有风、内蓄水而设。所以不用石膏者，因水停胃中，不得复用石膏以益胃之寒，故一变而为辛散，外去风而内行水。亦名曰青龙者，亦取发汗，天气下为雨之义也。

42. 葛根汤

葛根_{四两}　麻黄_{三两}　生姜_{三两}　桂枝　芍药　甘草（炙）_{各二}两　大枣_{十二枚}

太阳症无汗，宜用麻黄汤矣。乃变其法，于桂枝汤中，加葛根、麻黄二味，此中奥义，全在恶风二字。但恶风而不恶寒，则不在寒伤营之例，乃太阳表症未解，将入阳明之象。故用麻黄以发汗，桂枝以去风，参用葛根以阻其入阳明之路。若抛荒本经之病，而预用引经之药，便为开门揖盗，仲景断不为也。

43. 麻黄附子细辛汤

麻黄　细辛_{各二两}　附子（炮）_{一枚}

此症机窍，全在"反发热，脉沉"五字。盖太阳之邪，初传少阴，故脉症如此。方中用细辛、附子温肾，以捍卫本经，格外来之邪不使深入，用麻黄以散太阳之邪，使之仍从原路而出。只此三味而治法之妙如此，非仲景其孰能之。

44. 升麻葛根汤

升麻_{三钱}　葛根　芍药_{各二钱}　甘草（炙）_{一钱}　加姜煎。

此方用升麻、葛根以升散阳明，又恐升提太过，致人喘满，故用芍药、甘草，酸收甘缓以佐之。究竟互相牵制，不如独用葛根为君，加牛蒡、连翘、桔梗、薄荷等。斑疹时疫，则加马勃、青黛等，未为不可也。

45. 柴葛解肌汤

柴胡三钱　葛根三钱　羌活一钱　白芷一钱　黄芩三钱　芍药一钱　桔梗一钱　甘草一钱　加姜三片　大枣二枚　石膏一钱　煎服。

此证无胁痛、耳聋之象，与少阳无涉，乃首用柴胡，开门揖盗，一忌也；大青龙汤用石膏，全为烦躁而设，辄用石膏以伤胃气，二忌也。此方断不可用。

46. 柴胡升麻汤

柴胡　前胡　黄芩各六钱　升麻五钱　桑皮四钱　葛根四钱　荆芥七钱　赤芍　石膏各一两　加姜三片、豉二十粒，煎。

升麻之为物，用以治天行疠疫，化毒消斑则可，寻常阳明症中，不可轻用。且用石膏为君，意在清肺胃耳，独不虑寒胃太过，其变更不可问乎？

47. 九味羌活汤

羌活一钱五分　防风　苍术各一钱五分　细辛五分　川芎　白芷　生地　黄芩各八分　甘草六分　加生姜、葱白煎。

此方用以代麻桂等汤，实为稳妥。但地黄滋腻太过，不如仍用桂枝汤中之芍药，敛阴而不滋腻也。至其辛散燥烈，阴虚气弱者忌用，则固自言之矣。

48. 十神汤

麻黄　葛根　升麻　川芎　白芷　紫苏　甘草　陈皮　香

附　赤芍等分。加姜、葱煎。

时邪瘟疫，天行之疠气也。故此方于升散中，多用芳香辟秽之品，辛烈善走，虽有芍药、甘草，不能制之，不可作阳经外感之通剂用也。

49. 神术散

苍术（制）　防风各二两　甘草（炙）一两　加姜、葱煎。本方除苍术，加白术二两，不用葱，名白术汤。

神术、白术二方，乃治寒伤脾胃，湿淫于里之妙法。夹有外感，受寒无汗者加葱白，受风有汗者去葱白，动有法度，正不必谓其可代麻黄、桂枝二法也。

50. 太无神术散

苍术（泔浸）　厚朴（姜汁炒）各一钱　陈皮二钱　甘草（炙）　藿香　石菖蒲各一钱五分

太无神术散，乃正本清源之要义，惟石菖蒲一钱五分，开泄太过，宜酌减之。

51. 葱豉汤

葱白一握　豉一升

解表通阳，最为妥善，勿以其轻淡而忽之。

52. 人参败毒散

人参　羌活　独活　柴胡　前胡　川芎　枳壳　桔梗　茯苓各一两　甘草五钱

每服一两，加姜三片，薄荷少许，煎。

此不过寻常固本治标法耳，用之于虚人感冒则可，若表里俱实，则不增剧为幸，尚望病之轻减乎？伤寒用人参，仲景本有成法，并非以人参助元气，为驱邪之主也。岚瘴则湿毒为多，亦非感冒可比。至疫役之气，中人更烈。阳毒则有发热、烦躁、斑疹等症，阴毒则有面青、腹痛、下利等症。若用此方治阳毒，既无清火解邪之功，以之治阴毒，又无回阳急救之力，均未见其可。予于喻西江先生，最为服膺，岂敢轻议。但谓表药中有用人参之法则可，若谓表药中用人参更为得力，则不敢阿私所好也。

53. 川芎茶调散

薄荷八钱　川芎　荆芥各四钱　羌活　白芷　甘草（炙）各二钱　防风一钱五分　细辛一钱

每三钱，食后茶调服。

轻扬解表，三阳并治，兼用细辛，并能散寒，惟虚人宜去此一味。盖细辛善走，诚恐重门洞开，反引三阳之邪内犯少阴，此不可以不虑也。

54. 再造散

人参　黄芪　桂枝　甘草各一钱　附子（炮）　细辛各五分　羌

活　防风　川芎各八分　煨姜五片　大枣二枚　加炒白芍一撮煎，夏加黄芩，石膏。

此方但可施于常时之不能作汗者，若在冬月，而脉见浮紧，便是太阳之寒伤营，此方断不可用。注中又引东垣、丹溪治虚人感冒，多用补中益气加表药，予不以为然。盖亲见喜用升、柴者，杀人无数，故不得不加意慎重。非偏执己见，不喜升、柴，实不敢泥纸上之成方，误目前之人命也。

55. 大羌活汤

羌活　独活　防风　细辛　防己　黄芩　黄连　苍术　白术　甘草（炙）各三钱　知母　川芎　生地黄各一两　每服五钱，热饮。

两感伤寒，一日太阳少阴，二日阳明太阴，三日少阳厥阴。古方俱有加减治法，但予意更有进者：若至二日，而前症未解，则是四经合病，三日而前症未解，则是六经俱病矣。四经合病者，既未有成方，而六经俱病者，更难于措手。仲景以后，岂复有补天浴日手段；大羌活汤，漫无分别，亦不过尽人事而已。

56. 桂枝羌活汤

桂枝　羌活　防风　甘草等分　每服五钱。

疟发在处暑前，宜从时疟治，且《内经》只分邪在肌表、在卫在营，初无六经之说，更不可仿伤寒之例。

57. 瓜蒂散

甜瓜蒂（炒黄）　赤小豆　共为末，熟水或酸齑水调下。

高者因而越之，经有明训，即吐法也。后人视为畏途，久置不讲。殊不知痰涎在胸膈之间，消之匪易，因其火气上冲之势，加以吐法，使倾筐倒箧而出之，则用力少而成功多，瓜蒂散之类是也。且吐必有汗，故并可治风治黄，惟注中食填太阴，欲吐不出二语，须与申明。盖饮食必先入胃，食填太阴者，非既出胃而入脾也，乃胃气窒塞，使脾气不通耳。又必新入之食尚为完谷，故可用吐。若经宿之后，将为燥粪，滞于胃中，便宜攻下，岂可尚用吐法乎？

58. 参芦散

人参芦，研为末，水调下一、二钱，或加竹沥和服。

化痰清火，颇为平稳，但用以涌吐，恐力尚不逮也。

59. 栀子豉汤

栀子十四枚　淡豉四合　服令微吐。

注中治伤寒汗吐下后，虚烦不眠，懊憹身热等症。汗吐下后一语，宜善体会。盖言或汗后，肌表虽解，而里热未除；或吐后痰气虽平而阳邪未去；或下后里滞虽退而表邪未清。乃指一节而言，并非谓三法并用之后也。今人死煞句下，往往误认三法并施，虽有壮夫，岂能堪此？且三法并用之后，岂尚有余邪未清者乎？不参活句，谬以千里矣。仲景用栀子，令上焦之热邪委宛而下，用豆豉以开解肌理，真超凡入圣之方。其各种加减之法，亦俱有精义，不得草草读过。

60. 稀涎散

皂角（去皮弦炙）四挺　白矾一两　共为末，温水调下五分，或加藜芦。

治上焦用涌吐之法，此义本之《内经》，而方则出于仲景。古人体气壮实，不妨用之。后世机心日开，嗜欲日甚，元气大伤，禀受甚薄，一经涌吐，汗而且喘，百变丛生，后人不敢轻用，盖亦慎重之道。即如稀涎散，性最猛烈，用以救猝急痰症，方足以斩关夺门。然尚有"醒后缓投药饵，痰不可尽攻"之戒，可知虚人及寻常之症，不可轻用吐法也。

61. 干霍乱吐方

烧盐　热童便三饮而三吐之。

痧症至元而始著，元以前但有霍乱之名，无所谓痧症也。欲吐不得，欲泻不得，阴阳颠倒，气闭血凝，症极危险，故不可进药饵谷食，烧盐、童便以吐之是也。然必须外用针刺人中、少商、委中、舌尖等处，再用手揉其穴，令血能多出，则毛窍方开，而气始得渐达。或用香附末、广艾炒温，熨脐之四旁，亦佳。

62. 大承气汤

大黄（酒洗）四两　芒硝三合　枳实五枚　厚朴半斤　先煎朴、实将熟，内大黄煮二、三沸，倾碗内和芒硝服。

攻下之法，原因实症俱备，危在旦夕，失此不下，不可复救，故用斩关夺门之法，定难于俄顷之间，仲景所以有急下存阴之训也。乃后人不明此义，有谓于攻下药中，兼行生津润导之法，则存阴之力更强；殊不知一用生津滋润之药，则互相牵制，而荡涤之力轻矣。此譬如寇盗当前，恣其焚掠，所过为墟，一旦聚而歼之，然后人得安居，而元气可以渐复，是去实可以保阴，乃相因之理，方得"存"字真解，并非谓攻实即是补阴，并可于攻下中寓养阴法也。仲景制大承气汤，用枳实开上焦，用厚朴通中焦，芒硝理下焦，而以大黄之善走者统率之，以荡涤三焦之坚实，正聚寇尽歼之大法。而又恐药力太猛，非可轻投，故又有欲用大承气，先与小承气之训。夫以仲景之神灵，岂尚待于先试，实恐后人审证未确，借口成法，孟浪轻投，不得不谆谆告诫，此实慎重民命之婆心也。至于三阴多可下之症，三阳惟正阳明可下，少阳必不可下，而阳明中夹有太阳少阳症者，亦断不可下。惟太阳症脉紧恶寒无汗腹痛者，乃阴气凝结营分，亦可用温、用下。细看方书宜下、忌下之条，慎重斟酌，始为得之。

63. 小承气汤

大黄_{四两}　厚朴_{二两}　枳实（麸炒）_{三枚}

此治邪在中上两焦之正法也。注中但有谵语、潮热、喘满等症，而无腹胀坚满之象，故减去芒硝，不使伐无病之地以劫阴。略一加减，必有精义，规矩方圆之至也。

64. 调胃承气汤

大黄（酒浸） 芒硝各一两 甘草（炙）五钱 少少温服。

此治邪在中下焦之正法也。注中"恶热、口渴、腹满、中焦燥实"数语，最宜着眼。可见病在脾胃，全与上焦无涉，若杂入枳、朴以犯上焦，则下焦之浊气必随感而上，反致喘逆者有之矣。去枳、朴，加甘草，使之专入脾胃，而又缓芒、黄善走之烈，谨慎周详，毫发无憾。

65. 大陷胸汤

大黄二两 芒硝一升 甘遂（为末）一钱

先煮大黄去滓，内芒硝煮一、二沸，内甘遂末，温服。

伤寒下之早，则反为结胸，盖缘邪尚未入阳明，若先下之，则邪未去而徒伤胃气，邪反得乘虚入胃，而为结胸。或热胜、寒胜、痰胜、湿胜，诸泻心汤参酌用之，最为妥善。此症仲景不用泻心、承气诸法，而用大陷胸汤者，因三焦俱实，而又有水气，故不得不改用此方。观注中"日晡潮热，从心至小腹鞕满，痛不可近"，只此一症，与此方确对。盖误下之后，胃气虽虚，而邪入胃中，则正经所谓邪往从之，虚处转实，故药虽极峻，不犯虚虚之戒。至前后两条，有云或重汗而复下之，不大便五六日，舌上燥渴，此则津液大伤，近于阳结。又云，或无大热，但头微汗出，脉沉，为水结胸，则近于阴结。此二条，似不堪此峻剂矣，丹溪亦微有不满之意，后人自当以慎重为宜。

191

66. 小陷胸汤

黄连一两　半夏半升　栝蒌一枚

小陷胸汤，非但治小结胸，并可通治夹滞时邪，不重不轻，最为适用。

67. 大陷胸丸

大黄八两　芒硝　葶苈（炒）　杏仁（去皮尖）各半升

合研，取如弹丸一枚，别捣甘遂末一钱，白蜜二合，煮服。

变汤为丸，加葶苈、杏仁以泄肺气，是专为上焦喘满而设。

68. 十枣汤

芫花（炒）　甘遂　大戟等分　大枣十枚　先煮枣去渣，内前药末或枣肉为丸。

十枣汤乃逐水之峻剂，非大实者不可轻试。至河间之三花神佑丸，除大枣而加大黄、黑丑，已是一味峻猛，不复留脾胃之余地，更加轻粉，则元气搜括殆尽，病虽尽去，而人亦随亡。可知仲景以十枣命名，全赖大枣之甘缓以救脾胃，方成节制之师也。

69. 三物备急丸

巴豆霜　大黄　干姜等分　蜜丸。

此不过猝急备用方耳，姑存之以备一法。

70. 硇砂丸

硇砂　巴豆（去油）　三棱　干姜　白芷五钱　木香　青皮　胡椒各二钱五分　大黄　干漆（炒）一两　槟榔　肉豆蔻一个　为末，酽醋二升，煮巴豆五七沸，再下三棱、大黄末，同煎五七沸，入硇砂熬成膏，和诸药杵丸，绿豆大。每五丸，姜汤下。

凡积聚之成，多由阳虚气弱。阳分虚，则不能化浊，而阴气日凝；气分弱，则不能和营，而血脉闭塞。种种积聚，由此而成。施治之法，当以通阳理气为第一义，若但用攻劫峻剂，吾见其立败也。

71. 木香槟榔丸

木香　槟榔　青皮（醋炒）　陈皮（去白）　枳壳（炒）　黄柏（酒炒）　黄连（茱萸汤炒）　三棱（醋煮）各五钱　香附二两　莪术（醋煮）五钱　大黄（酒浸）一两　黑牵牛二两　芒硝水丸。一方加当归（酒洗）。

此较硇砂丸已从轻减，但峻烈之品尚多。试问病退之后，元气尚存几许？即有加当归一味者，一润而十攻，岂尚能有济乎？此等方法，注中原载施诸壮实之人，究竟壮实之人患此症者绝少，大抵皆脾虚气弱者多，断不可借口于经验之方，而任意轻投也。

72. 枳实导滞丸

大黄一两　枳实（麸炒）　黄芩（酒炒）　黄连（酒炒）　神曲（炒）各五钱　白术（土炒）茯苓各三钱　泽泻二钱　蒸饼为丸。

治湿热蕴结，腹痛泄泻，颇为得力。但黄芩、黄连尚在可减之律，恐苦寒太过，反伤中上二焦也。

73. 倒仓法

黄牡牛肉（肥嫩者）二三十斤，切碎洗净，用长流水桑柴火煮糜烂，滤去滓，取净汁，再入锅中，文武火熬至琥珀色则成矣。择一静室，明快不通风者，令病人先一夜不食，坐其中，每饮一盏，少时又饮，积数十盏。病在上者必吐，病在下者必利，病在中者吐而且利。视所出物可尽病根，乃止。吐利后必渴，不得与汤，其小便必长，取以饮之，名轮回汤，非惟止渴，兼涤余垢。行后解退，倦卧觉饥，先与米饮，次与稀粥，三日后渐进厚粥软饭，戒牛肉数年。

倒仓法，乃实脾之法也。牛性属土，最能补脾，脾气实则中州之转输利便，而垢滞无所容留。故在上者，迫之仍从上出，在下者，迫之仍从下出，正盛邪消，理固然也。

74. 蜜煎导法

蜂蜜，用铜器微火熬，频搅勿令焦，候凝如饴，捻作挺子，头锐如指，掺皂角末少许，乘热纳谷道中，用手抱住，欲大便时去之。

阴液亏损，魄门燥结，故以此润之。

75. 猪胆导法

猪胆_{一枚} 取汁，入醋少许，用竹筒长三、四寸，以下半纳谷道中，将胆汁灌入肛中，顷当大便。

胆汁苦寒，泻火而润燥，故热结便秘者宜之。

76. 大柴胡汤

柴胡_{八两} 半夏_{半升} 黄芩 芍药_{各三两} 生姜_{五两} 大枣_{十二枚} 枳实_{四枚} 大黄（酒浸）_{二两}

大柴胡为发表攻里之剂。可见表症未解，虽里症甚急，不宜专于攻下，置表症于不问也。然究竟攻里之力倍于解表，从此可悟立方之法，当相其缓急轻重而投之，则不拘成法中，自然处处合法矣。

77. 柴胡加芒硝汤

小柴胡汤内加芒硝_{六两}

伤寒再传，少阳之症未解，胃中又有实热，故用芒硝以荡其余波，较大柴胡为轻减矣。

78. 桂枝加大黄汤

桂枝汤加大黄_{一两} 芍药_{三两}

太阳误下，不专属胃而入于脾，故仍用桂枝以解太阳之邪，加大黄以去太阴之实。

79. 水解散

麻黄_{四两}　桂心　甘草（炙）　白芍_{各二两}　大黄_{二两}　黄芩_{三两}

瘟疫有直中而无传经，初起便有数经合病者，故发表攻里，不嫌太早也。

80. 防风通圣散

防风　荆芥　连翘　麻黄　薄荷　川芎　当归　白术　白芍（炒）　山栀（炒黑）　大黄（酒浸）　芒硝_{各五钱}　黄芩　石膏　桔梗_{各一两}　甘草_{二两}　滑石_{三两}

加生姜、葱白煎。

虽云通治一切内外诸邪，然必如注中表里三焦俱实者方可用，否则硝、黄之峻烈，石膏、滑石之沉寒，寻常之症，岂能堪此。双解散，已除去大黄、芒硝，而石膏、滑石二味，予意尚以为过当，不如一并除去，加木通、青皮二味为妥也。至祛风至宝丹，则为治中风之善剂矣。

81. 葛根黄连黄芩汤

葛根_{半斤}　甘草（炙）　黄芩_{各二两}　黄连_{二两}

太阳误下，热入阳明，故于解表中，清阳明之热以止利。

82. 三黄石膏汤

石膏_{一两五钱}　黄芩　黄连　黄柏_{各七钱}　栀子_{二十个}　麻黄七

钱　淡豉二合

每服一两　姜三片　枣二枚　细茶一撮，煎服。

三焦郁热，毒火炽盛，非三黄石膏不足以祛之，尤妙在麻黄、豆豉开解肌表，使郁火通行，此正如清风涤烦，非发风助火也。

83. 五积散

白芷　陈皮　厚朴各六分　当归　川芎　芍药　茯苓　桔梗各八分　苍术六分　枳壳七分　半夏　麻黄各四分　干姜　肉桂（表重者用桂枝）　甘草各三分

加姜、葱煎。

仲景治伤寒，发表则麻黄、桂枝，温中则干姜、附子，简当的确，开后学无限法门。此方不过发表温中耳，而药味繁多，通治五积，岂有一人之身五积咸备而尚能存活者乎？若其人只有一积或多则二积，岂可以五积并治者治之乎？后人于本方，再合人参败毒散，名五积交加散，则更不解所谓矣。

84. 麻黄白术汤

青皮　陈皮　黄连（酒炒）　黄柏（酒炒）　甘草（炙）　升麻各二分　柴胡　桂枝　人参　黄芪　厚朴　苍术（泔浸）　白术（土炒）　猪苓各三分　茯苓　泽泻　吴萸各四分　白蔻　炒曲各五分　麻黄（不去节）二分　杏仁四粒

分二服。

药须对症而发，见一症，治一症，合病则合治之，并病则并治之，如是而已，未闻可以六经通治也。方中药有二十二味，补散温凉，一齐用到。即如升、柴、麻、桂等，岂不与喘促无力相妨乎？黄连、黄柏等，岂不与脐有动气、小腹急痛相戾乎？不谓东垣老人，亦有此等方，何况自桧以下。

85. 参苏饮

人参　紫苏　干葛　前胡　半夏（姜汁炒）　茯苓各七钱五分　陈皮（去白）　甘草　枳壳（麸炒）　桔梗　木香各二钱

每五钱，加姜、枣煎。

补散兼行，风痰并解，当病即止，不为过量，制方最佳。

86. 香苏饮

香附（炒）　紫苏各二钱　陈皮（去白）一钱　甘草七分　加姜、葱煎。

外疏风而内行气，正以轻松流利为佳，不必动辄峻剂也。

87. 茵陈丸

茵陈　栀子　鳖甲　芒硝各二两　大黄五钱　常山　杏仁（炒）各三两　巴豆一钱（去心、皮、炒）　豆豉五合　蜜丸。

天行疬气，取效每有不可以常理论者。至痎疟及赤白痢，自有正法治之，何必冒险以冀幸。汪认庵反以为佳方，吾不解也。

卷 二

1. 小柴胡汤

柴胡<small>八两</small>　半夏<small>半升</small>　人参　甘草　黄芩　生姜<small>各三两</small>　大枣
<small>十二枚</small>

少阳为半表半里之经。邪在表者可汗，邪在里者不可汗也；邪在表者可吐，邪在里者不可吐也；邪在里者可下，邪在表者不可下也。须知此之所谓半表半里者，乃在阴阳交界之所，阳经将尽，骎骎乎欲入太阴，营卫不和，阴阳交战，并非谓表里受邪，若大柴胡可表可下例也。仲景嘉惠后世，独开和解一门，俾后人有所持循，不犯禁忌。盖和者，和其里也，解者，解其表也。和其里，则邪不得内犯阴经；解其表，则邪仍从阳出。故不必用汗吐下之法，而阴阳不争，表里并解矣。小柴胡汤乃变大柴胡之法，而另出心裁。用人参以固本，又用甘草、姜、枣以助脾胃，又用黄芩以清里热，使内地奠安，无复返顾之虑。我既深沟高垒，有不战而屈人之势。而又用柴胡以专散少阳之邪，用半夏消痰行气以化逆，譬之自守已固，而又时出游骑以蹴踏之，使之进无所得，退无所据，有不冰消瓦解者乎？此则仲景立方之微意，非通于神明者不能也。注中凡仲景加减之方，皆精当不磨，有专治而无通治，此其所以可贵也。学者须细细参之，则于和解一门，思过半矣。

2. 黄连汤

黄连（炒）　干姜（炒）　桂枝　甘草<small>各三两</small>　人参<small>二两</small>　半夏半

升　大枣十二枚

变姜连泻心之法，而为升降阴阳之法，寒热并用，补散兼行，和法之最佳者。

3. 黄芩汤

黄芩三两　芍药　甘草各二两　大枣十二枚

古未有治下利之方，自仲景立此法，以调和肠胃为主，后人踵事而增，药味太多，失之庞杂者不免矣。

4. 芍药甘草汤

白芍药，甘草（炙）各四两

不通则痛，腹中不和，气逆而有浊阴，此但用甘酸化阴之法，而逆气自消，亦高明柔克之义也。

5. 栝蒌薤白白酒汤

栝蒌一枚　薤白三两　白酒四斤

薤白通阳，栝蒌散团结之气，再加白酒以行气血，自能消阴翳而开痹结，故不必用辛散耗血之品，以伤至高之元气也。

6. 温胆汤

陈皮（去白）　半夏（姜制）　茯苓　甘草　枳实（麸炒）　竹茹　加姜煎。

胆为清静之府，又气血皆少之经，痰火扰之，则胆热而诸病丛生矣。温胆者，非因胆寒而与为温之也，正欲其温而不热，守其清静之故常。方中用二陈竹茹，即是此意。

7. 逍遥散

柴胡　当归（酒拌）　白芍（酒炒）　白术（土炒）　茯苓各一钱　甘草（炙）五分

加煨姜、薄荷煎。

逍遥散，于调营扶土之中，用条达肝木，宣通胆气之法，最为解郁之善剂。五脏惟肝为最刚，而又于令为春，于行为木，具发生长养之机，一有佛郁，则其性怒张，不可复制。且火旺则克金，木旺则克土，波及他脏，理固宜然。此于调养中，寓疏通条达之法，使之得遂其性而诸病自安。加丹参、香附二味以调经更妙，盖妇人多郁故也。

8. 六和汤

砂仁　藿香　厚朴　杏仁　半夏　扁豆　木瓜　人参　白术　赤苓　甘草　姜　枣

扁豆一味，古方多用之，以其有清暑利湿健脾之功也。予以为扁豆之性最劣，减去扁豆、人参二味更妙。

9. 藿香正气散

藿香　紫苏　白芷　大腹皮　茯苓各三两　白术（土炒）　陈

皮　半夏曲　厚朴（姜制）　桔梗各二两　甘草一两

每服五钱。

辟秽祛邪，兼治瘴气，由其芳烈之性，足以胜之。而又兼用化痰利湿之品，以顾脾胃，中州一和，则客邪自解矣。

10. 三解汤

柴胡　麻黄（去节）泽泻各三钱

一日一作之疟，邪在卫；间日一作之疟，邪在营；三阴大疟，则邪在腑。皆由先受热，后受寒所致，故阴阳交争。《内经》之训，昭然如揭日月，后人纷纷聚讼，各出己见，反致抛荒经义。即如此方，通治时疟，究竟有损无益。

11. 清脾饮

青皮　厚朴（醋炒）　柴胡　黄芩（炒）　半夏（姜制）　茯苓　白术（土炒）　甘草（炙）　草果　加姜煎。

痎疟一症，《内经》论之甚详，从无一语及脏，可见疟邪断无入脏之理。巢氏病源，妄为分配，识者讥之。清脾饮，变小柴胡之制而用黄芩，盖欲其清营分之热邪，使之仍从卫出耳。

并非病在脾经，清脾以治疟也。

12. 黄连阿胶丸

黄连一两　茯苓二两　阿胶（炒）一两　为末，水熬阿胶为丸。

黄连阿胶之法，开于仲景。但阿胶一味，所重者在井水，而不在驴皮，因济水伏流，惟河井下通于济，故有平肝滋肾之功。后来射利之徒，更将牛、羊、猪、犬杂皮，一概入胶，败人脾胃，不如不用为佳。

13. 姜茶饮

生姜　陈细茶　每味约三钱，浓煎服。
此亦调和阴阳之法，病轻浅者可用。

14. 芦根汤

芦根一斤　竹茹一斤　生姜二两　粳米一合
此治热郁胃中，作呕作吐则可，若云治寒冷伤胃，则予不敢深信。

15. 阴阳水

沸汤　井水　各半盅和服。
此法甚佳，极平淡，极神奇，屡用屡效之方也。

16. 甘草黑豆汤

甘草二两　黑豆半升
但称解毒而已，非治病之方也。

17. 补中益气汤

黄芪（蜜炙）一钱五分　人参　甘草（炙）各一钱　白术（土炒）　陈皮（留白）　当归各五分　升麻三分　柴胡三分　姜三片　枣二枚煎。

气也者，人之所赖以生者也。大气积于胸中，归于丹田，呼出则由心达肺，吸入则由肝纳肾，无一处不到，无一息或停。故宗气为一身之主，外护肌表，则为卫气，内统血脉，则为营气，散布于各脏腑，则为各脏腑之气。人能顺而养之，则气平而血亦和，尚何疾病之有？无如七情扰于中，六淫侵于外，斯百变丛生。而郁气、逆气、动气、滞气、痞气、燥气、寒气、痰气、湿气、水气，种种气病，指不胜屈矣。医者当细心剖析，对症施治，方免贻误。汪认庵于理气门中，首选补中益气汤，诚以东垣辨内伤外感，剀切详明，使人于阳虚发热之症，不误作伤寒，妄汗妄下，保全无限民命，实为功于千古。即如此方，于主治注中，治一切清阳下陷，中气不足之症。临后二语，明白了当，本无谬讹。若使东垣遇阴虚发热及上实下虚之症，亦断不用此方。乃不善学者，每有先入之见，胶执于中，一遇发热，不论阳虚阴虚，不论上实下实，遂谓甘温能除大热，动辄参、芪、升、柴，为害非小。《医贯》曰："读《伤寒》书而不读东垣书，则内伤不明而杀人多矣；读东垣书而不读丹溪书，则阴虚不明而杀人多矣。"此诚持平之论也。夫学医而知宗仰东垣，不可谓非有志之士，然尚不可预有成心，又况峻烈之品，险怪之法，岂可轻试乎哉！

18. 乌药顺气散

乌药 橘红各二钱 麻黄（去节） 川芎 白芷 桔梗 枳壳（炒）各一钱 僵蚕（去丝、嘴，炒） 炮姜 甘草（炙）各五分 加姜、葱煎。

中风之症，皆由气血亏虚，外风乘隙而入，便当着意调营，使风从卫出。又或痰火内蕴，外风乘之，便当清营化痰，息风理气。此方多用升散，于养血化痰，二义阙然，与注中治中风等症，未为合法也。

19. 苏子降气汤

苏子 半夏 前胡 厚朴（姜炒） 橘红 当归各一钱 甘草（炙） 肉桂各五分

加姜煎。

此等方施之于湿痰壅塞，中脘不舒者，尚嫌其太燥。乃注中主治虚阳上攻，喘嗽呕血等症，是益火加薪，吾见其立败也。

20. 木香顺气汤

木香三分 草蔻仁三分 益智二分 苍术三分 厚朴四分 青皮 陈皮 半夏 吴茱萸（汤泡） 干姜各二分 茯苓 泽泻各二分 升麻 柴胡各一分 当归五分

东垣此方，升清降浊，使中脘开通，极有意义，但辛燥太过，宜酌用之。

21. 四磨汤

槟榔　沉香　乌药　人参等分　浓磨煎三、四沸，温服。

四磨汤，原为气逆喘急而设，若用人参，不如勿服之为佳矣。除人参加木香、枳实者为宜，且于气厥者尤合。

22. 越鞠丸

香附（醋炒）　苍术（泔浸，炒）　抚芎　神曲（炒）　栀子（炒黑）等分　曲糊为丸。

凡郁病，必先气病，气得流通，郁于何有？此方注云：统治六郁，岂有一时而六郁并集者乎？须知古人立方，不过昭示大法。气郁者，香附为君；湿郁者，苍术为君；血郁者，川芎为君；食郁者，神曲为君；火郁者，栀子为君。相其病在何处，酌量加减，方能得古人之意，而不泥古人之方，读一切方书，皆当作如是观。

23. 七气汤

半夏（姜汁炒）五钱　厚朴（姜汁炒）三钱　茯苓四钱　紫苏二钱加姜、枣煎。

七情受病，兼有痰涎，一时举发则有之，理气化痰，开解郁结，七气汤所以为佳也。

24. 四七汤

人参　官桂　半夏各一钱　甘草五分　加姜煎。

越鞠丸，治气实之郁；四七汤，治气虚之郁。虚则寒生，不可谓气病绝无寒症也。备此一法，庶无偏胜之患。

25. 代赭旋覆汤

旋覆花三两　代赭石一两　人参二两　甘草三两　半夏半升　生姜五两　大枣十二枚

汗吐下后，中虚气逆，不可再攻，故用重以镇之，甘以缓之，辛以散之之法。

26. 丁香柿蒂汤

丁香　柿蒂各二钱　人参一钱　生姜五片

呃逆之症非一端，若肾气不收，厥逆而上，头汗微喘，当用大剂参附以收摄真阳，此治连珠发呃之要法，非丁香柿蒂等所能胜任也。若因寒犯胃，气郁而呃者，则此方为宜。丹溪乃以相火上冲之呃为辞，岂呃逆之症，但有火呃竟无寒呃乎？是又过当之谈矣。

27. 橘皮竹茹汤

橘皮二斤　竹茹二斤　人参一两　甘草五两　半夏一两　麦冬　赤苓　枇杷叶　加姜八两　大枣三十枚　煎。

此则治痰火之呃，而不可以治胃寒之呃。若误用之，则轻者增剧。

28. 定喘汤

白果（炒黄）二十一枚　麻黄　半夏（姜制）　款冬花各三钱　桑皮（蜜炙）　苏子各二钱　杏仁（去皮尖）　黄芩各一钱五分　甘草一钱　加姜煎。

治痰先理气，不为疏泄，则胶固不通，此定喘用麻黄之意也。

29. 四物汤

当归（酒洗）　生地各三钱　芍药二钱　芎䓖一钱五分

血之取义，一为荣，荣者发荣也，非血则无以润脏腑，灌经脉，养百骸，此滋长之义也；一为营，营者营垒也，非血则无以充形质，实腠理，固百脉，此内守之义也。水谷之精，聚于中焦，受气变化，然后成血，日生几何，不知调养，而反行耗散，血病多多矣。或目睛流血，耳中出血，鼻中衄血，口中吐血，舌痛出血，牙宣出血，毛窍出血，小溲溺血，大便泻血，或崩漏，或痔漏，或蓄血如狂，或血痞作胀，或经闭不通，或妄行血脱，以至跌扑之伤血，疮疡之溃血，病既种种不同。治病之法，或补之，或养之，或凉之，或温之，或散之，或破之，立方须一一对症。理血门以四物汤为主方，药虽四味，而三阴并治。当归甘温养脾，而使血有统，白芍酸寒敛肝，而使血能藏，生地甘寒滋肾而益血，川芎辛温通气而行血，调补血分之法，于斯著矣。乃或有誉之太过，毁之失实者，不可以不辩也。誉之过者，谓能治一切亡血，及妇人经病。夫亡血之症，各有所由起，此方专于补血滋肾而已，无他手眼。不溯其源而逐其流，岂能有济？至妇人经病，多有气郁、伏寒、痰塞等，正未可以阴寒之品一概混投，此誉之太过也。毁之失实者，谓川芎一味辛散太过，恐血未生而气先耗。殊不知亡血之人，脾胃必弱，若无川芎为之使，则阴寒之品，未能滋补而反以碍脾，此毁之失实也。至精求之，以为凡治血症，当宗长沙法，兼用补气之药，无阳则阴无以生，此论最确。又恐执定有形之血不能速生，无形之气所当急固，遂至补气之药多瘀补血，是又矫枉过正，反坐抛荒本位之失矣，此愈不可不知也。

30. 当归补血汤

黄芪（炙）一两　当归（酒洗）二钱
空心服。
当归补血汤，黄芪多于当归五倍，以之专治气分。尚恐满中，若云养血，则轻重尚宜斟酌。

31. 归脾汤

人参　白术（土炒）　茯神　枣仁（炒）　龙眼肉各二钱　黄芪（炙）一钱五分　当归（酒洗）一钱　木香　甘草（炙）五分　远志一钱　姜、枣煎。
归脾汤，专治心脾，阴中之阳药，故不用地黄、白芍，后人加作黑归脾，殊失立方之旨矣。

32. 养心汤

黄芪（蜜炙）　茯苓　茯神　当归（酒洗）　半夏曲　川芎各一两　甘草（炙）一钱　柏子仁（去油）　酸枣仁（炒）　远志（去

心）　五味子　人参　肉桂各二钱五分　每服五钱

方中心经药为多，而其余佐使，亦能配合，引入心脏。故专以养心为名，制方极有意义。

33. 人参养营汤

人参　白术　黄芪（蜜炙）　甘草（炙）　陈皮　桂心　当归（酒拌）各一钱　熟地　五味子（炒）　茯苓各七分　远志五分　白芍一钱五分　加姜、枣煎。

此实三阴并补，气血交养之剂。注中但言治脾肺两经，未免挂漏。论者但议其及肺与不及肺，抑末也。

34. 龙脑鸡苏丸

鸡苏叶一两六钱　生地黄六钱　麦冬四钱　蒲黄（炒）　木通　阿胶（炒）银柴胡各二钱　甘草五分　黄芪　人参各一钱

先将木通、柴胡浸二日，熬汁，地黄浸汁熬膏，再加蜜三两，炼过和丸。

清郁热而泻湿火，此方最佳。惟近日之阿胶，断不可用。柴胡、黄芪再为酌减，斯尽善矣。

35. 咳血方

青黛（水飞）　栝蒌仁（去油）　海石（炒黑）　山栀（炒黑）　诃子肉等分为末，蜜丸噙化。嗽甚加杏仁。

咳嗽痰血，固属君相之火犯肺，此方但清火而不治血，乃去所扰则自安之义。然业经失血，则肺已大伤，岂可置之不论不议。去诃子而加清养肺阴之药，始为得之。

36. 独圣散

白及　为末，每服二钱，临卧糯米汤下。

肺坏能补，惟有白及，此独圣之所以得名也。

37. 清咽太平丸

薄荷十两　川芎　防风　犀角　柿霜　甘草各二两　桔梗三两　蜜丸。

于清凉中，寓升散之法，非特火郁则发之，亦非此不能清解上焦也。

38. 还元水

童便　取十一二岁无病童子，不茹荤辛，清澈如水者，去头尾，热饮。冬则用汤温之，或加藕汁和服。

童便乃真阴，又无嗜欲，以之滋肾降火，诚治血之妙品。

39. 麻黄人参芍药汤

桂枝五分　麻黄　黄芪　甘草（炙）　白芍各一钱　人参三分　大麦冬三分　五味子五粒　当归五分　热服。

麻黄人参汤，非教人补中当同散药，正教人散中当用补药也。

气血亏弱之人，易受外感，风寒深入，不得不为表散，若径用麻桂等汤，发汗后，虚阳欲绝矣。东垣立此方，以治虚人之表病，天下后世，可知固本治标之法矣。

40. 犀角地黄汤

生地黄一两五钱　白芍一两　丹皮　犀角各二钱五分　咬咀每服五钱，清水煎。

犀角化斑解毒，凉血清心，又能引地黄直达肾经，壮水制火，故吐衄症中多用之。然治心肾则有余，而非肺肝之正药，若治衄血等，不如羚羊角之效。至谓升麻可代犀角，则其说尤谬，既有郁火，再加风药，逼血上升，不旋踵而败矣。

41. 桃仁承气汤

桃仁（去皮、尖，研）五十粒　大黄四两　芒硝　甘草　桂枝各二两

此方《准绳》以为当用桂，喻西江等以为当用枝，予则以为主治注中，有"外症不解"一语，此四字最宜着眼，有桃仁、大黄、芒硝、甘草以治里，必当用桂枝以解表，仲景立方固无遗漏也。

42. 抵当汤

水蛭（猪脂熬黑）三十个　虻虫（去头、足、翅）三十个　桃仁（去皮、尖，研）二十枚　大黄（酒浸）四两。

此症虽瘀热结于少腹极阴之处，不得以里症名之。盖膀胱乃太阳本经之病，非由太阳传里之症，但水蛭、虻虫二味，人不敢用，

即代抵当丸，尚嫌其太峻。

43. 槐花散

槐花（炒） 侧柏叶（杵） 荆芥（炒黑） 枳壳（炒）等分，为末，每服三钱，米饮下。

陈修园云：五脏各有守经之血，六腑无血，试看猪、羊肠胃中，岂有一丝一点之血，世人谓巨口吐红为胃血者，妄也。此说颇有识解，惜其但见得一层，尚遗漏一层，予特申明之。夫五脏主藏，故各有守脏之血，六腑主传，故无守腑之血。方其无病之时，胃中纳水谷，大小肠传糟粕，肠胃中本无血也，血但流灌于腑外以荣养之。经所谓洒陈六腑，此一语不得滑口读过，迨至火势冲激，或湿热熏蒸，逼血入于腑中，腑不能容，随受亦随出矣。故血淋、尿血，血之由小肠而出者也；泻血、痔血，血之由大肠而出者也。大、小肠既有血症，而胃独无血症，有是理乎？胃经之血，随火上升，直从食管而出，往往盈碗盈盆，至内伤之血，则由肺经气管而出，自是两途。故胃血易治，肺血难治。数千年来，从未有将无血而有血之故彻底发明者，予故因论槐花散一方而详及之。槐花散：寒凉太过。肠风下血，中气必虚，再用阴寒，血更凝结，方中去柏叶，加参、术、当归、陈皮、甘草，庶有瘳乎！

44. 秦艽白术丸

秦艽 白术 归尾（酒洗） 桃仁（研）各一两 枳实（面炒） 皂角子（烧存性） 泽泻各五钱 地榆三钱 面糊丸。

凡痔漏之疾，多起于湿热下注，然又有本体阴虚者。一味去风燥湿，反致劫阴，况服皂角子者，令人每发眩晕。此方立意虽佳，然阴虚者，未可轻投也。

45. 芍药汤

芍药一两　归尾　黄芩　黄连各五钱　木香二钱　大黄三钱　槟榔　甘草（炙）各二钱　桂一钱五分

此即通因通用之法。湿热郁蒸，气血瘀壅，故下利而后重，行血理气，则血止而后重自除矣。

46. 苍术地榆汤

苍术（泔浸、炒）三两　地榆（炒黑）一两　每一两煎。

一燥湿，一凉血，亦治下利之正法，然止此二味，尚未足以扶土和荣也。

47. 小蓟饮子

小蓟　蒲黄（炒黑）　藕节　滑石　木通　当归　生地黄　栀子（炒）　淡竹叶　甘草各五分

清心与小肠之热，滋肾水而通膀胱，自可以治淋而止痛。

48. 复元羌活汤

柴胡五钱　当归　栝蒌根　穿山甲（炮）各二钱　甘草　红花各二钱　桃仁（去皮、尖，研）五十枚　大黄（酒浸）一两　每服一两，加酒煎。

治跌仆损伤之法，破瘀第一，行气次之，活血生新又次之。此方再加一二味行气之药更佳。

49. 小续命汤

防风一钱二分　桂枝　麻黄　杏仁（去皮、尖、炒、研）　川芎（酒洗）　白芍（酒炒）　人参　甘草（炙）　黄芩（酒炒）　防己各八分　附子四分　每服三钱，加姜、枣煎。

天地之气，郁而必宣。风也者，乃大块噫气，鼓荡万物者也。然有和风、有烈风、有怪厉之风、有微柔之风。和风则不疾不徐，人纵感之不为大害；烈风则咸知畏避，受者反少；怪厉之风，本不常有；惟微柔之风，最易中人。微则难防，柔则善入，虚人腠理不密，外风乘隙而投，由表及里，病亦由浅入深。前于《医醇賸义》中，已将中络、中经、中腑、中脏之症，缕晰条分，兹不复赘，但于各方后，窃附管见。小续命汤，乃治六经中风之通剂，方中补气血、去风寒、清湿热之药俱备，非各分门类之专方。易老加减法，亦不过示人以用药之大凡，至于入腑、入脏之症，则固未尝议及也。

50. 侯氏黑散

菊花四十分　防风　白术各十分　桔梗八分　人参　茯苓　当归　川芎　干姜　桂枝　细辛　牡蛎　矾石各三分。上末，用温酒调方寸匕，服二十日，再冷服四十日，共六十日止，则药积腹中矣。

此方佳处，全在平肝息风，内风不动，则不与外风勾结，此便是阻截之法。喻西江盛称其用牡蛎、矾石堵御之妙。予请为进一解，当实卫气以为城垣，当养荣血以坚壁垒。若使药积腹中以为堵截，吾恐风不得入者，气血亦由此不通，无怪误解填塞空窍者之滋议也。

51. 大秦艽汤

秦艽　石膏各三两　当归（酒洗）　白芍（酒炒）　川芎　生地（酒洗）　熟地　白术（土炒）　茯苓　甘草（炙）　防风　黄芩（酒炒）　羌活　独活　白芷各一两　细辛五钱　㕮咀，每服一两，清水煎服。

此方刘宗厚与喻嘉言，俱谓其风药太多，不能养血益筋骨。汪认庵又谓，用此方者，取效甚多。各执一见。予谓方中四物咸备，不可谓无血药也。若中风初起表邪重者，用之尚可取效，然石膏、细辛二味必须减去。

52. 三生饮

生南星一两　生川乌（去皮）五钱　生附子（去皮）五钱　木香二钱　每服一两，加人参一两煎。

"邪之所凑，其气必虚"是也。然邪往从之，虚处转实，又何说耶？东垣谓中风非外风，乃本气自病，太属偏执。此等峻猛之药，虽有人参，气虚者能任受耶？如喻嘉言之加减为宜。

53. 地黄饮子

熟地黄　巴戟（去心）　山茱萸　肉苁蓉（酒浸）　附子（炮）　官桂　石斛　茯苓　远志　麦冬　石菖蒲　五味子等分　每服五钱，入薄荷少许，姜、枣煎服。

清肝气以益水之源，纳肾气以制火之僭。水能涵木，孤阳不升，则心气通，而舌瘖自解矣。惟足废不能行，尚当加壮筋利节之药。至其不用风药，正恐以风助火，故特为摒去，未可议之也。

54. 顺风匀气散

白术二钱　乌药一钱五分　人参　天麻各五分　沉香（磨）三分　白芷　苏叶　木瓜　青皮　甘草（炙）各三分　加姜煎。

顺风匀气，全是气分药，并无活血舒筋之药，以之顺气疏风则可，若治半身不遂、口眼㖞斜，当加血药舒筋为是。

55. 豨莶丸

豨莶草，以五月五日、七月七日、九月九日采者佳，不拘多少，拣去粗茎，留枝、花、叶、实，酒拌，蒸晒九次，蜜丸。

豨莶之性，一味搜风逐湿，若风湿相搏，腿足麻痹，及诸湿疮皆可用，以治中风㖞僻，徒益其燥耳。

56. 牵正散

白附子　僵蚕　全蝎等分，为末，每二钱，酒调服。

但口眼㖞斜，而别无他症，则经络脏腑，均未受伤，乃太阳阳明两经之风痰蕴热所致。三药直走内络，祛风化痰，极为得力，故不必加血药也。

57. 如圣散

羌活　防风各一钱五分　白芷　柴胡　甘草　黄芩　半夏　川芎　芍药　当归　乌药各一钱　加姜煎，入姜汁、竹沥服。柔痉加白术、桂枝；刚痉加苍术、麻黄；口噤咬牙、大便实，加大黄。

活血祛风，化痰清热，刚柔二痉，加灭亦有法，此即庵方之佳者。

58. 独活汤

独活　羌活　防风　细辛　桂心　白薇　当归　芎劳　半夏　人参　茯神　远志肉　菖蒲各五钱　甘草（炙）二钱五分　每服一两，加姜、枣煎。

此以息肝风为第一义，养心神次之，化痰清热又次之，方法极有条理。

59. 小活络丹

川芎（炮，去脐、皮）　草乌（炮，去皮）　胆星各六两　地龙（洗，焙干）六两　乳香（去油）　没药（另研）各三两三钱　酒丸。

药力颇峻，果有顽痰死血则可用，若寒湿流筋，及血不养筋者，不可误投。

60. 消风散

荆芥　陈皮（去白）　厚朴（姜汁炒）　甘草（炙）各五钱　防风　羌活　藿香　僵蚕（洗，炒）　蝉蜕　川芎　人参　茯苓各二两　为末，每服三钱，茶汤下。

风热上攻，治当清解，过用辛散，是发风助火矣，殊非正法也。

61. 清空膏

羌活　黄芩（酒炒）　黄连（酒炒）　防风各一两　柴胡七钱　川芎五钱　甘草（炙）一两五钱　为末，每服三钱，茶调如膏，白汤送下。如少阴头痛，加细辛。太阴头痛，脉缓有痰，去羌活、防风、川芎、甘草，加半夏。如偏头痛服之不愈，减羌活、防风、川芎一半，加柴胡一倍。如自汗发热，恶热而渴，此阳明头痛，与白虎汤加白芷。

此则寓清凉于升散中，为治风热之大法，若阳明头痛、少阴厥痛、血虚头痛，又当别用方法矣。

62. 胃风汤

人参　白术（土炒）　茯苓　当归（酒炒）　芎䓖　桂（炒）　芍药（酒炒）等分　加粟米百余粒煎。

63. 东垣胃风汤

升麻一钱二分　麻黄（不去节）一钱　葛根一钱　白芷一钱二分　柴胡五分　羌活五分　藁本五分　苍术五分　蔓荆五分　草蔻五分　黄柏五分　当归五分　炙甘草五分　加姜、枣煎。

易老胃风汤，养血柔肝，补脾和胃，并无一味风药而治法特妙。盖缘肝木太旺，动而生风，犯胃克脾，故见飧泄肠风等症，但须肝木一和，则内风自息。若东垣之胃风汤，纯用风药，且燥亦太过，不及远矣。

64. 上中下通用痛风丸

川芎一两　黄柏（酒炒）　苍术（泔洗）各二两　南星（姜制）二两　桃仁（去皮、尖，捣）　神曲（炒）　防己　白芷各一两　羌活　威灵仙（酒拌）各三钱　龙胆草一两　桂枝三钱　红花二钱　面糊丸。

此于风寒湿之外，又兼治痰与血，丹溪原自谓通剂，不过举此以示大法。病有专在何经者，必须对症立方，不得用此通共之剂，反伤无病之处也。

65. 史国公药酒方

羌活　防风　白术（土炒）　当归（酒洗）　川牛膝（酒浸）　川萆薢　杜仲（姜汁炒）　松节（杵）　虎胫骨（酥炙）　鳖甲（酥炙）　晚蚕沙（炒）各二两　枸杞五两　秦艽　苍耳子（炮，捶碎）各四两　茄根（蒸熟）八两　为粗末，绢袋盛，浸无灰酒三十斤，煮熟退火毒服，每日数次，常令醺醺不断。

此酒祛风利湿颇有力，于实症为宜，若气虚者当加补气药，血虚者当加补血药。

66. 蠲痹汤

黄芪（蜜炙）　当归（酒洗）　赤芍（酒炒）　羌活　防风　片子姜黄（酒炒）　甘草（炙）加姜、枣煎。

卫营不亏，风何由入，不调营卫而多用风药者，非升痰即助火，此方营卫兼顾，而又能祛风利湿，痹症中之善方也。

67. 三痹汤

人参　黄芪　茯苓　甘草　当归　川芎　白芍　生地黄　杜仲（姜汁炒）　桂心　川牛膝　川续断　细辛　秦艽　川独活　防风等分，加姜、枣煎。

峻补气血，而祛风除寒利湿之法，悉寓乎其中，本末兼该，诚治痹之上策也。

68. 独活寄生汤

独活　桑寄生　秦艽　防风　细辛　人参　当归（酒洗）　芍药（酒炒）　川芎（酒洗）　熟地　牛膝　杜仲（姜汁炒）　茯苓　甘草　桂心　等分，每服四钱。

独活取其独立不摇，不须依傍，寄生取其附木而生，大得依傍，二者相济，又能利筋节而祛风，再兼平补营卫，疏通寒湿，用意颇为周到。

69. 沉香天麻丸

羌活五钱　独活四钱　沉香　益智仁　川乌各二钱　附子（炮）　天麻　防风　半夏各三钱　当归　甘草　僵蚕各一钱五分　每服五钱，姜三片煎。

以之治风寒痰厥则可，若因风化火，兼有痰涎者，断不可用。

70. 通顶散

藜芦　甘草（生用）　细辛　人参　川芎各一钱　石膏五钱　为末，用一字吹入鼻中，有嚏者，肺气未绝，可治。

不过欲其通阳开窍耳，然太觉烦琐，不如皂荚散之便捷也。

71. 乌梅擦牙关方

乌梅　揩擦牙龈，涎出即开。

木旺则克土，木燥则筋急，泄木缓筋，则土郁自开矣。

卷 三

1. 理中汤

白术（陈壁土炒）二两 人参 干姜（炮） 甘草（炙）各一两 煎服。

自利腹痛者加木香，不痛利多者倍白术，渴者倍白术，倦卧沉重，利不止加附子，腹满去甘草，呕吐去白术，加半夏、姜汁，脐下动气去术加桂，悸加茯苓，阴黄加茵陈，寒结胸加枳实。本方等分，蜜丸，名理中丸。

寒有外感，有传经，有直中，有痼冷。外感之寒，先病在表，必发热而恶寒，后传入里，则但发热而不恶寒，此伤寒之寒病也。直中之寒，手足厥冷，并不发热，痼冷在内，遇寒而发，暴猝厥逆，其势尤重，此中寒门之寒病也。施治之法，伤寒一门，在表者宜辛散，传里而不化热者宜辛温。中寒一门，则每用辛热回阳急救之法，此伤寒、中寒治法之分也。理中汤治伤寒太阴病，腹痛便溏等症，亦通治中脘虚寒，惟云治结胸、吐蛔、感寒霍乱，此两条则宜去人参、甘草，量加厚朴、砂仁等味为妥。

2. 四逆汤

附子（生用）一枚 干姜一两 甘草（炙）二两 冷服。面赤加葱九茎，腹痛加芍药二两，咽痛加桔梗一两，利止脉不出加人参二两，呕吐加生姜二两。

四逆汤，为四肢厥逆而设，仲景立此方，以治伤寒之少阴症。

若太阴之腹痛下利，完谷不化，厥阴之恶寒不汗，四肢厥冷者亦宜之。盖阴惨之气，深入于里，真阳几几欲绝，非此纯阳之品，不足以破阴气而发阳光，又恐姜附之性，过于燥烈，反伤上焦，故倍用甘草以缓之。立方之法，尽美尽善。后人分传经为热厥，直中为寒厥，程郊倩讥之，然亦有未可尽非者。"仲景曰伤寒一、二日，至四、五日而厥者，必发热，应下之。"此明明说厥逆在前，发热在后，及至发热则不复厥冷，乃伤寒失下之症，故涤荡邪滞，则发热自退，本非为厥而不热者言也。程氏又云："下之者，下其热，非下其厥也。遇发热则可下，遇厥则万不可下，"此数语最为明白了当。可见传经之邪，亦自有当下者，但不可概谓之热厥耳。四逆者，必手冷过肘，足冷过膝，脉沉细无力，腹痛下利等象咸备，方可用之，否则不可轻投。

3. 当归四逆汤

当归　桂枝　芍药　细辛<small>各三两</small>　甘草（炙）　通草<small>各二两</small>　大枣<small>二十五枚</small>

仲景又曰：其人素有久寒者，加吴茱萸二斤，生姜半斤，酒六升和煮，名四逆加吴茱萸生姜汤。

厥阴为藏血之经，故当归四逆汤，以和荣为主，加桂枝、细辛以和卫，荣卫和则厥自解矣。虽有寒而不加姜附者，恐燥烈太过，劫阴耗血也。

4. 四逆散

柴胡　芍药（炒）　枳实（麸炒）　甘草（炙）<small>等分</small>　为末，水调饮。

四逆散，乃表里并治之剂，热结于内，阳气不能外达，故里热而外寒。又不可攻下以碍厥，故但用枳实以散郁热，仍用柴胡以达阳邪。阳邪外泄，则手足自温矣。

5. 真武汤

附子（炮）一枚　白术（炒）二两　茯苓　白芍（炒）　生姜各三两

北方曰幽都，乃阴寒湿浊之地，赖真武之神，运用水火以镇摄之，浊阴方渐得解散。此方取名真武，乃专治肾脏之剂。坎之为象，一阳居二阴之中，水中之火，是为真火，此火一衰，则肾水泛滥。停于下焦，则腹痛自利；水气犯中焦，则作哕，欲吐不吐；水气犯上焦，则咳嗽、心悸、头眩。方中姜附以助真阳，用苓术以制二阴，水气一收，则上、中、下三焦，俱无病矣。

6. 白通加人尿猪胆汁汤

葱白（四茎）　干姜一两　附子（炮）一两　人尿五合　猪胆汁一合

少阴病，下利脉微，服白通汤后，利不止，厥逆无脉，此为阴寒过甚，阳气将绝之候。加人尿、猪胆汁者，以类相从之义也。服后脉暴出，则阳气尽泄，孤立无依，故随脱而死。脉微续者，阳气渐回，以次可复，故得生。外用葱、艾熨灸气海、关元，表里通阳，亦为善策。

7. 吴茱萸汤

吴茱萸（泡）一升　人参三两　大枣十二枚　生姜六两

吴茱萸，辛烈善降，得姜之温通，用以破除阴气有余矣。又恐辛燥太过，耗气劫阴，故人参、大枣之甘缓以济之，又能补土扶阳，使浊阴不得上干清道，治法更为周到。

8. 大建中汤

蜀椒二合　干姜四两　人参三两　煎去滓，内饴糖一升，微煎温服。

非人参不能大补心脾，非姜、椒不能大祛寒气，故名曰大建中。又有饴糖之甘缓，以杀姜、椒之辛燥，非圣于医者，不辨有此。

9. 十四味建中汤

黄芪（蜜炙）　人参　白术（土炒）　茯苓　甘草（蜜炙）　半夏（姜制）　当归（酒洗）　白芍（酒炒）　熟地　川芎　麦冬　肉苁蓉　附子　肉桂　加姜、枣煎。

于十全大补中，又加四味，究竟阳药太多。若以治阴虚之劳瘠，非抱薪救火乎？至药令建中汤，加柴胡、细辛之开透善走，欲其建立中气，不亦难乎！

10. 小建中汤

桂枝　生姜各三两　芍药六两　甘草（炙）一两　大枣十二枚　入饴糖一升　微火溶服。

肝木太强，则脾土受制；脾阳不运，虚则寒生，阴气日凝，阳气日削，故见肠鸣、泄泻、腹痛等症。小建中汤之义，全在抑木扶土，当从吴氏之说，用肉桂而不用桂枝。肉桂温里，桂枝解表，用各有当也。且肉桂性能杀木，合芍药以制肝，又用姜、枣、甘草、饴糖之甘温以补脾，斯中州之阳气发舒，而阴寒尽退矣。

11. 白术附子汤

白术二两　甘草一两　附子（炮）一枚　每服五钱，姜五片　枣一枚煎。

此为治肾风之药。肾为水脏，得火则平，而浊阴退听矣。若肝风头眩，则当用养血之剂，误用此方，则风火相搏，而病益剧，不可不知。

12. 益元汤

附子（炮）　干姜各一钱五分　艾叶　黄连　知母各五分　人参　麦冬各一钱　五味子十五粒　甘草一钱五分　加姜五片　枣四枚　葱白四茎煎，入童便一匙，冷服。

戴阳者，阴不抱阳，虚阳上浮，几几欲绝，若惧作热症治，立见败坏。此方用姜、附、艾叶以回阳，用生脉散以敛阴，使阳回气复，阴能抱阳，可无虚脱之虞矣。

13. 回阳救急汤

附子（炮）　干姜　肉桂　人参各五分　白术　茯苓各一钱　半夏　陈皮各七分　甘草二分　五味子九粒　加姜煎，入麝三厘调服。

无脉加猪胆汁，泄泻加升麻、黄芪，呕吐加姜汁，吐涎沫加盐炒吴茱萸。

此方治中寒之缓症则可，若云救急，则姜附中又合六君、五味子，反令姜、附之性多所牵制，不如四逆汤，为能斩关夺门也。

14. 四神丸

破故纸（酒浸一宿，炒）四两　　五味子（炒）三两　　肉豆蔻（面裹煨）二两　　吴茱萸（盐汤泡）一两　　用大枣百枚，生姜八两，切片，同煮烂，去姜，取枣肉捣丸，每服二钱，临卧盐汤下。

命门为日用之火，所以熏蒸脾胃，运化谷食。若肾泻者，宜二神丸，脾泻者，若由木旺克土，则吴萸能散厥阴之气，用以抑木则可，否则不如去五味、吴萸，加茴香、木香者之为佳也。

15. 感应丸

木香　　肉豆蔻　　丁香各一两五钱　　干姜（炮）　　百草霜各二两　　杏仁（去皮、尖）一百四十粒　　巴豆（去心、皮、膜、油）七十粒　　巴豆、杏仁另研，同前药末和匀，用好黄蜡六两溶化，重绢滤去渣，好酒一升，于砂锅内煮数沸，候酒冷蜡浮，用清油一两，铫入熬热，取蜡四两，同化成汁，就铫内和前药末，乘热拌匀，丸如豆大，每服三十丸，空心姜汤下。

制方之法，极有巧思。然走者太走，而涩者太涩，偏师陷阵，终不如堂堂正正之为得也。誉之者，叹为虽有巴豆，服之不泻，此不过藉蜡性为之封固耳，吾不敢以为神妙也。

16. 导气汤

川楝子四钱　木香三钱　茴香二钱　吴茱萸（汤泡）一钱　长流水煎。

此为治疝之通剂，有川楝子苦寒，济以茴香、木香、吴萸之辛温，肝肾并顾，寒湿尽祛，致为妥善。

17. 天台乌药散

乌药　木香　茴香（盐炒）　良姜（炒）　青皮各五钱　槟榔二个　川楝子十个　巴豆七十一粒先以巴豆微打破，同川楝麸炒黑，去麸及巴豆，同余药为末，酒下一钱。

治疝大法，当温肾柔肝，兼治寒湿，何至用巴豆之峻攻，不及导气汤远矣。

18. 疝气方

吴茱萸　枳壳　栀子　山楂（炒）　荔枝核（煨）　等分　为末，空心长流水下二钱。

此方亦平易近人，虽无近效，然较之乌药散，稳妥多矣。

19. 橘核丸

橘核　川楝子　海藻　海带　昆布　桃仁各二两　延胡索　厚朴　枳实　木通　桂心　木香各五钱　酒糊丸，盐汤或酒下。

此乃治癫疝之专剂，理气、破血、软坚、行水之法俱备，其知痛楚者，不可误用。

20. 四味香薷饮

香薷一两　厚朴（姜汁炒）　扁豆（炒）各五钱　黄连（姜炒）三钱　冷服。

暑、湿、暍三气，初学不能分别，多致错误。今为明白言之。时当夏令，天气下降，地气上升，人处其中，暑上侵而湿下袭，暑为天之气，湿乃地之气，其热之甚者则为暍，此三气之分也。今就暑病门中，先论暑症，虽有冒暑、伤暑、中暑、伏暑等名，不过略分轻重，其为阳邪则一也。其因暑而贪凉受风者，便是伤风。因暑而食冷受寒者，便是伤寒。但与冬月之伤风、伤寒，治法不同。因暑伤风，当辛凉表散；因暑伤寒，当于清解中参用温药，此为正法。四味香薷饮，乃治感冒暑气，阳邪遏抑之剂。即冬月伤风中，用桂枝、荆防之例。今人误以香薷为凉药，不论是何暑病，首先用之，殊可怪叹。

21. 清暑益气汤

黄芪　人参各一钱　白术（炒）五分　苍术一钱　神曲五分（炒）　陈皮　青皮（麸炒）　甘草（炙）　麦冬　五味子　当归（酒洗）　黄柏（酒炒）　泽泻各二分　升麻一钱　葛根三分　姜、枣水煎服。

清暑益气汤，药味庞杂，补者补而消者消，升者升而泻者泻，将何所适从乎？且主治下，有胸满气促一条，则黄芪、升麻，在所当禁。予谓此等症，但须清心养胃、健脾利湿足矣，何必如此小题大做。东垣先生，予最为服膺，惟此等方，不敢阿好。

22. 生脉散

人参　麦冬各五分　五味子七粒

肺主气，心主血，生脉散，养心肺之阴，使气血得以荣养一身，而又有酸敛之品，以收耗散之气，止汗停咳。虚人无外感者，暑月宜之。

23. 六一散

滑石六两　甘草一两　为末，冷水或灯心汤调下。

本方加辰砂名益元散，加薄荷名鸡苏散，加青黛名碧玉散。

六一散，施之于体壮热盛，浓厚太过之人则可，若体虚气弱者，则寒伤脾，而滑伤肾，反致饮食减少，津亏作渴。至益元散、鸡苏散、碧玉散，亦同此例也。不可因夏月，一概混投。

24. 缩脾饮

砂仁　草果（煨，去皮）　乌梅　甘草（炙）各四两　扁豆（炒，研）　乾葛各二两

方中辛燥太过，用以快脾去湿则可，若谓清暑除烦止渴，吾不谓然。

25. 消暑丸

半夏（醋五斤煮干）一斤　茯苓　甘草各八两　姜汁糊丸，勿见生水，热汤下。

消暑丸，不治暑而治湿，使湿去而暑亦除。用意甚佳，然必须兼清解之药一、二味为得。

26. 大顺散

干姜　桂　杏仁（去皮、尖）　甘草　等分　先将甘草用白砂炒，次入姜、杏炒过，去砂，合桂为末，每服二钱。

此即治暑月之伤寒也。因暑伤寒，故但治寒而不治暑。

27. 五苓散

猪苓　茯苓　白术（炒）各十八铢　泽泻一两六铢半　桂五钱

湿为地之气，其中人也缓，其入人也深，其为病也不可以疾而已。坐卧卑湿，汗渍雨霖，此湿之自外来者也；多食浓腻，过嗜茶酒，此湿之自内生者也。治湿必先理脾，脾土健运，始能渗湿，此定法也。又须分利，使浊阴从下而出，亦定法也。五苓散，仲景本为脉浮、小便不利、微热、消渴，表里有病者而设。方中宜用桂枝，不可用肉桂，后人遂通治诸湿、腹满、水饮、水肿、呕逆、泄泻，水寒射肺，或喘或咳，中暑烦渴，身热头痛，膀胱热，便秘而渴，霍乱吐泻，痰饮湿疟，身痛身重等症。总之：治寒湿，则宜用肉桂，不宜用桂枝。若重阴生阳，积湿化热，便当加清利之药，并桂枝亦不可用矣。至加减之附方，各有宜称，亦当细细参之。

28. 猪苓汤

猪苓　茯苓　滑石　阿胶各一两　泽泻一两

五苓散，治湿浊不化，故用术桂，以通阳而化浊。猪苓汤治阳邪入里，故用滑石、阿胶，以降热而存津。至于统治少阴下利六七日，咳而呕渴，心烦不得眠，乃借泻膀胱以清肾脏，是活用之法，而非正治也。

29. 茯苓甘草汤

茯苓　桂枝各二两　甘草一两　生姜二两

茯苓宜于独重，以其能渗湿安神也。姜、桂性温，开解腠理，能逐水气从毛窍而出，用甘草以补土和中，方法特妙。

30. 小半夏加茯苓汤

半夏一斤　茯苓三两　生姜半斤

古人立方，有药味少而分量重者，专走一门，为功甚巨，如半夏等汤是也。痰去则眩悸自止，湿去则痞满自消，气顺则呕吐不作矣。

31. 加味肾气丸

熟地四两　茯苓（乳拌）三两　山药（炒）　丹皮（酒炒）　山萸肉（酒润）　泽泻（酒浸）　川牛膝（酒浸）　车前子（炒）　肉桂各一两　附子（制）五钱　蜜丸。

此方之妙，全在导龙归海。命肾之火衰微，浊阴日渐凝结，始则小便不利，继则水气泛溢，腹胀肢肿。但用分利之剂，徒然耗正劫阴，小便仍不能利，惟用附桂以直达命肾，使命门之火得以熏蒸脾胃，肾中之真阳发越，则肾气通畅，而寒水亦行。小便通，则泛溢之水，如众流赴壑矣。人但知水能克火，而不知火亦能制水，发阳光以消阴翳，此类是也。

32. 越婢汤

麻黄_{六两}　石膏_{八两}　生姜_{三两}　甘草_{二两}　大枣_{十二枚}

风与水在皮肤之间，故但肿而不胀。变小青龙之制，使风水俱从毛窍而出，故名越婢，越婢者，悦脾也。

33. 防己黄芪汤

防己_{一两}　黄芪_{一两一分}　白术_{七钱五分}　甘草（炙）_{五钱}　每服五钱，加姜、枣煎。

去风先养血，治湿先健脾，此一定之法。此症乃风与水相乘，非血虚生风之比。故但用治风逐水健脾之药，而不必加血药，但得水气去而腠理实，则风亦不能独留矣。

34. 肾着汤

干姜（炮）　茯苓_{各四两}　甘草（炙）　白术（炒）_{各二两}

方中但燥湿健脾，而不用温肾之药，缘此症乃积湿下注于肾，非肾之寒水为病也。若虚寒之体，即少加附子、杜仲亦可。

35. 舟车丸

黑牵牛（炒）四两　大黄（酒浸）二两　甘遂（面裹煨）　大戟（面裹煨）　净芫花（醋炒）　青皮（炒）　橘红各一两　木香五钱　轻粉一钱　水丸。

仲景十枣汤，已极峻厉，此更厉而加厉，纵形气俱实，岂能堪此？予谓此等症全是阴结，非阳不通，宜用附、桂兼疏肝逐水之剂，此等方法，万不可用。

36. 疏凿饮子

羌活　秦艽　槟榔　大腹皮　茯苓皮　椒目　木通　泽泻　赤小豆　商陆等分　加姜皮煎。

疏凿饮，名色甚佳，用药亦较舟车丸已轻一等。然吾见服商陆者，必然大泻，胸腹骤宽，不逾时而复胀，万无生理。盖逐水自前阴而出者，得生；自后阴而出者，必死。学者慎之哉。

37. 实脾饮

白术（土炒）　茯苓各一两　甘草（炙）半两　厚朴（姜炒）　木香　附子　大腹皮　草豆蔻　木瓜片　黑姜各一两　加姜、枣煎。

主治条下，有"色悴声短，口不渴，二便利"数语，则此症乃脾肾虚寒，当用香砂六君合温肾渗湿之剂。若徒事破气利湿，色悴者不更加憔悴乎？

38. 五皮饮

五加皮　地骨皮　茯苓皮　大腹皮　生姜皮

此亦为水邪客于皮肤而设，以其病不在上，故不用发汗逐水之法，而但利小便也。

39. 麦门冬汤

麦门冬（姜炒）五十枚　粳米五十粒

麦门冬汤，解之者多谈玄理，予则谓初起便见喘满，则明是清肃之令不能下行，故水溢高原也。拟以桑白皮、瓜蒌皮、苡仁米等代之，亦未为不可。

40. 羌活胜湿汤

羌活　独活各一钱　川芎　藁本　防风　甘草（炙）各五分　蔓荆子三分

此为治在表之湿，故独用风药，关节利则湿除矣。且属外来之浅恙，本不在健运分消之例。

41. 中满分消丸

厚朴（炒）一两　枳实（炒）　黄连（炒）　黄芩（炒）　半夏（姜制）各五钱　陈皮　知母（炒）各四钱　泽泻三钱　茯苓　砂仁各二钱　干姜二钱　姜黄　人参　白术（炒）　甘草（炙）　猪苓各一钱　蒸饼丸，焙热服。

中满分消丸，解者谓治热胀，此不过脾胃失职，积湿所化之热耳，并非实火也。若有实火，则水气安得横行，浊阴岂得复盛乎。惟其寓补脾胃之法，于分消解散之中，不伤元气，极为正法。

42.中满分消汤

川乌　干姜　生姜　黄连　人参　当归　泽泻　青皮　麻黄　毕澄茄　柴胡各二分　吴茱萸　草蔻仁　厚朴　黄芪　黄柏各五分　益智仁　木香　半夏　茯苓　升麻各三分　热服

此方于大队温补中，用黄连、黄柏，所谓从权以寒热药下之也。于中又升散，又分利，虽属开鬼门，洁净府之法，究竟歧路太多矣。

43.大橘皮汤

滑石六钱　甘草一钱　赤茯苓一钱　猪苓　白术（土炒）　泽泻　桂各五分　陈皮一钱五分　木香　槟榔各三分　加姜煎，每服五钱。

利小便，即所以实大肠，使小肠之水，渗入膀胱，而不入大肠，则五苓散中肉桂一味，尤为得力也。

44.茵陈蒿汤

茵陈六两　大黄（酒浸）二两　栀子（炒）十四枚

凡发黄症，二便不利者用大黄。若二便如常，当去大黄，用黄连。至寒湿阴黄，则又当于分利中用热药矣。

45. 八正散

车前子　木通　瞿麦　扁蓄　甘草梢　栀子（炒黑）　滑石　大黄　等分，加灯草煎。

此方治实火下注小肠、膀胱者则可，若阴虚夹湿火之体，便当去大黄，加天冬、丹参、丹皮、琥珀等味。不可再用大黄，以伤其元气。

46. 萆薢分清饮

川萆薢　石菖蒲　乌药　益智仁　等分　甘草梢减半　入盐，食前服。

凡淋症，皆由于湿热，小便频数，其为肾虚夹热可知，但当于滋肾中加清利之药。若乌药、益智仁之温涩，是反行禁锢，而非分清，解者谓此以疏泄为禁止，吾不谓然。

47. 琥珀散

滑石二钱　琥珀二钱　木通　扁蓄　木香　当归　郁金（炒）各一钱　为末服。

上焦之热，下注小肠、膀胱，精道与溺道混淆，故成淋症。此于清利中，少加气药，以分清浊，极为有法。

48. 防己饮

防己　木通　槟榔　生地（酒炒）　川芎（炒）　白术（炒）　苍

术（盐炒）　黄柏（酒炒）　甘草梢　犀角　食前服。

湿热为病，不宜调补，亦不可攻下。此方于健脾燥湿中，寓滋阴凉血之法，最为合度。

49. 当归拈痛方

茵陈（酒炒）　羌活各五钱　防风三钱　升麻二钱　葛根　苍术各二钱　白术三钱　甘草（炙）　黄芩（酒炒）各五钱　苦参（酒炒）二钱　知母（酒炒）三钱　当归二钱　猪苓　泽泻各二钱　空心服。

疏风所以胜湿，健脾所以渗湿，通小便所以利湿，上中下三焦之湿尽去，则热亦解散，而遍身之痛止矣，此不治痛而痛自止之法也。

50. 禹功散

黑牵牛四两　茴香（炒）一两　为末，每一钱，姜汁调下。
此方峻猛，不可轻用。

51. 升阳除湿防风汤

苍术（泔浸）四钱　防风二钱　茯苓　白术　芍药各一钱　姜、枣煎。

但升阳实脾，而浊阴自化，尤妙在不用升麻，最为的当。

52. 琼玉膏

地黄四斤　茯苓十二两　人参六两　白蜜二斤　先将地黄熬汁，去渣，入蜜炼稠，再将参、苓为末和入，瓷罐封，水煮半日，白汤化服。

燥者，燥烈也，不能滋润也，喻嘉言作凉字解。予于《医醇賸义》中，已详论之，如琼玉膏之润燥，亦善策也。人参、地黄，气血并补，金水相生，又加茯苓以宁心而补土，则水升火降，而咳嗽自除矣。

53. 炙甘草汤

甘草（炙）四两　生姜　桂枝各三两　人参　阿胶（蛤粉炒）各二两　生地黄一斤　麦冬（去心）　麻仁（研）半斤　大枣十二枚　水酒各半煎，内阿胶烊化服。

或疑桂、姜之辛温，恐不可以润燥，不知此方，仲景原为伤寒脉结代，余邪未解者而设。故温散与清润并行，使外邪清，则正气醒，而血脉复也。

54. 麦门冬汤

麦门冬七升　半夏一升　人参三两　甘草二两　大枣十二枚　粳米三合

半夏之性，用入温燥药中则燥，用入清润药中，则下气而化痰。胃气开通，逆火自降，与徒用清寒者，真有霄壤之别。

55. 活血润燥生津汤

当归　白芍　熟地各一钱　天冬　麦冬　括蒌各八分　桃仁

（研）　红花各五分

生津养血，本润燥之正法。但桃仁、红花虽云活血，恐其破血耳。

56. 清燥汤

黄芪一钱五分　苍术（炒）一钱　白术（炒）　陈皮　泽泻各五分　人参　茯苓　升麻各三分　当归（酒洗）　生地各钱二分　麦冬　甘草（炙）　神曲（炒）　黄柏（酒炒）　猪苓各二分　柴胡　黄连（炒）各一分　五味子九粒　每服五钱。

方名清燥汤，而所用之药，乃有二术、陈皮、黄柏、神曲等，以此清燥，非抱薪救火乎？不知此症之要，全在"肺金受湿热之邪"一语。盖热为积湿所化，湿不去则热不清，徒用清滋，留湿即以留热，故毅然用燥湿之品，使湿去而热亦清，此其所以为清燥乎？

57. 滋燥养荣汤

当归（酒洗）二钱　生地　熟地　芍药（炒）　黄芩（酒炒）　秦艽各一钱　防风　甘草各五分

若大便风秘，便可用秦艽、防风。若大便如常，便当减去，风药善走，与火铄肺金不宜。

58. 搜风顺气丸

大黄（九蒸九晒）五两　大麻仁　郁李仁（去皮）　山药（酒蒸）　山茱肉　车前子　牛膝（酒蒸）各二两　菟丝子（酒洗）　独

活　防风　槟榔　枳壳（麸炒）各一两　蜜丸。

此不过因大肠秘结，以之润肠通气耳。乃本方自注，久服则可百病皆除。安有大黄、槟榔之峻下，而可以常服者乎？

59. 润肠丸

大黄　归尾　羌活各五钱　桃仁（研）　大麻仁（去壳）各一两　蜜丸。

此以通为润，非专于清润也。伏火燥结，得涤荡而始清，不待润而燥自除矣。

60. 通幽汤

当归身　升麻　桃仁（研）　红花　甘草（炙）各一钱　生地黄　熟地各五分

虽云病在幽门，亦无专治幽门之药，不外调和气血，开通胃府，清升浊降，而上下自安。惟不用香燥攻下，最为有识。

61. 韭汁牛乳饮

韭菜汁　牛乳等分　时时呷之。

韭汁，去瘀生新，又能开通胃气。牛乳，补血润燥，兼通大肠。不用辛热劫阴伤津，洵为良法。

62. 黄芪汤

黄芪　熟地　芍药　五味子　麦冬各三两　天冬　人参　甘草各五钱　茯苓一两

每服三钱，加乌梅、姜、枣煎。

气血并补，敛阴生津，极为有力。惟方既有五味，不必再加乌梅。

63. 消渴方

黄连　天花粉　生地汁　藕汁　牛乳　将黄连、花粉为末，调服。

治胃热消渴，天花粉宜重用，黄连当用胡连。盖川连但能泻心火，生津止渴，不如胡连之为佳也。

64. 地黄饮子

人参　黄芪（蜜炙）　甘草（炙）　生地　熟地　天冬　麦冬　枇杷叶（蜜炙）　石斛　泽泻　枳壳（麸炒）　等分　每服三钱。

此方妙处，在清金润肺，以益水之源。又有泽泻、枳壳以泄郁热，斯渴止而烦躁亦除矣。

65. 白茯苓丸

茯苓　黄连　花粉　萆薢　熟地　人参　覆盆子　玄参各一两　石斛　蛇床子各七钱五分　鸡膍胵三十具蜜丸，磁石汤送下。

金水俱伤，方成下消。蛇床子燥烈如火，万不可用，即鸡脏脏之消导，磁石之镇坠，皆非此症所宜。

66. 桑白皮等汁十味煎

桑白皮一斤　地骨皮三斤（合煎）　生地汁五升　麦冬汁二升　生葛根汁　竹沥各三升　生姜汁　白蜜各一升　枣膏一升　牛酥三合

颇有清肺化痰，除热止咳之力。但久虚者，恐其滑肠，或再加茯苓、怀药、苡仁等，培土正以生金也。

67. 治久嗽方

白蜜二斤　生姜（取汁）二斤　先秤铜铫，知斤两讫，纳蜜、姜汁，微火熬，令姜汁尽，惟有蜜斤两在则止。每合如枣大一丸，日三服。

肺有伏寒，久咳不止者可用。若阴虚者不宜。

68. 猪膏酒

猪脂　姜汁各二升（熬取三升，再入酒）　酒五合，分三服。

不过有此一法耳。若欲以此取效，吾恐其不能也。

69. 麻仁苏子粥

大麻仁　紫苏子等分　洗净合研，再用水研取汁，煮粥啜。

气血亏虚，不可通利，惟此润导之法最宜。

卷 四

1. 黄连解毒汤

黄连　黄芩　黄柏　栀子　等分

此治实邪实火，表里俱盛之剂。故用黄芩泻肺火，黄连泻心火，黄柏泻肾火，又用栀子，令上焦之热邪，委婉而下。三焦通治，药力颇峻，若表里俱热，胸痞便秘，谵语者，便当去黄芩，加大黄以通之。使滞去而热亦退，须细辨之。

2. 附子泻心汤

大黄二两　黄连　黄芩各一两　附子（去皮）一枚

伤寒痞满，在心胸而不在胃，故用三黄以泻痞而去热。然恶寒汗出，阳气亦虚，故用附子温肾固阳，寒热并用，各有精义，非仲景其孰能之？

3. 半夏泻心汤

半夏半斤　黄连一两　黄芩　甘草（炙）　人参　干姜各二两　大枣十二枚

此为误下胸痞而设，阳邪郁于上焦，既不能下，又不能仍从毛窍而出，惟有苦寒泻热之法，方能消痞解邪。而又恐阳邪既去，浊阴上干，故于清泻中，参入辛温，以预截后患，此所以为医中之圣也。

4. 白虎汤

石膏一斤　知母六两　甘草二两　粳米六合　先煮石膏数十沸，再投药、米，米熟汤成，温服。

同一石膏也，合麻黄用之则为青龙；合知母用之则为白虎。一则欲其兴云致雨，以解外邪；一则欲其清肃肺胃，涤荡内热，义各有当也。然用此方者，必须审而又审，自汗而渴，脉大有力，数者咸备，方可与之。若一误投，祸不旋踵。盖缘此症为湿热郁蒸，故有汗而烦热不解，既有汗，故不可表，表则阳脱，亦不可下，下则耗阴，惟有大清肺胃之热，为正法也。

5. 竹叶石膏汤

竹叶二把　石膏一斤　人参三两　甘草（炙）二两　麦冬一斤　半夏半升　粳米半升　加姜煎。

治肺胃虚热，故加人参、麦冬。加竹叶者，恐虚阳内犯包络也。

6. 升阳散火汤

柴胡八钱　防风二钱五分　葛根　升麻　羌活　独活　人参　白芍各五钱　炙甘草三钱　生甘草三钱　每服五钱，加姜、枣煎。

郁结之火，逆而折之，则其势愈激而上升，此则全用风药解散，盖火得风力而升，亦因风力而灭，故绝不用清寒之品，深达"火郁则发之"之义也。

7. 凉膈散

连翘四两　大黄（酒浸）　芒硝　甘草各二两　栀子（炒黑）　黄芩（酒炒）　薄荷各一两　为末。每服三钱，加竹叶、生蜜煎。

解此方者，但云此上、中二焦泻火之药，既下焦无病，岂得轻用芒硝？观仲景三承气汤，邪在上者，不用芒硝可知也。殊不知主治条下，有"大、小便秘"一语，则下焦安得不并治乎？

8. 当归龙荟丸

当归（酒洗）　龙胆草（酒洗）　栀子（炒黑）　黄连（炒）　黄柏（炒）　黄芩（炒）各一两　大黄（酒浸）　青黛（水飞）　芦荟各五钱　木香二钱　麝香五分　蜜丸，姜汤下。

苦寒之至，无以复加，此等峻剂，岂可轻试！予意去三黄、二香，庶几可用耳。

9. 龙胆泻肝汤

龙胆草（酒炒）　黄芩（炒）　栀子（酒炒）　泽泻　当归（酒炒）　车前子　木通　生地（酒炒）　柴胡　生甘草

肝胆火盛，湿热郁蒸者，此方为宜，下部发疡者尤妙。

10. 左金丸

黄连（姜汁炒）六两　吴茱萸（盐水炒）一两　水丸。

此方之妙，全在苦降、辛开。不但治胁痛、肝胀、吞酸、疝气等症，即以之治时邪霍乱、转筋、吐泻，无不神效。

11. 泻青丸

龙胆草　山栀（炒）　大黄（酒蒸）　川芎　当归（酒洗）　羌活　防风等分，蜜丸，竹叶汤下。

肝性至刚，宜柔而不宜伐，此方但泻肝经之郁火则可，若以之治惊恐、筋痿等症，吾未见其有济也。若去大黄，加芍药、丹皮等类，为庶几耳。

12. 泻黄散

防风四两　藿香七钱　山栀（炒黑）一两　石膏五钱　甘草二钱　为末，微炒香，酒调服。有风药以散伏火，有清药以泻积热，而又用甘缓以和中，使不伤正气，此法颇佳。

13. 清胃散

生地四分　丹皮　黄连各三分　当归四分　升麻五分
凉血解热，升阳散火，胃气清则诸病自除矣。

14. 甘露饮

生地　熟地　天冬　麦冬　石斛　茵陈　黄芩　枳壳　枇杷叶　甘草等分　每服五钱。

治胃虚发热，兼有血症者则可，若积湿化热，又无血症者，当去地黄，加花粉、茯苓等为佳。

15. 泻白散

桑白皮　地骨皮各一钱　甘草五分　粳米百粒　易老加黄连。

肺金有火，则清肃之令不能下行，故洒淅寒热，而咳嗽喘急，泻肺火而补脾胃，则又顾母法也。若加黄连，反失立方之旨。

16. 导赤散

生地　木通　甘草梢　淡竹叶等分煎。

心经之火，每移于小肠，表里相传也。故治小肠之火，必兼清心，此为定法。

17. 莲子清心饮

石莲肉　人参　黄芪　茯苓　柴胡各三钱　黄芩（炒）　地骨皮　麦冬　车前子　甘草（炙）各二钱　空心服。

柴胡散肝胆之阳邪，木不助火，则心气亦安。又有参芪足以制之，故虽发热烦渴，而不相妨也。

18. 导赤各半汤

黄连　黄芩　犀角　知母　山栀　滑石　甘草　茯神　麦冬　人参各一钱　加灯心、姜、枣煎。

越经症，乃心经之热邪，上而通肺，本与小肠无关，其必兼泻小肠者，欲令上焦之邪，俱从小肠出也。

19. 普济消毒饮

黄芩（酒炒） 黄连（酒炒）各五钱 陈皮（去白） 甘草（生用） 玄参各二钱 连翘 板蓝根 马勃 鼠粘子 薄荷各一钱 僵蚕 升麻各七分 柴胡 桔梗各二钱 为末，汤调，时时服之。

天行厉气，最为酷烈，病在上焦者，天气中人，必于上也。此方清热解毒，祛疠疫之气，最为精当。

20. 清震汤

升麻 苍术各五钱 荷叶一枚

雷头风本风阳上扰之症，故宜升散而不宜清寒。

21. 紫雪

黄金百两 寒水石 石膏 滑石 磁石（水煮）各三斤（捣煎去渣，入后药） 升麻 玄参 甘草（炙）各半斤 犀角 羚羊角 沉香 木香各五两 丁香一两（并捣剉，入前药汁中，煎，去渣，入后药） 朴硝 硝石各一斤（提净，入前药汁中，微火煎，不住手将柳木搅，候汁欲凝，再入后药） 辰砂（研细）三两 麝香一两二钱（研细，入前药拌匀）合成，退火气，冷水调服，每一、二钱。

清火解毒，清神辟秽，色色俱备，治温疫、热毒、瘴气极佳。

22. 人参清肌散

人参　白术　茯苓　甘草（炙）　当归　赤芍　柴胡　干葛　半夏曲　加姜、枣煎。

四君以补气，归、芍以养血，营卫调则虚烦自退，加柴、葛者，因潮热无汗，欲使阳明之邪，从肌表出也。

23. 白术除湿汤

人参　赤茯苓　甘草（炙）　柴胡各五钱　白术一两　生地黄　地骨皮　知母　泽泻各七钱　每服五钱。

湿胜必化热，重阴生阳也。此方名曰除湿，而清热之法，悉寓乎其中，此真善于清热者。

24. 清骨散

银柴胡一钱五分　胡黄连　秦艽　鳖甲（童便炙）　地骨皮　青蒿　知母各一钱　甘草（炙）五分

病至骨蒸劳热，全是有阳无阴矣，大剂养血，尚恐不及，徒用清凉，岂能有济？且反伤胃气，非善治也。

25. 石膏散

石膏　研细，每夕新汲水服方寸匕，取热退为度。
石膏　非可常服之物，前哲虽有是方，吾不取也。

26. 二母散

知母（炒）　贝母（炒）等分，为末服。古方二母各一两，加巴霜十粒，姜三片，临卧白汤嚼服。

但用二母，力亦浅薄，古方加巴霜十粒，尤为不伦。

27. 利膈汤

薄荷　荆芥　防风　桔梗　甘草　人参　牛蒡子（炒）等分，为末每服二钱，或加僵蚕。

痰火闭塞，故成咽痛，寒凉遏抑，益之病耳！此用轻清解散之法，全不用寒凉，最为妙法。

28. 甘桔汤

甘草二两　桔梗一两　或等分。

甘、桔二味，为咽喉必用之药，至于加味之法，则当随症而施。

29. 玄参升麻汤

玄参　升麻　甘草等分

玄参清上焦浮游之火，升麻升阳而解毒，甘草清热而解毒，药只三味，简而能到。

30. 消斑青黛饮

青黛　黄连　犀角　石膏　知母　玄参　栀子　生地　柴胡　人参　甘草　加姜、枣煎

消毒化斑，颇为有力，若实火炽盛，则地黄、人参尚宜酌减。

31. 玉屑无忧散

玄参　黄连　荆芥　贯众　茯苓　甘草　山豆根　砂仁　滑石各五钱　硼砂一钱　寒水石三钱　为末，每一钱，先挑入口，徐以清水咽下。

此治实火实痰之重剂，若虚火聚于咽喉，闭结不通者，万不可用。

32. 香连丸

黄连二十两（吴茱萸十两，同炒，去茱萸用）　木香四两八钱　醋糊丸，米饮下。

里急后重者，气不通也，此亦苦降辛开之法。

33. 白头翁汤

白头翁二两　秦皮　黄连　黄柏各三两

香连丸，治气分不通之后重。此则治热伤营血之后重，故但清降而不用气分药。

34. 肾热汤

磁石（锻红）　牡蛎（盐水煮）　白术（炒）各五两　麦冬　芍药各四两　甘草一两　生地汁　葱白　大枣十五枚　分三服。

清寒重镇，所以敛阴退火，加以健脾和胃，故为有制之师。

35. 辛夷汤

辛夷　白芷　升麻　藁本　防风　川芎　细辛　木通　甘草等分，为末，每服三钱，茶调下。

辛散太过，疏风散寒则宜之，非泻火门中之法。

36. 苍耳散

白芷一两　薄荷　辛夷各五钱　苍耳子（炒）二钱五分　为末，食前葱茶汤调下二钱。

鼻渊一症，有为火烁，有为风乘，有为寒侵，种种不同，此但可施于风乘者耳，亦非泻火门中之法也。

37. 二陈汤

半夏（姜制）二钱　陈皮（去白）二钱　茯苓一钱　甘草五分　加姜煎。

痰之为病最烈，痰之为病亦最多，积湿与郁火二者，为生痰之大源，其余或因风，或因寒，或因气，或因食，变怪百出，随感而生，难可枚举。治痰大法，湿则宜燥，火则宜清，风则宜散，寒则宜温，气则宜顺，食则宜消。二陈汤为治痰之主药，以其有化痰理气，运脾和胃之功也。学者随症加减，因病而施，则用之不穷矣。

38. 润下丸

广陈皮（去白，盐水浸洗）八两　甘草（蜜炙）二两　蒸饼糊丸。

此治痰而兼停饮者。

39. 桂苓甘术汤

茯苓四两　桂枝　白术各二两　甘草一两

此治痰而兼有风者。

40. 清气化痰丸

半夏（姜制）　胆星各一两五钱　橘红　枳实（麸炒）　杏仁（去皮、尖）　栝蒌仁（去油）　黄芩（酒炒）　茯苓各一两　姜汁糊丸，淡姜汤下。

此治痰而兼有火者。

41. 顺气消食化痰丸

半夏（姜制）　胆星各一斤　青皮　陈皮（去白）　莱菔子（生用）　苏子（炒）　山楂（炒）　麦芽（炒）　神曲（炒）　杏仁（去皮、尖，研）　葛根　香附（制）各一两　姜汁和蒸饼糊丸。

此治痰而兼有食者。

42. 清肺饮

杏仁（去皮、尖） 贝母 茯苓各一钱 桔梗 五味子 甘草 橘红各五分 加姜煎。

此治痰而兼有湿火者。

43. 金沸草散

旋覆花 前胡 细辛各一钱 荆芥一钱五分 半夏五分 赤茯苓六分 甘草（炙）三分 加姜、枣煎。

此治痰而兼疏风者。

44. 百花膏

百合 款冬花等分，蜜丸。

此治痰而兼清热者。

45. 三仙丹

南星曲 半夏曲各四两 香附二两 糊丸。

此治痰而兼理气者。

46. 半夏天麻白术汤

半夏（姜制） 麦芽各一钱五分 神曲（炒） 白术（炒）各一钱 苍术（酒浸）人参 黄芪（蜜制） 陈皮 茯苓 泽泻 天麻各五

分 干姜三分 黄柏（酒洗）二分 每服五钱。
此治痰而兼息风者。

47. 茯苓丸

半夏曲一两 茯苓（乳拌）一两 枳壳（麸炒）五钱 风化硝二钱五
分 姜汁糊丸
此治痼结之顽痰，非大实者不可轻投。

48. 控涎丹

甘遂（去心） 大戟（去皮） 白芥子等分，为末，糊丸，临卧姜
汤服。
此治痰而兼逐水者，亦不可轻用。

49. 三子养亲汤

紫苏子 白芥子 莱菔子 各微炒研，煎服。
此治痰而兼降气者。

50. 涤痰汤

半夏（姜制） 胆星各二钱五分 橘红 枳实 茯苓各二钱 人
参 菖蒲各一钱 竹茹七分 甘草五分 加姜煎
此治痰而兼去风清心者。

51. 礞石滚痰丸

青礞石一两　沉香五钱　大黄（酒蒸）　黄芩各八两　将礞石打碎，用朴硝一两，同入瓦罐，盐泥固济，晒干，火煅研末，和诸药水丸。

此治实痰实火者。

52. 牛黄丸

胆星　全蝎（去足、焙）　蝉蜕各二钱五分　牛黄　白附子　僵蚕（洗、焙）　防风　天麻各一钱五分　麝香五分　煮枣肉，和水银五分细研，入药末为丸，荆芥、姜汤下。

此治痰而兼息风清心者。

53. 辰砂散

辰砂一两　乳香　枣仁各五钱　温酒调下。
此治痰而兼定惊者。

54. 白金丸

白矾三两　郁金七两　薄荷　糊丸。
此治痰而兼解郁者。

55. 青州白丸子

白附子（生用）二两　南星（生用）三两　半夏（水浸洗去衣，生

258

用）七两　川乌（去皮、脐，生用）五钱　为末，绢袋盛之，水摆出粉，未尽，再摇再摆，以尽为度。贮瓷盆，日晒夜露，春五日，夏三日，秋七日，冬十日，晒干，糯米糊丸，如绿豆大，每服二十丸，姜汤下。

此治痰而兼祛风者。

56. 星香散

胆星八钱　木香二钱　为末服。

此治痰而兼行气者。

57. 常山饮

常山（烧酒炒）二钱　草果（煨）　槟榔　知母　贝母各一钱　乌梅二个　姜三片　枣一枚　半酒半水煎，露一宿，日未出时，面东，空心温服。

此治痰而兼分阴阳者，疟不可截，用此方者，每贻后患。大率邪伏于内，脾气受伤，致成胀满者多矣。

58. 截疟七宝饮

常山（酒炒）　草果（煨）　槟榔　青皮　厚朴　陈皮　甘草　等分，用酒水各一盏，煎熟，丝绵盖之，露一宿，于当发之早，面东温服。

较前方之用知母、乌梅者稍可，然亦非正法也。

59. 平胃散

苍术（酒浸）二钱　厚朴（姜炒）　陈皮（去白）　甘草（炙）各一钱　加姜、枣煎。

人非脾胃无以养生。饮食不节，病即随之，多食辛辣则火生，多食生凉则寒生，多食浓厚则痰湿俱生，于是为积聚，为胀满，为泻利，种种俱见。平胃散乃治脾胃之圣剂，利湿化痞，消胀和中，兼治时疫瘴气，燥而不烈，故为消导之首方。

60. 枳术丸

白术（土蒸）三两　枳实（麸炒）一两　为末，荷叶包陈米饭，煨干为丸。

一补脾，一去实，简当有法，勿以其乎易而忽之。

61. 保和丸

山楂三两　神曲（炒）　茯苓　半夏各一两　陈皮　莱菔子（微炒）　连翘各五钱　面糊丸，麦芽汤下。

此亦和中消导之平剂；惟连翘一味，可以减去。

62. 健脾丸

人参　白术（土炒）各二两　陈皮　麦芽（炒）各一两　枳实三两　山楂一两五钱　神曲糊丸，米饮下。

此乃补中用消之法，正其善于用补也，否则滞浊之气不清，纵有补剂，必且格而不入矣。

63. 枳实消痞丸

枳实（麸炒） 黄连（姜汁炒）各五钱 厚朴（姜炒）四钱 半夏曲 麦芽（炒） 人参 白术（土炒）各三钱 甘草（炙）二钱 茯苓三钱 干姜二钱 蒸饼糊丸。

此方佳处，全在姜、连，苦辛便能平木，否则全不关照肝经。主治条下，右关脉弦一语，其谓之何？

64. 痞气丸

黄连八钱 厚朴五钱 吴茱萸三钱 白术（土炒） 黄芩各二钱 茵陈（酒炒） 干姜（炮） 砂仁各一钱五分 人参 茯苓各一钱 泽泻各一钱 川乌（炮） 川椒（炒）各五分 桂 巴豆霜各四分 蜜丸，灯草汤下。

攻补兼行，而又苦辛开降，颇有意义，惟川乌、巴霜则断不可用。

65. 葛花解醒汤

葛花 豆蔻 砂仁各一钱 木香一分 青皮 陈皮 人参 白术（炒） 茯苓各四分 神曲（炒） 干姜 猪苓 泽泻各五分

补脾利湿，又兼快胃，故能治吐泻痞满等症。用葛花者，所以解酒毒。

66. 鳖甲饮

鳖甲（醋炙） 白术（土炒） 黄芪 芎䓖 白芍（酒炒） 槟榔 草果（面煨） 厚朴 陈皮 甘草等分 姜三片 枣一枚 乌梅少许煎。

此亦攻补并行之剂，但欲去疟母，故以鳖甲为君耳。

67. 赤石脂禹余粮汤

赤石脂 禹余粮 等分，杵碎煎。

利在下焦者，小肠之水，不从膀胱化出也。故仲景有"服此汤，复利不止，当利其小便"之训。

68. 桃花汤

赤石脂一斤 干姜一两 粳米一升

病在下焦，肾脏虚寒，下利脓血，不由传经，亦非挟热，故用收涩而兼甘温，乃仲景之变例也。

69. 诃子散

御米（去蒂，蜜炒）五分 诃子（去核）七分 干姜（炮）六分 橘红五分 为末，空心服。

粟壳、诃子，性皆寒涩，故用干姜、橘皮以通阳，此从桃花汤化生。

262

70. 真人养脏汤

罂粟壳（去蒂，炙）三两六钱　诃子（面裹煨）一两三钱　木香二两四钱　肉豆蔻（面裹煨）五两　肉桂八钱　人参　白术（炒）　当归各六钱　白芍（炒）一两六钱　生甘草一两八钱　每服四钱。

此亦涩中寓温之法，加入补气补血之药，于久病正虚者尤宜。

71. 当归六黄汤

当归　生地　熟地　黄芩　黄柏　黄连　等分　黄芪加倍

此气血平补，而兼泻火之剂，并无涩药，不宜收入涩门。

72. 牡蛎散

牡蛎（煅研）　黄芪　麻黄根各一钱　浮小麦百粒　煎服。

固表清烦，即以止汗，此法是也。

73. 柏子仁丸

柏子仁（炒、研、去油）二两　人参　白术　半夏　五味子　牡蛎　麻黄根各一两　麦麸五钱　枣肉丸，米饮下五十丸，日三服。

养心阴而实肌表，故能补虚止汗。

74. 茯菟丹

菟丝子十两　五味子八两　石莲肉　白茯苓各三两　山药六两　将

菟丝用酒浸，浸过余酒煮山药，糊为丸。

亦补肾涩精之平剂，肾气虚寒者可用，若有火者，则菟丝尚宜酌易。

75. 治浊固本丸

莲须　黄连各二两　黄柏　益智仁　砂仁　半夏（姜制）　茯苓各一两　猪苓二两　甘草（炙）三两

寓涩于利，用意甚佳，湿热不去，则浊无止时，徒用涩药，反致败精塞窍矣。

76. 水陆二仙丹

金樱膏（熬膏）一斤　芡实（蒸熟为粉）一斤　和丸。
亦能涩精固气，但力量甚薄，尚须加味。

77. 金锁固精丸

沙苑蒺藜（炒）　芡实（蒸）　莲须各二两　龙骨（酥炙）　牡蛎（盐水煮一日一夜，煅粉）各一两　莲子粉为糊丸。

潜阳纳气，火不动则精宫自固矣。

78. 人参樗皮散

人参樗根白皮（东引者，去粗皮，醋炒）等分，为末，米饮或酒调下。

日久血虚湿退者方可，若湿热尚重，则留邪为害。

79. 桑螵蛸散

人参　茯苓　远志　石菖蒲（盐炒）　桑螵蛸（盐炒）　龙骨（煅）　龟板（酥炙）　当归等分，为末，临卧服二钱，人参汤下。

交通心肾，去虚热而固精，此方最佳。

80. 乌梅丸

乌梅三百个　细辛　桂枝　人参　附子（炮）　黄柏各六两　黄连一斤　干姜十两　川椒　当归各四两　苦酒浸乌梅一宿，去核蒸熟，和药蜜丸。

虫无湿不生，观腐草为萤可知也。杀虫之中，兼燥湿利湿之法，非深达本源者能之乎？

81. 集效丸

大黄（炒）一两五钱　鹤虱（炒）　槟榔　诃子皮　木香　芜荑（炒）　干姜（炒）　附子各七钱五分　蜜丸，食前乌梅汤下，妇人醋汤下。

酸苦杀虫，亦属正法。

82. 雄槟丸

雄黄　槟榔　白矾　等分，饭丸，每五分，食远服。

药性稍烈，虚人忌之。

83. 化虫丸

鹤虱　胡粉　苦楝根（东引未出土者）　槟榔各一两　芜夷　使君子各五钱　枯矾二钱五分　为末，酒煮面糊作丸，量人大小服之。

亦是杀虫之法，但不如前二方之为佳。

84. 使君子丸

使君子（去壳）二两　南星（姜制）　槟榔各一两　上药合炒，如食生米，用麦芽一斤（炒），食茶叶用茶叶炒，食炭土用炭土炒，取药为末，蜜丸，每晨砂糖水送下。

于杀虫之中，从其类而饵之，治法殊妙。

85. 獭肝丸

獭肝一具，阴干为末，水服二钱，日三次。

以幽通幽，而又能随月盈缩，故独为灵异。

86. 消渴杀虫方

苦楝根，取新白皮一握（切焙），入麝香少许，煎，空心服。

虫病消渴，症不常有，麝香尤属非宜。

87. 滋阴地黄丸

熟地一两　生地一两五钱（一方、七钱五分）　柴胡八钱　黄芩（酒炒）　当归（酒洗）各五钱　天冬　地骨皮　五味子各三钱　人参二钱　黄连（酒炒）三钱　甘草（炙）　枳壳（麸炒）各二钱　蜜丸。

养阴补血，兼清风火，用五味子，所以收耗散之气，而使瞳神复旧也。

88. 加减驻景丸

枸杞子　五味子　车前子（炒）各二两　楮实子　川椒（炒）各一两　熟地　当归各五两　菟丝子（酒浸）八两　蜜丸酒下。

方法甚佳，惟川椒一味，辛辣耗气，必须减去。

89. 定志丸

远志　菖蒲各二两　人参　茯苓各一两　蜜丸，朱砂为衣。张子和方无菖蒲，加茯神、柏子仁、枣仁，亦名定志丸，酒糊丸。

张子和所加之方，较胜于原方。

90. 地芝丸

生地（焙）　天冬各四两　枳壳（炒）　甘菊花（去蒂）各二两　蜜丸，清茶或酒下。

枳壳一味，并非欲其宽肠去滞，欲其合甘菊使药力上行也。

91. 人参益胃汤

黄芪　人参各一两　甘草（炙）八钱　白芍（炒）　黄柏（酒炒）各三钱　蔓荆子二钱　每四钱，日二服。

此方极妥善，但于内障一层，尚少着意，加谷精、石决，斯为得耳。

92. 消风养血汤

荆芥　蔓荆子　菊花　白芷　麻黄　防风　桃仁（去皮、尖）　红花（酒炒）　川芎各五分　当归（酒洗）　白芍（酒炒）　草决明　石决明　甘草各一钱

目赤肿痛，自宜疏风清火，川芎一味，辛散太过，宜减去。加蝉衣、桑叶、丹皮。

93. 洗肝散

薄荷　羌活　防风　当归　川芎　栀子　大黄　甘草（炙）等分　为末，每服二钱。

有大黄之寒下，则川芎在所不忌。

94. 补肝散

夏枯草五钱　香附一两　每服五钱，腊茶下。

肝无补法，养血便是补肝。此方但行气而不养血，负此名矣。

95. 拨云退翳丸

当归一两五钱　川芎　地骨皮　白蒺藜　荆芥　密蒙花　甘菊花　羌活　木贼各一两　川椒一钱五分　天花粉　蔓荆子　薄荷　甘草（炙）各五钱　枳实五钱　黄连　蛇蜕　蝉蜕各三钱　蜜丸。

去川椒、蛇脱，加蕤仁、石决为宜。

96. 石膏羌活散

羌活　荆芥　白芷　藁本　细辛　川芎　苍术　甘菊　密蒙花　菜子　麻子　木贼　黄芩　石膏　甘草　等分，为末，每服一、二钱。

但有辛散，并无滋养，非法也。

97. 防风饮子

黄连（炒）　甘草（炙）　人参各一钱　当归一钱五分　葛根　防风各五分　细辛　蔓荆子各三分　食后服。

此较前方为胜，以其有人参一味也。

98. 羊肝丸

夜明砂（淘净）　蝉蜕　木贼（去节）　当归（酒洗）各一两　羊肝四两　捣烂为丸。

以目入目，且能散瘀去障，故为有法。

99. 兔矢汤

兔矢二钱　清茶调服。
兔矢一味甚有意，但须加养血药。

100. 表实六合汤

四物汤四味，每味一两　麻黄　细辛各五钱
胎前有病，若至危急，方顾母而不顾子，否则虽有外邪，必不可伤损胎气，如此症，表实无汗，虽从太阳发表例，而必用四物，乃正法也。

101. 胶艾汤

阿胶　芎䓖　甘草各二两　艾叶　当归各三两　芍药四两　干地黄六两　水五升，酒三升，煮取三升，内阿胶烊化。
有四物以补血，而又加胶艾以和阴阳，故为止崩漏腹痛之良法。

102. 钩藤汤

钩藤钩　当归　茯神　人参各一钱　桔梗一钱五分　桑寄生五分
息风清火，兼通筋节，妙在安养心神，所以能保胎气。

103. 羚羊角散

羚羊角（屑）一钱　独活　防风　芎䓖　当归　枣仁（炒）　茯

神　杏仁　苡仁_{各五分}　木香　甘草_{各二分半}　加姜煎。

息风清火，致为有法，若去苡仁加贝母，更妥。

104. 紫苏饮

苏叶_{一钱}　当归_{七分}　芎劳　芍药　人参　陈皮　大腹皮_{各五}分　甘草_{二分}　加姜煎，腹痛加木香、延胡索。

胎气上逆，自当宽中下气。加木香者犹可，加延胡索则不可，以其破血碍胎也。

105. 天仙藤散

天仙藤（即青木香藤，微炒）　香附（炒）　乌药　陈皮　甘草（炙）_{等分}　加紫苏三叶　木瓜　生姜_{各三片}　空心煎服。

疏通血气，兼以去风，不加利湿药者，恐伤胎也。

106. 白术散

白术_{一钱}　姜皮　陈皮　茯苓皮　大腹皮_{各五分}　为末，米饮下。

健脾和胃，使水气从皮肤而出，故消肿而不碍里。

107. 竹叶汤

麦冬_{一钱五分}　茯苓　黄芩_{各一钱}　人参_{五分}　淡竹叶_{十片}

清心解烦，养正补虚，节节入解。

108. 紫菀汤

紫菀　天冬各一钱　　桔梗五分　甘草（炙）　桑白皮　杏仁各三
分　竹茹二分

入蜜温服。

清润肺气，亦为平妥。

109. 参术饮

当归　熟地　芎䓖　芍药　人参　白术　甘草（炙）　陈皮　半
夏　加姜煎，空心服。

调养荣卫，化痰理气，清升浊降，则胎与胞自安矣。

110. 黑神散

熟地　归尾　赤芍　蒲黄（炒）　桂心　干姜（炒）　甘草各四
两　黑豆（炒，去皮）半升　每服二钱，酒、童便各半煎。

此方当去熟地加桃仁，方为得力。

111. 失笑散

蒲黄　五灵脂　等分，为末。

产后以去瘀为最要，此方得之。

112. 清魂散

泽兰叶　人参各三分　川芎五分　荆芥一钱　甘草（炙）三分　为末，温酒调下。

荆芥乃治血晕之圣药，调气血而去外风，则神自清矣。

113. 返魂丹

五月五日、六月六日，或小暑日，益母草花正开时，连根采收，阴干，用花叶及子，石臼捣末，蜜丸，或捣汁，于砂锅内文武火熬成膏服。忌铁。

去瘀生新则有之，毕竟去瘀之力倍于生新，产后用以去恶露则可，若谓其有种种功效，未免誉之太过。

114. 当归羊肉汤

黄芪一两　人参　当归各三钱　生姜五钱　用羊肉一斤，煮汁去肉，入前药煎服。

肉血有情，补形补气，故元气歛而汗自收。

115. 当归散

当归　芎劳　芍药　黄芩各一斤　白术半斤　为末，酒调服。

养荣血，清血热，健脾胃而安胎，怀孕者最宜。

116. 启宫丸

芎蒡　白术　半夏曲　香附各一两　茯苓　神曲各五钱　橘红　甘草各一钱　粥九

痰塞子宫，不能孕育，故以化痰行气之法，以通其塞。

117. 达生散

当归（酒洗）　芍药（酒炒）　人参　白术（土炒）　陈皮　紫苏各一钱　甘草（炙）二钱　大腹皮三钱　入青葱五叶、黄杨脑子七个煎。

于峻补气血中，疏通流利，使气血不壅滞，自无留难之患。

118. 猪蹄汤

猪蹄一只　通草（即木通）一两　煮食。

润而兼通，较用王不留行及甲片者为妥。

119. 人参荆芥散

人参　白术　熟地　酸枣仁　鳖甲（童便炙）　羚羊角　枳壳　柴胡　荆芥各五分　防风　甘草　芎蒡　当归　桂心各三分　加姜煎。

于滋补之中，用升散之法，故风去而血不伤，良剂也。

120. 柏子仁丸

柏子仁（去油）　牛膝（酒浸）　卷柏各五钱　泽兰　续断各二两　熟地一两　蜜丸　米饮下。

去卷柏，加当归、丹参、茺蔚子等为佳。

121. 芎归六君子汤

当归　芎劳　人参　白术　茯苓　甘草　橘红　半夏　加姜煎
行血补气而兼消痰，则经水自无阻滞矣。

122. 连附四物汤

四物汤加香附　黄连
黄连以清血热，香附以通厥阴，不凉不燥，最为合法。

123. 固经丸

龟板（炙）四两　芍药（酒炒）　黄柏（酒炒）各三两　黄芩（炒）二两　香附（童便，酒炒）　樗皮（炒）各一两五钱　酒丸。
龟板、黄柏、黄芩，多服令人绝产。此等方断不可用。

124. 升阳举经汤

补中益气汤加白芍　黑栀子　姜三片　枣三枚煎
升阳退热，调和气血，故亦能止崩漏。

125. 如圣散

棕榈（烧） 乌梅各一两 黑姜一两五钱 为末，每服二钱，乌梅汤下。

气不摄血，当以补气为先，截止太过，独不虑积瘀为患乎？

126. 牡丹皮散

丹皮 桂心 归尾 延胡索各三分 牛膝 赤芍 莪术各六分 三棱四分 水酒各半煎。

去瘀破结，本治瘕之正法，惟体弱者宜酌减。

127. 正气天香散

香附八钱 乌药二钱 陈皮 苏叶各一钱 干姜五分 每五、六钱煎。

解郁散气，血自流行，再加当归一味亦可。

128. 抑气散

香附四两 陈皮二两 茯神 甘草（炙）各一两 为末，每服二钱。

轻浅小方，服之亦无害。

129. 固下丸

樗皮一两五钱　白芍五钱　良姜（煅黑）　黄柏（煅黑）各三钱　粥丸，米饮下。

但可施于湿热下注者耳，若荣卫亏损者不可服。

130. 当归煎丸

当归　熟地　白芍（炒）　赤芍（炒）　阿胶（炒）　续断　牡蛎（煅粉）各一两　地榆（炒黑）五钱

此治虚人之带下，尚当加气分药一、二味。

131. 白芷散

白芷一两　海螵蛸（煅）二个　胎发（煅）一钱　为末，酒调下二钱。

胎发一味，极有意义，用先天之血余，以治赤带也。

费伯雄医案

目 录

内　科

一、伤寒

某　伤寒四肢倦怠，食少胸痞。加味神术汤主之。

茅白术各一钱　赤苓三钱　全当归二钱　佩兰叶二钱　半夏曲三钱　生苡仁三钱　荷叶一角　生姜一片

某　胸闷，不时寒热，邪滞郁结，结胸拒按。宜解表和中，兼以导滞。

豆豉三钱　藿梗一钱　连翘一钱五分　前胡一钱　瓜蒌仁三钱　川朴（姜汁炒）一钱　枳实一钱　川郁金二钱　赤茯苓三钱　大荸荠三枚

某　心烦口渴，内热恶寒，四肢厥冷。桂枝合泻心汤。

川连三分　桂枝六分　陈皮一钱　砂仁一钱　葛根二钱　神曲三钱

某　邪入少阳，湿蕴阳明，寒热月余，胸闷呕恶，头痛口干，脉弦滑而数，症势非轻。姑拟和解宣化。

前柴胡各四分　法半夏一钱　桑叶二钱　赤苓二钱　梗桔一钱　枳壳一钱　象贝三钱　佩兰一钱　姜竹茹二钱　鸡苏散（包）三钱　鲜佛手一钱　荷叶一角　麦芽三钱

某　肾气厥逆，气喘汗出，手足厥冷，舌白脉细，大有亡阳汗出之患。姑拟全真一气汤加减。

潞党参　大麦冬，北五味　川郁金　厚杜仲　甘杞子　广皮白　制附子　淡干姜　上沉香　旋覆花

二、感冒

某　外感风邪，发热咳嗽，咽喉作痛。宜祛风清热，兼以化痰。

桔梗一钱　生甘草五分　冬桑叶一钱　蝉衣一钱　薄荷一钱　连翘二钱　杏仁三钱　象贝三钱　云苓二钱　鲜竹叶三十张

某　外感风邪，发热恶寒，头痛脉浮，舌白。治宜疏解。

荆芥一钱　光杏仁三钱　豆豉三钱　香附二钱　桑叶二钱　苏梗三钱　大力子三钱　前胡一钱　赤芍二钱　新会皮一钱　佛手八分

某　外感风邪，内有食滞，发热恶寒，胸闷不舒。治宜表里双解。

青蒿一钱　葛根二钱　前胡一钱　薄荷一钱　陈皮一钱　连翘二钱　豆豉三钱　制半夏一钱　神曲三钱　生熟谷芽各三钱　荷叶一角　姜一片

某　恼怒伤于七情，肺胃外受风邪，寒微热甚，气急咳嗽，腋胁胀闷，肢节酸麻。当疏解和达。

苏子叶各一钱　杏仁三钱　橘红络各一钱　前胡一钱　象贝三钱　黑栀三钱　沉香四分　薄荷一钱　枳壳一钱　蔻仁四分　荆芥一钱　酒芩一钱　竹茹二钱

某　感冒暑邪，寒热日作，胸闷头痛，脉来濡数。拟用疏解。

豆卷四钱　神曲三钱　荆芥穗一钱　藿梗一钱　苏梗一钱　生草五分　枳壳一钱　新会皮一钱　赤茯苓二钱　蔻仁五分　川朴一钱　法夏一钱　谷芽三钱　青荷叶一角

某　时温感冒，著于太阳阳明，遂头身皆痛，恶寒发热，口燥作恶，无汗，脉来缓浑，邪滞交阻。拟解肌疏邪，冀透汗为幸。

豆卷五钱　薄荷一钱　葛根二钱　枳壳一钱　焦白术二钱　荆芥一

钱　秦艽一钱半　法半夏二钱　藿香二钱　酒芩一钱　抑青丸六分　茅根四钱　竹茹一钱半

　　某　时温感冒，发热头痛，少汗，脉来浮数。治宜解表。

　　豆卷三钱　枳壳一钱　生甘草五分　荆芥一钱　陈皮一钱　左秦艽一钱　苏梗一钱　赤苓三钱　茅根四钱　神曲三钱

三、风温

　　某　风邪夹滞，发热头痛，胸中饱闷，干咳，舌苔白腻，防延春温转惊。先拟透邪导滞治之。

　　荆芥一钱　姜半夏一钱半　豆卷三钱　前胡一钱　青陈皮各一钱　枳实一钱　防风一钱　焦山楂三钱　粉葛根二钱　白茅根（去壳）四钱

　　某　风热犯肺，咳嗽喉痛，发热形寒，胸闷食少。先宜疏解。

　　桑叶　杏仁　蝉衣　桔梗　豆豉　大力子　甘草　象贝　赤苓　蒌皮　通草　茅根

　　某　有汗而热不解，名曰风温，脉来弦数。治当清解。

　　青蒿一钱半　黄芩一钱半　赤苓二钱　川朴一钱　抑青丸四分　葛根一钱半　枳实一钱　陈皮一钱　丹皮二钱　通草四分　佩兰一钱　竹茹二钱

　　某　肺受风热，邪从其合，移于大肠，以致作咳作泻。宜表里同治。

　　嫩桔梗一钱　江枳壳一钱　赤苓二钱　嫩前胡一钱　生熟苡仁各三钱　淡酒芩一钱　统车前三钱

　　某　风热上壅。先宜疏解。

老苏梗　薄荷叶　粉葛根　白茅根　荆芥穗　赤茯苓　新会皮　白蒺藜　连翘壳　香豆豉　甘菊花　夏枯草　淡竹叶

四、春温

某　风邪内郁肺胃，遂成春温。旬日热盛，其咳不爽，气急烦躁，胸腹痞痛，鼻衄。幼孩当此，势非轻浅。

豆卷三钱　丹皮一钱半　前胡一钱　炙桑皮二钱　葛根一钱半　杏仁（打）三钱　枳壳一钱　车前子三钱　法夏二钱　防风一钱　茯神三钱　茅根四钱　姜汁炒竹茹二钱

某　春温夹湿，症延五朝。热盛烦躁，口极渴而所饮不多，自胸脘至少腹皆拒按，呕恶，面色黯滞，舌苔糙白，吴氏所谓白砂苔，热极不变黄色者。脉左浑数，右手沉滑。温邪夹痰夹滞，滞阻三焦，表里之气不通，酷似伤寒大结胸症。殊属棘手，拟方候裁。

薤白头一钱半　淡豆豉三钱　枳实一钱　旋覆花（包煎）一钱半　葱白头五寸　枇杷叶二片　鲜石菖蒲一钱　瓜蒌果三钱　花粉四钱　鲜竹叶三十张　大荸荠三枚　淡海蜇（漂淡后入煎）一两

某　热邪内陷，神昏谵语，大便不通。宜表里并解。

酒川连四分　黑栀三钱　连翘二钱　前胡一钱　薄荷一钱　瓜蒌仁四钱　淡酒芩一钱　法半夏（梨汁炒）一钱　江枳壳一钱　川朴一钱　鲜竹叶三十张　大荸荠三枚

某　恙由情志不遂，肝郁生火，兼温邪内陷，热郁生痰，痰火上升，绕漫心包，清阳之气失旷，以致神识不清，汗多肢冷，脉伏舌灰，口干欲饮，阴液下耗，虚阳上越，内风萌动，将内闭外脱，危险之症也。急拟清心豁痰，开窍清神，以望转机，候明启政。

连心麦冬　玄参心　连翘心　鲜石斛　石菖蒲　川贝　钩钩　朱茯神　郁金　天麻　莲子心　灯心　竹叶卷心　竹沥　珠粉　姜汁　牛黄清心丸（化服）

某　温邪十天，身热发斑，神昏不清，防其剧变。侯高才政之。

淡豆豉二钱　黑山栀三钱　前胡二钱　枳壳一钱半　桑叶二钱　赤芍一钱半　大力子三钱　连翘壳二钱　朱茯神二钱　竹茹一钱半　玉雪丹（开水化服）一粒

某　时温得汗不解，而寒热口苦耳鸣，脉来弦数，邪传少阳。拟进和解。

青蒿一钱半　桔梗一钱　生甘草五分　大豆卷三钱　郁金二钱　藿苏梗各一钱半　赤苓二钱　枳壳一钱　福曲三钱　炒谷芽三钱　青陈皮各一钱　茅根四钱　竹茹三钱

某　温邪夹滞，发热胸闷，饱不能食。宜清热导滞。

青蒿梗一钱半　前胡一钱　薄荷一钱　连翘一钱半　川朴一钱　赤苓三钱　六神曲三钱　统车前三钱　生熟谷芽各三钱

复诊：加豆豉三钱　葛根三钱　荸荠三枚　荷叶一角

某　温邪五朝，壮热不退，口干欲饮，神昏谵语，脉数苔黄。此乃邪热入里，化火生痰，痰热上蒙，神明散乱，虑其痉厥。姑宜清宫汤加减。

玄参心二钱　连翘心二钱　银花三钱　黑山栀三钱　川贝二钱　郁金二钱　钩钩（后入）三钱　酒炒黄芩一钱　青蒿一钱半　石菖蒲一钱半　卷心竹叶二十张　白茅根四钱　紫雪丹（冲服）四分

某　发热日久，津液不足，口内作渴。宜养阴清热。

川石斛三钱　花粉三钱　牡丹皮二钱　青蒿梗一钱半　黑山栀三钱　南沙参四钱　茯苓二钱　前胡一钱　薄荷一钱　郁金一钱半　连翘二

钱　淡竹叶三十张

某　时邪化燥，伤阴劫液，壮热口渴，神识不清，舌糙焦黄，齿垢不润，脉沉数。颇虑肝风内动，内闭外脱之险。勉拟增液承气法。

鲜生地四钱　玄参二钱　花粉三钱　连心麦冬二钱　青蒿二钱　鲜石斛四钱　生甘草五分　生军三钱　玄明粉（冲化）一钱

五、暑湿

某　暑湿内阻，气痹不宣，寒热胸痞，腹满便溏，头疼眩晕。

陈香薷八分　薄荷八分　猪茯苓各二钱　川朴（姜汁炒）一钱　酒木通八分

泽泻二钱　川郁金三钱　煨葛根二钱　煨木香五分　炒苡仁三钱　白蔻仁四分　南沙参四钱　鲜荷叶一角　荷梗一尺　生姜一片

某　暑湿发热。

豆卷三钱　苏藿梗各一钱　陈皮一钱　法夏一钱半　赤白苓各二钱　枳壳一钱　光杏仁三钱　佩兰一钱　白通草五分　桑叶一钱半　荷叶一角

某　动劳伤阳，暑热伤气，遂致寒热不分，脉来浮虚而数。宜清暑和解。

葛根二钱　抑青丸四分　桔梗一钱　青皮一钱半　枳壳一钱　益元散（包）三钱　酒芩一钱　赤苓三钱　丹皮二钱　通草八分　赤芍一钱半　生甘草五分　鲜竹叶三十张　荷叶一角

六、湿温

某 湿温一候，发热无汗，口渴引饮，胸闷作恶，大便燥结。症势极险，速退为吉。

粉葛根二钱 麸炒枳实一钱 老苏梗三钱 酒黄芩一钱 赤苓三钱 神曲三钱 光杏仁三钱 桔梗一钱 白蔻仁五分 青蒿梗一钱半 鲜荷叶一角

某 湿温内伏，舌强不语，脉沉肢厥。谨防邪陷，拟方候政。

炒苍术 杏仁 枳壳 川朴 郁金 法半夏 橘红 柴胡 苡仁 桔梗 独活 蒌皮 枇杷叶

某 时邪发呃，宜降逆和中。

酒炒黄连四分 淡吴萸三分 赤茯苓三钱 广藿梗一钱 新会皮一钱 制半夏一钱半 广木香五分 春砂仁一钱 佩兰叶一钱 白蒺藜三钱 粉葛根二钱 佛手片五分 姜竹茹一钱

七、伏暑

某 伏暑延绵三旬，发热不清，入夜更甚，胸闷口干，胃阴已伤，余邪未楚，症势非轻。宜存阴清宣。

金石斛 青蒿 杏仁 抱茯神 郁金 花粉 知母 白薇 钩钩 全瓜蒌 炒竹茹 藕 更衣丸

某 平昔操劳过度，思虑伤及心脾，兼之郁怒伤肝，左胁结痞，心悸不寐，脘闷，皆属内伤。迩来寒热，一轻一重，是又外感触动伏暑，内外合邪，气机不宣。先宜和解开导，候症退再商调理。

青蒿一钱半　仙半夏一钱　沙参三钱　佩兰一钱　青陈皮各一钱　乌药一钱半　沉香曲一钱半　香附二钱　郁金三钱　五加皮三钱　炒枳实一钱　赤苓二钱　生草五分

某　伏暑内蕴，风寒外束，寒热日作，胸闷不舒，头胀且痛。宜疏解畅中。

前柴胡各四分　豆卷三钱　酒黄芩一钱　半夏曲二钱　蝉衣一钱　茯苓一钱　桔梗一钱　通草五分　佩兰叶一钱　蜜炙枳壳一钱　光杏仁三钱　姜一片　荷叶一角

某　伏暑秋发，寒热不清，胸闷呕恶，口干舌黄，脉细弦数，阴分素亏，少阳阳明同病，症势非轻。急宜和解宣化。

前柴胡各五分　青蒿一钱半　川石斛三钱　半夏一钱　黄芩一钱　赤苓三钱　桑叶二钱　大贝二钱　佩兰一钱　鸡苏散（包）三钱　炒竹茹三钱　荷梗一尺　荷叶一角

某　伏暑内郁，秋邪外束，寒热头胀，胸闷呕恶，肠鸣泄泻，表里两病，症势非轻。姑拟解表畅中。

藿梗　车前　豆卷　前胡　芥穗　佩兰　六曲　赤苓　枳壳　桔梗　鸡苏　散（包）　黄芩（桂枝二分拌炒）　荷叶

八、秋温、秋燥

某　秋温五日，寒热较轻，胸闷呕恶，脉弦滑，舌黄腻。邪滞未楚，少阳阳明不和，仍防传变。再拟和解畅中。

豆卷　山栀　前柴胡　法半夏　黄芩　赤苓　佩兰　枳壳　桔梗　麦芽　青蒿　青荷叶　姜竹茹

某　秋温夹滞，发热胸闷，溲赤无汗，脉来弦细。宜解表畅中。

葛根二钱　法夏一钱　薄荷一钱　制朴一钱　莱菔子三钱　枳壳一钱　陈皮一钱　豆豉三钱　神曲三钱　山栀三钱　泽泻三钱　赤苓三钱　荷叶一角　籼稻青一把

某　秋燥之邪，客于阳明之络，牙龈先痛，继则咽喉咽津纳物皆疼，外恶风而里内热，脉右弦且数，关部滑大，均为邪从火化。宜清泄疏风。

豆卷三钱　柴胡一钱　连翘壳二钱　花粉三钱　薄荷一钱　桑叶二钱　大贝三钱　赤苓三钱　桔梗一钱　夏枯草二钱　石斛三钱　生草五分　竹叶　茅根四钱

九、冬温

某　冬温，发热胸闷。宜解表和中。

苏叶梗各八分　赤苓二钱　枳壳一钱　前胡一钱　薄荷一钱　陈皮一钱　黄芩一钱　桑叶二钱　防风一钱　豆豉三钱　通草五分　白茅根四钱

某　冬温邪入太阳，恶寒发热，咳嗽鼻塞，此邪客于表。宜疏解之。

紫苏一钱　荆芥一钱　杏仁三钱　橘红一钱　大贝母二钱　茯苓三钱　生草五分　神曲三钱　桔梗一钱　豆卷三钱　枳壳一钱　茅根五钱　竹茹二钱

十、霍乱

某　湿滞交阻，脾胃不和，胸闷呕恶，肠鸣而泄，防变霍乱。急宜和中化浊。

煨葛根三钱　藿梗二钱　金石斛三钱　川朴一钱　半夏一钱　陈皮一钱　茯苓三钱　白术一钱　扁豆衣三钱　六曲三钱　车前子三钱　砂仁（后入）五分　熟谷芽三钱　干荷叶一角　伏龙肝三钱（煎汤代水）

某　腹痛吐泻，霍乱症也，势属可虑。当请明师裁酌。

藿苏梗各一钱半　白蔻仁四分　煨葛根三钱　姜半夏一钱半　煨木香五分　陈皮一钱　猪赤苓各二钱　车前子三钱　川朴一钱　左金丸（包煎）四分　泽泻二钱　姜竹茹二钱　益元散（包）三钱　荷叶一角

又方：藿苏梗各二钱　麸炒枳实一钱　六一散（包）三钱　制川朴一钱　砂仁一钱　范志曲三钱　姜半夏一钱　川郁金三钱　酒炒木瓜二钱　薤白头一钱　花粉四钱　竹茹二钱　荷叶一角

某　霍乱七天，吐泻未止，口干欲饮，烦躁胸闷，脉细数，舌光绛，中薄腻。脾阳胃阴已伤，暑湿郁而未楚，症势沉重，虑有肝风痰厥之忧。急宜扶正存阴，宣化和中。

藿梗二钱　豆豉三钱　黑栀三钱　金斛三钱　左金丸四分　党参三钱　花粉三钱　滑石三钱　茯苓二钱　於术一钱　牡蛎三钱　车前三钱　范志曲三钱　枇杷叶三钱　炒荷叶一角

某　霍乱吐泻交作，腹中绞痛，寒湿暑滞交阻三焦，阴阳逆乱，清浊不分，脉细肢冷，症势沉重，颇虑厥脱。姑拟芳香宣浊，以望转机。

藿梗　陈皮　半夏曲　左金丸　白术　茯苓　蔻仁　滑石　车前　六曲　腹皮　荷叶　姜竹茹　伏龙肝

某　寒湿暑滞，交阻中焦，上吐下泻，脉伏肢冷。症属霍乱，防其转筋内脱外闭之险。拟方候高明政。

霍苏梗　陈皮　川朴　姜半夏　茯苓　车前子　六曲　腹皮　黄连（干姜拌炒）　蔻仁　苡仁　荷叶　伏龙肝

某　霍乱后，胃阴大伤，虚火湿热上蒸，口糜满布，延及咽喉，内热口干，胸闷呕恶，肝火上逆，肺失清肃之权，咳嗽纳少，脉来沉细而数，舌光，阴分大亏，浮阳上越，阴寒内伏。症属上热下寒，药剂顾此失彼，病势险重，防其汗脱。再拟育阴泄木，扶正清解。

炒潞党　玄参　生甘草　桔梗　茯苓　川石斛　青蒿　白芍　扁豆衣　牡蛎　大贝　谷芽　枇杷叶　干荷叶　鲜青果

十一、痢疾

某　下痢胸痞，脉沉迟，胸腹痞闷，此乃寒邪内伏，阳气不升所由来也。宜扶土。

广皮一钱　枳壳一钱　炮姜炭八分　木香五分　焦茅术一钱　炒神曲三钱　乌药一钱半　青皮一钱　焦山楂三钱　川朴一钱　桔梗一钱　姜二片

某　发热气喘，下痢不止，更兼脉促。此乃是热邪灼肺，肺与大肠相表里，肺热移于大肠，肠既受热，下痢亦固所宜，加以脉促，阳盛阴衰之至。姑宜养阴肃肺，兼以清化之治。

川黄连（酒炒）四分　生地炭三钱　炒丹皮二钱　酒黄芩一钱　酒白芍一钱　南沙参四钱　桔梗一钱　炒枳壳一钱　茯苓三钱　冬术（土炒）一钱　益智仁一钱　木香四分　石莲子（去心、皮）三钱　罂粟壳三钱　杏仁三钱

某　痢下纯红，延绵两月余，脾肾两乏必然之理。拟脾肾并补，兼分利调和肠胃之治。

炒於术一钱半　赤白苓各一钱半　炒槐米三钱　赤白芍各一钱半　焦山楂三钱　炒丹皮一钱半　地榆炭三钱　炒泽泻二钱　乌梅炭五分　五味子七粒　补骨脂一钱半　秦皮二钱　炒白扁豆三钱　罂粟壳三钱　茶叶三钱

复诊：上方服后病减六七，加陈棕炭五分　炙升麻四分　荷蒂（炒）七个

潞党参（元来炒）三钱　甘杞子二钱

某　痢经两月，赤白相杂，腹痛不解，后重食少。近日加之小溲不利，时而坠胀，中气不足，脾肾皆伤，症防转剧。

西洋参（元米炒）一钱　煨葛根三钱　砂仁一钱　煨木香八分　川连四分（吴萸二分拌炒）　酒黄芩一钱　地榆炭三钱　炒白芍二钱　广皮一钱　猪赤苓各二钱

泽泻二钱　川升麻六分　熟谷芽三钱　荷蒂一枚　荷叶一角　陈仓米（煎汤代水）一合

某　暑热寒滞并阻，腹痛泄泻延久，刻今不爽，内热甚，溺少，势成痢疾，急宜慎口腹。当导滞提邪，分利之治。

赤苓二钱　荷蒂一枚　姜一片　苏藿梗各二钱　煨葛根二钱　煨木香五分　青陈皮各一钱　车前子三钱　焦山楂三钱　独活一钱　中川朴一钱　制香附一钱

某　先患疟疾，退后复痢，缘邪内陷，腹痛后重，带红无度，苔腻，胸闷，势成噤口。宜导滞提邪。

生熟葛根（土炒）各二钱　川连三分　赤苓二钱　车前子三钱　青陈皮各一钱　独活一钱　枳实（炒）一钱　焦山楂三钱　地榆三钱　桔梗一钱　佛手八分

某　肝脾不调，湿浊阻于气分，腹痛下痢白积。当理气和脾。

当归　乌药　青皮　桂枝　砂仁　云苓　延胡　煨木香　枳壳　姜炒茴香　香橼皮

某　痢下无度，后重不爽，不思纳食，属噤口痢，难治之症。宜培土导滞提邪。

木香五分　川连三分（吴萸二分拌炒）　赤白芍各一钱　生熟苡仁各三钱　陈皮一钱　焦山楂三钱　车前子二钱　生熟谷芽各三钱　陈仓米一撮（荷叶包，刺孔入煎）

十二、疟疾

某　三阴大疟，先天本亏，后天更弱，邪伏三阴，以致寒热日久，绵延不止，胸腹胀，胁肋成痞，名曰疟母，口渴咽干。姑拟透解伏邪，再培两天。

前柴胡（各）　砂仁　薄荷　桑叶　生熟谷芽（各）　佛手　荷叶　青蒿梗　炙鳖甲　鲜石斛　鲜首乌　小朴　丹皮　广皮　半夏

原注：三剂而愈。

某　大疟久延。

前柴胡各八分　苏藿梗各一钱　制首乌四钱　蒿梗二钱　姜一片　荷叶一角　炙鳖甲（打）一钱　法半夏一钱　酒黄芩一钱　象贝三钱　桑叶二钱　煨草果五分　青皮一钱　赤苓三钱

复诊：服药三剂，疟邪已止，胸腹渐舒，尚宜和解，清养并培。

鹿角霜三钱　炙鳖甲（打）二钱　青蒿梗一钱五分　丹皮二钱　鲜石斛三钱　鲜首乌四钱　生龟板四钱　南沙参四钱　前胡一钱　陈皮一钱　法半夏一钱　川朴一钱　薄荷一钱　桑叶二钱　生谷芽三钱

某　夏伤于暑，秋冒风凉，致成疟疾。日晡寒热，胸闷食少，大便溏薄。投剂合度，尚宜和解畅中。

前柴胡各一钱　法半夏一钱　酒芩一钱　桑叶一钱　茯苓三钱　青陈皮各一钱　煨草果五分　知母二钱　大贝三钱　车前子二钱　薄荷一钱　川朴一钱　姜一片　荷叶一角

某　大疟日久，寒轻热重，更兼脘痞，便溏咳嗽，口中作甜，邪痰湿浊阻中也。

前柴胡各一钱　云茯苓三钱　桔梗一钱　炒枳壳一钱　煨葛根二钱　煨木香五分　法夏一钱　川朴一钱　青陈皮各一钱　酒芩一钱　苏梗三钱　煨草果一钱　姜三片　荷叶一角

十三、中风

某　半身不遂，名曰偏枯。古云：左为血虚，右为气衰，似亦近理。盖营行脉中，气行脉外，气非血不行，血非气不化，气血不能充泽，则半身偏废。有如树木之衰，一支津液不到，则一支偏枯。人之偏废，亦由是也。今偏枯于右，手足弛纵不用，麻木不仁，脉来沉滑，滑者痰也。因平素嗜酒生湿，湿郁生痰，痰湿深入络中。沉痼之疾，非易瘳也。当补气为主，养血佐之，参以化湿通络，使气血充和，湿化痰去，病可望愈。

黄芪　党参　茯苓　姜半夏　石菖蒲　全当归　天麻　陈皮　生苡米　陈胆星　甜瓜子仁　鸡稷子

某　中气不足，痰涎上壅，手足麻木。宜补气化痰。

潞党参　茯苓　冬术　橘红　半夏　炙芪　象贝　僵蚕　姜汁　竹沥

某　肾气久亏，内风鼓动，舌废不能言，足废不能行。宜温肾祛风通络。

制首乌　鹿角霜　茯苓神　山药　远志肉　川石斛　秦艽　牛膝　川断

某　偏枯于左，荣血大亏，不能滋养肝木，筋节失养，以至偏枯于左，手足屈而不伸。当养血活络法。

当归　生地　川芎　毛脊　独活　怀牛膝　酒炒木瓜　杞子　秦艽　桑寄生　红枣　桑枝　姜

某　素积操劳，营血暗损，肝阳上越，痰火随之，以致络脉失调，舌强言謇，右半身不遂，类中堪虑。仿河间法。

生地　当归　石斛　僵蚕　黄肉　麦冬　茯苓　菖蒲　远志　蝎尾

某　气血两亏，遍身强着，四肢麻木不仁，痰涎上壅，舌强言謇。

黄芪（防风拌炒）　党参　白术　茯苓　鹿角胶　独活（酒炒）　淮牛膝　法半夏　白芍（酒炒）　当归　天麻　炒橘红　大枣　生姜　桑枝

某　风门有四，首重偏枯。就偏枯一门，又有中络、中经、中脏、中腑之别。恙起于右体不仁，大筋软缩，手指屈而不伸，风痰流窜经络。急宜养血祛风，化痰涎、利关节。

大生地　当归身　杭白芍　生白术　川独活　甜瓜子　化橘红　姜半夏　川断肉　汉防己　嫩桑枝　怀牛膝　虎胫骨　生姜　红枣

某　脉来右部细弦而滑，营血不足，肝风内动，驱脾经之湿痰上升，流窜筋节，大有中风之势。急宜养血祛风，化痰利节。

炙生地　川断肉　云茯苓　法半夏　新会皮　冬白术　杭白

芍　左秦艽　当归身　广木香　冬瓜子　晚蚕沙（包）　苡仁　生姜　红枣

十四、肝风

某　经云：诸风掉眩，皆属于肝。以肝为风木之脏也。肾阴久亏，不能养肝，肝虚生风，脾虚生湿，湿郁生痰，肝风挟痰上扰，头眩且痛，时时呕吐，脉来弦滑。宜滋肾柔肝、化痰镇逆之法。

菊花二钱　天麻八分　细生地三钱　生白芍一钱五分　生石决（打，先煎）八钱　半夏曲一钱五分　旋覆花（包）一钱五分　代赭石（煅）三钱　桑叶一钱五分　料豆衣三钱　丹皮二钱　薄橘红一钱五分　茯苓二钱　姜汁炒竹茹一钱五分

某　肝风扰胃，口眼㖞斜。宜柔肝息风。

羚羊片　明天麻　生石决　僵蚕　川石斛　麦冬　橘红　象贝　南沙参

嫩钩钩（后入）

某　五心烦扰。自头至腰时时作颤，坐卧不安。驯龙汤。

龙齿二钱　珍珠母八钱　羚羊片一钱五分　杭菊二钱　生地六钱　当归二钱　白芍一钱　薄荷一钱　沉香五分　川断三钱　独活一钱　钩钩（后入）三钱　红枣十枚

某　肾风内动，如登舟中，蒙被畏人。宜祛风化痰。

钩钩（后入）三钱　巴戟天三钱　独活二钱　僵蚕三钱　小生地四钱　朱茯神二钱　黑料豆三钱　潼白蒺藜各三钱　川郁金二钱

某　肝风上升，头目不爽，肝气犯胃，中脘不舒。宜柔肝息风，兼调胃气。

当归身　杭白芍　香抚芎　白蒺藜　川郁金　明天麻　甘菊花　细青皮　石决明　广木香　春砂仁　佩兰叶　陈广皮　佛手片　降香

某　内热头痛，久而不愈，此肾阴久亏，肝热生风候也。宜滋肾柔肝法。

南沙参四钱　潼白蒺藜各三钱　羚羊片（先煎）一钱　怀牛膝二钱

天麦冬（青黛拌）各二钱　女贞二钱　淮山药三钱　丹皮二钱　生龟板（打）四钱　茯苓二钱　莲子十枚

某　血虚肝风内动，头痛不止。

明天麻（煨）八分　杭菊花二钱　钩藤（后入）三钱　酒炒白芍二钱　丹皮二钱　当归二钱　桑叶二钱　料豆衣三钱　刺蒺藜三钱　黑芝麻一撮　蝎尾　二条

某　肝阳上升，肺胃不和，不时呛咳，头角作痛。姑拟柔肝熄风，兼清肺胃。

羚羊角　杭菊花　象贝母　桑白皮　潼沙苑　南沙参　云茯苓　苡仁　全当归　生石决　大丹参　霜桑叶　白蒺藜

某　脉来左弦右滑，肝风内动，驱痰上升，不时呛咳，入夜则厥，抱恙日久，不易速瘳。急宜养血祛风，化痰通络。

南沙参　大丹参　云茯神　石决明　麦门冬　川贝母　天竺黄　法半夏　明天麻　甘菊花　炙僵蚕　化橘红　光杏仁

某　两尺虚细，左关独弦，右部浮滑。水不涵木，肝阳上升，肺胃不和，脾土困顿。先宜培土生金，后再峻补。

南沙参　柏子仁　潼沙苑　黑料豆　全当归　云茯苓　夜合花　大丹参　川石斛　女贞子　淮山药　陈皮白　金橘饼

某　胃之大络，名曰虚里，入脾而布于咽。肝气太强，上犯虚里，中脘不畅，作哕舌灰，职是故也。至于肢节流窜作痛，甚则发

301

厥，肝风所致。宜养血柔肝，和胃通络。

当归身　杭白芍　犬丹参　玫瑰花　化橘红　制半夏　白蒺藜　春砂仁　川断肉　川独活　怀牛膝　左秦艽　川厚朴　晚蚕沙　佛手片　甜瓜子

某　肝胆风火上郁，头面清空失宣，筋掣不和。治以清散。

羚羊角　犀角　山栀　连翘心　瓜蒌　薄荷梗　荷叶梗　青菊叶

某　风痰上升，筋脉牵掣。宜柔肝息风，兼化痰通络。

生石决八钱　紫丹参三钱　麦门冬一钱五分　云茯神三钱　炙僵蚕一钱五分　甘菊花二钱　明天麻八分　象贝母二钱　天竺黄六分　制半夏一钱　陈橘红五分　左秦艽一钱　双钩藤（后下）二钱

某　右偏风头痛，木火上升，先从牙龈起，继以头胀而疼。当从少阳、阳明合治。

刺蒺藜三钱　嫩钩钩（后下）三钱　荷叶边三钱　炙生地三钱　蔓荆子三钱　黄菊花二钱　杞子三钱　桑叶一钱　丹皮二钱　川石斛三钱　山栀三钱

某　阴虚头痛。

南沙参　茯苓　牡蛎　菊花　刺蒺藜　钩钩（后下）　天麻　桑叶　麦冬　生龟板　生石决（打，先煎）　荷叶边

十五、眩晕

某　肝为风木之脏，藉肾水以滋之。今肾水不足，不能养肝，肝阳上升，头目眩晕，肢体摇颤，如登云雾，如坐舟中，甚则跌仆。宜壮水柔肝，介类潜阳。

细生地四钱　牡丹皮二钱　生白芍一钱五分　生石决八钱　菊花二钱　桑叶二钱　川石斛三钱　明天麻八分　灵磁石（整块入煎）五钱

某　营血久亏，肝风挟痰气上升，以致头目眩晕。宜养血柔肝，以制虚阳。

当归　丹参　石决　天麻　潼白蒺藜　白芍　茯苓　半夏　菊花　白术　广皮　红枣　芝麻

某　痰气阻塞，头目眩晕。

制半夏一钱　化橘红一钱　甘菊花二钱　象贝母三钱　杏仁泥三钱　石决明五钱　桑叶屑一钱　当归二钱　云茯苓三钱　川郁金二钱　沉香五分　佛手七分　芝麻一撮

某　肝者将军之官，其体阴，其用阳，故为刚脏。水不涵木，肝阳上升，头眩心悸，有时怔忡，实为肝病。宜滋肾柔肝，息风化痰之治。

炙生地　青龙齿　制半夏　杭菊花　嫩桑枝　柏子仁　大丹参　杭白芍　石决明　红枣　潼蒺藜　白蒺藜　当归身　云茯神　陈橘红　金橘饼

某　营血大亏，肝风内动，不时呛咳，头目作眩。宜养阴调营，熄风化痰。

南沙参　白苏子　女贞子　甜杏仁　潼蒺藜　石决明　化橘红　白蒺藜　云茯苓　苡仁　当归身　象贝母　桑白皮

某　肾水久亏，肝阳上僭，肝营不足，发脱目昏。宜养阴调营，以滋肝木。

南沙参四钱　淮山药四钱　杭白芍一钱　炙生地四钱　石决明八钱　杭甘菊一钱　霜桑叶一钱　黑芝麻三钱　当归身一钱五分　净蝉衣一钱　云茯神三钱　谷精草一钱五分　福橘饼三钱

某　营血久亏，肝风内动，头目作眩。宜调营柔肝。

303

炙生地　当归身　杭白芍　香川芎　陈橘红　明天麻　杭菊花　石决明　春砂仁　川断肉　制半夏　川独活　嫩桑枝　荞饼

某　水不涵木，肝阳上升，头目不清，不时呛咳，腰膝乏力。急宜壮水涵木，清肃肺胃。

南沙参　炙生地　天门冬　女贞子　川杜仲　怀牛膝　谷精珠　净蝉衣　金毛脊　杭菊瓣　桑白皮　瓜蒌皮　陈橘红　杏仁泥

十六、耳鸣、耳聋

某　人身十二经脉，有三百五十六络，其气血皆上注于目，而走空窍。其别气走于耳为听。劳烦无度，心肾皆亏，肝阳升动，气血乖和，两耳作鸣已久，年来渐加重听。心开窍于耳，肾之所司也，肾阴不升，心火无由下降，气道不利，肝阳不潜，职是之故。法宜交心肾，兼以潜阳，多服以冀轻减，是否候正。

生地（蛤粉拌炒）三钱　当归二钱　淮山药三钱　柏子仁二钱　麦冬二钱　沙参三钱　陈皮五分　牡蛎四钱　茯苓三钱　灵磁石三钱　石菖蒲五分

某　耳为肾窍，肾气久虚，不能上达，耳渐失聪，宜补肾达聪之治。

大熟地　女贞子　黑料豆　潼沙苑　茯苓　远志肉　丹皮　甜杏仁　薄橘红　制半夏　象贝　灵磁石

原注：耳聋因肾虚、痰火上升壅塞清道者居多。老人加龟板（打）五钱

某　营血久亏，肝风上升，以致头眩目晕，耳聋颈强。治宜养血柔肝，以制虚阳。

炙生地　女贞子　川芎　桔梗　当归　丹参　丹皮　石决　牛膝　天麻　杭菊　广皮　半夏　蚕沙（包）　桑枝叶　潼蒺藜　白蒺藜　灵磁石（整块　煎汤）

某　耳为肾窍，肝阳上扰，肾穴受伤，聆音不聪，夹有脓血。先宜滋肾柔肝，参以清越，六味丸加味主之。

女贞子　粉丹皮　福泽泻　白蒺藜　杭甘菊　云茯苓　净蝉衣　石决明　川百合　福橘饼　黑芝麻　红枣　大生地　霜桑叶　淮山药

十七、郁症

某　久郁，心脾气结。利窍佐以益气。

人参　菖蒲　枣仁　远志　茯神　半夏　川连　郁金

某　经谓：肝气由左而升，肺气由右而降。故左右为阴阳之道也。夫肝喜条达，而恶抑郁，今胸中作痛，直至左胁，是痰气郁结，胸中无由展舒之故。治宜抑木和中，以清痰气。

木香　佛手　橘饼　藿梗　白芍　制陈皮　白蔻　郁金　炙草　炒苏子　法半夏　刺蒺藜

复诊：症势悉松，湿郁渍脾未清，胃气逆满，胸痞嗳噫，苔浊厌食，神疲内热，乃肝脾郁结，七情间病。再用四七汤加味。

方佚

十八、痰证

某 风痰上升，阻塞灵窍，不能言语。宜清养心神，熄风化痰。

天竺黄六分 大丹参三钱 茯神二钱 杭麦冬一钱五分 胆南星六分 陈橘红一钱 杭甘菊二钱 光杏仁三钱 白蒺藜三钱 大贝母二钱 石决明八钱 灯心三尺 鲜竹沥二大匙

某 风痰上升，神识迷昧。宜清通神明，熄风化痰。

丹参 麦冬 茯苓 化橘红 生石决 炙草 僵蚕 秦艽 天竺黄 杭菊 天麻 杏仁 钩藤

某 脾土不运，胃有积湿，饮食入胃，不生精血，化为痰涎，气逆上冲，不时呕吐。宜扶土和中，参以化痰。

沉香 干姜 苏子 象贝 桂枝 制半夏 橘红 生熟苡仁 茯苓 砂仁 焦苍术 炮姜炭 当归

十九、痉厥

某 气火上升，与痰交阻，上焦清阳之气失旷，肝阳内燃，以致神昏不语，四肢痉厥，牙关紧闭，咽喉肿痛，脉来两寸沉伏，势属极重。

羚羊片 黑山栀 丹皮 川贝 橘红 瓜蒌 枳实 郁金 天麻 钩藤 九节菖蒲 淡竹沥一杯 姜汁两滴（同冲）

二十、不寐

某 营血久亏，心肾失交，夜寐不甜。宜养营血，以交心肾。

当归二钱　丹参二钱　茯神二钱　龙齿二钱　炒枣仁三钱　陈皮一钱　半夏一钱　夜合花三钱　薄荷一钱　石决明八钱　潼沙苑三钱　上沉香三分

某 营血久亏，不能养心，以致心悸不安，入夜不寐。姑拟补养血分，以安心神。

当归　白芍　丹参　茯神　柏子仁　炒枣仁　远志　合欢皮　新会皮　真珠母　龙齿　潼白蒺藜　女贞子　莲子　夜交藤　生地露　琥珀

某 肝营久亏，肝阳渐动，风火上升，心神烦扰，夜寐不安。盖人卧则魂藏于肝，肝阳不平，则寐不安也。拟真珠母丸加减，渐望安适。

石决明　青龙齿　大丹参　大生地　云茯苓　春柴胡　南薄荷　沉香片　柏子仁　夜合花　橘皮白　佩兰叶　白蒺藜　台乌药　毛燕窝　荞饼　鲜藕

某 人卧则魂藏于肝，魄藏于肺。肝阳鼓动，则肺气不清，夜寐不安，心神烦扰，乃肝肺不相接洽，非山泽不交之例。拟柔肝肃肺，安养心神，渐冀痊可。

真珠母　苍龙齿　云茯神　炙生地　川贝母　夜合花　柏子仁　上降香　川石斛　大丹参　薄荷叶　瓜蒌皮　红枣　鲜藕　荞饼

某 二天不足，心肾失交，夜寐不宁，动则头汗，甚则作渴。脉右强左弱，或时五至，似数非数。久虚之质，峻补不受，偏胜亦忌。当以调养精神，参以开合法，煎丸并进，渐可安康，久服延年，良非诬说也。

天门冬　炙生地　云茯神　焦白术　大丹参　云茯苓　潞党参　白归身　生牡蛎　煅龙齿　新会皮　春砂仁　夜合花　福橘饼　奎红枣

如作丸，以橘饼、红枣二味煎汤泛丸，气分药可加重。

某　彻夜不寐，间日轻重，如发疟疾，一载未愈，左关独见弦数，余部平平，少阳、厥阴同病。拟甲乙归藏汤。

真珠母八钱　龙齿二钱　柴胡（醋炒）一钱　薄荷一钱　生地六钱　归身二钱　酒白芍一钱五分　丹皮二钱　柏子仁二钱　夜合花三钱　沉香五分　夜交藤三钱　红枣五枚

二十一、惊恐

某　因惊外触，见症神怯欲迷，已经肢厥，冷汗怕动。拟镇怯理虚。

人参　茯神　枣仁　生龙骨　石菖蒲　炙甘草　淮山药　南枣

某　惊悸气促，喉舌作痛，驯龙驭虎汤。

莲子（去心）二十粒　沉香（人乳拌）四分　花龙骨二钱　琥珀一钱　真珠母八钱　玉竹四钱　菱皮四钱　石斛三钱　柏子霜二钱　白芍一钱五分　薄荷一钱

二十二、癫、痫、狂

某　心血不足，风痰上升，不时迷昧，宜祛风痰，兼养心血。

丹参三钱　茯神二钱　生地三钱　麦冬二钱　珍珠母（打）八钱　橘红一钱　僵蚕三钱　石斛三钱　天竺黄八分　蒲黄四分　竹叶二十张

某　肝风内动，风痰上升，不时昏厥，口吐涎沫。宜熄风化痰。

当归三钱　丹参二钱　天麻八分　制半夏一钱　菊花二钱　龙齿二钱　僵蚕三钱　橘红一钱　杏仁三钱　天竺黄五分　灯心三尺

某　痰迷心窍，癫痫。

陈胆星三钱　木香三钱　天竺黄一钱　茯神一钱　沉香一钱　石菖蒲一钱　远志肉一钱　枣仁一钱　辰砂一钱

研末，每服三钱，姜汁汤下。

某　肝风痰火上升，痰火郁结胸中，癫狂晕厥。

丹参二钱　茯苓一钱五分　柏子仁二钱　天麻五分　石决四钱　菊花二钱　天竺黄八分　新会皮一钱　僵蚕三钱　象贝三钱　陈胆星五分　桑叶屑一钱　淡竹沥两匙（冲服）

二十三、咳嗽

某　痰气上升，呛咳气喘，宜降气化痰。

橘红一钱　半夏二钱　苏子一钱五分　茯苓二钱　桑皮二钱　沉香四分　蒌皮仁（炒、研）三钱　当归二钱　象贝三钱　川郁金二钱　海浮石三钱　杏仁三钱

某　风痰咳嗽。宜祛风化痰。

嫩桔梗一钱　大力子三钱　赤苓三钱　炙草五分　前胡一钱　橘红一钱　荆芥一钱　象贝三钱　桑叶一钱　大杏仁三钱

某　呛咳伤力，时时漫热。

南沙参四钱　云苓二钱　石决明六钱　生苡仁四钱　茜草根二钱　怀牛膝二钱　大杏仁三钱　大贝三钱　参三七五分　麦冬二钱　丹参二钱　蒌皮三钱　藕二两同煎

某　风热咳嗽，漫热，咽喉作痛作痒。

蒌皮三钱　川贝二钱　荷叶一角　牛蒡子二钱　桑叶一钱　薄荷一钱　前胡一钱　橘红一钱　煨葛根三钱　杏仁泥三钱　桔梗一钱

某　肺胃不和，呛咳痰喘。治宜肃降。

当归　茯苓　生苡仁　薄橘红　半夏　炙草　苏子　象贝　郁金　蒌皮　大杏仁　蛤粉　合欢　南沙参　佛手

某　呛咳气喘，交冬即发，肾虚脾湿不化也。

南沙参　茯苓　怀牛膝　川贝　瓜蒌实　女贞　炙紫菀　苡仁　黑料豆　杜仲　旋覆花　橘红　沉香　甜杏仁　海蜇皮（浸淡）

某　肺胃不和，痰气交阻，以致呛咳两载，甚则呕吐水谷，诊脉沉数。皆缘七情拂郁，寒暑失调所致。姑拟清金养胃，顺气化痰。

西洋参　川百合　象贝　山药　蛤粉　枇杷叶　石斛　茯苓　白薇　橘白

某　脉来左弦右滑，肝风驱痰上升，呛咳气逆，喉闷作梗，系阴分不足故也。宜清泄上焦法。

南沙参　桑白皮　苦杏仁　甘菊花　麦门冬　制半夏　象贝母　杭白芍

二诊：脉来弦象渐平，呛咳亦减。宜宗前法更进一筹。

南沙参　陈橘红　瓜蒌皮　川杜仲　全当归　云茯苓　左牡蛎　川贝母　旋覆花　桑白皮　怀牛膝　冬白术　甜杏仁　莲子肉

三诊：肝营不足，肝气太强，上犯肺胃，呛咳日久。经治虽已获效，旋于疟后失于调养，肝营更亏。急宜调营柔肝，兼治肺胃。

当归身　川贝母　杏仁泥　大丹参　杭菊花　石决明　淮山药　合欢皮　潼沙苑　莲子肉　云茯苓　桑白皮　陈橘红　柏子仁

某　营血大亏，肝风内动，不时呛咳，头目作眩。宜养阴调营，息风化痰。

南沙参　云茯苓　苡仁　当归身　潼白蒺藜　女贞子　甜杏仁　象贝母　陈橘红　杭菊花　桑白皮　石决明　白苏子

某　水不涵木，肝阳上升。不时呛咳，头目不清，腰膝乏力。急宜壮水柔肝，佐以清肃。

桑白皮　怀牛膝　净蝉衣　金毛脊　南沙参　肥天冬　杏仁泥　川杜仲　陈橘红　炙生地　女贞子　瓜蒌皮　杭菊花　谷精草

某　肺肾阴亏，肝阳独旺，上升犯肺，呛咳夹红，久延入损。急宜清养。

南沙参　桑白皮　淮山药　光杏仁　潼蒺藜　云茯苓　茜草根　女贞子　瓜蒌皮　怀牛膝　麦门冬　象贝母　生藕节

某　肺胃不和，脾多痰湿，失血之后，呛咳而喘。宜培土生金，参以肃降。

南沙参　云茯苓　苡仁　麦门冬　桑白皮　瓜蒌皮　参三七　怀牛膝　茜草根　杏仁泥　川贝母　陈橘红　旋覆花　莲子肉

二十四、哮喘

某　痰气哮喘，肺气不降，肾气不纳，脾多湿痰，呛咳而喘。宜扶土化痰，降纳气机。

家苏子　制半夏　橘红　瓜蒌仁　象贝　桑皮　郁金　怀牛膝　云苓　杜仲　生熟苡仁　甜杏仁　补骨脂（核桃拌炒）各三钱　沉香三分

某　痰气哮喘，胸闷不舒，脾胃失和。宜健脾和胃，化痰理气。

南沙参　茯苓　生苡仁　潼白蒺藜　象贝　橘红　苏子　白芥子　莱菔子　石决　杏仁　郁金　炙桑皮　木香　鹅管石（煅研）各三钱

某　风痰堵塞肺之小管，而为哮喘。痰鸣气不能降，夜不能睡，脉象浮滑。治当三子养亲汤加味调之。

苏子霜一钱　白芥子一钱　莱菔子三钱　法夏二钱　赭石三钱　旋复花（包）一钱半　枳实一钱　陈皮一钱　桂枝四分　马兜铃三钱　茯苓三钱　炙草四分　沉香三分　竹茹一钱半

某　痰火内郁，风寒外束，哮喘发呃，脉滑舌腻。化痰肃降。

蜜炙麻黄三分　苏子霜一钱　杏仁三钱　橘红一钱　法夏二钱　象贝三钱　蒌仁三钱　赭石三钱　旋覆花（包）二钱　海浮石三钱　桑皮三钱　款冬二钱　杷叶（炙）三钱　沉香三分

某　素有哮喘之疾，近因外邪触发，痰稀脉细。寒湿之邪，非温不解，桂枝合六安煎加减。

西桂枝三钱　中朴（姜炒）一钱　制半夏一钱半　白芍（酒炒）一钱半　当归二钱　茯苓三钱　炙草四分　炙紫菀一钱半　上沉香三分　杜苏子（炒）二钱　旋覆花（包）一钱半　浮水石三钱　生姜一片　大枣一枚　枇杷叶（去毛、蜜炙）四钱

某　风痰上升，不时吼喘。宜以疏化。

白芥子二钱　莱菔子（炒）三钱　炙苏子二钱　桑叶二钱　橘红一钱　川贝二钱　浮海石三钱　蒌仁三钱　沉香三分　杏仁三钱　半夏一

钱　前胡一钱　姜汁两滴（冲服）

某　寒战热甚，嗽逆声嘶痰多，清晨鼻衄，脉数，关部见滑。邪恋肺络，阴分尤伤。然痰带血丝，肺亦日损，即宜早治，勿致劳怯为幸。

南沙参三钱　茯苓三钱　杏仁三钱　丹皮二钱　川石斛三钱　炒黄芩一钱半　橘红一钱　白薇一钱　蒌皮三钱　川贝二钱　苏子二钱　梨三片　竹叶三十张

某　气喘汗流，脉无欲脱。以生脉散为主，兼养血化痰，补火生土之治。

人参五分　麦冬二钱　五味十五粒　丹参二钱　茯苓三钱　炒枣仁二钱　川贝二钱　制半夏　淡苁蓉各三钱　竹沥一匙　手拳米一撮

某　肺胀而喘，欲卧不得，面红流汗，系肾气不纳故也。

川贝三钱　潼白蒺藜各三钱　五味子十粒　天竺黄二钱　牡蛎（煅）四钱　伽南香四分

某　气喘汗流。宜酸甘化阴。

旋覆花（包）一钱半　怀牛膝二钱　人参五分　麦冬二钱　五味四分　杜仲三钱　象贝三钱　杏仁三钱　牡蛎（煅）三钱　补骨脂一钱　橘红一钱

某　肺气不降，肾气不纳，呛咳气喘。宜纳气降气之治。

象贝三钱　杏仁三钱　橘红一钱　沉香四分　补骨脂（核桃肉炒）一钱　杜仲三钱　茯苓二钱　五味四分　潼沙苑三钱　山药三钱　炙苏子三钱　半夏一钱

某　寒热如疟，五更为甚，痰喘咳嗽，不能安睡。痰火上升，进清热定喘法。

苏梗三钱　青蒿一钱半　生甘草五分　丹皮二钱　酒芩一钱　川斛三钱　橘红一钱　大贝三钱　法半夏二钱

二十五、肺痈

某　肾水久亏，肝阳上扰，肺金受克，呛咳痰腥，已成肺痈。宜壮水柔肝，清养肺气为治。

天麦冬（去心）各一钱半　鲜百部三钱　橘红一钱　女贞子二钱　生石决（打）六钱　南沙参四钱　合欢花三钱　生苡仁四钱　象贝母三钱　甜杏仁（去皮、尖）三钱　瓜蒌皮三钱　川郁金二钱　炙桑皮三钱　金丝荷叶（去背上白毛）三张

复诊：肝火犯肺，致成肺痈重症。拟壮水柔肝，清养肺气。

原方加牡蛎、淮药、北沙参、川贝、蜜炙百部、怀牛膝、梨、莲子、旱莲。

某　痈久发热，咳嗽吐脓腥秽，此肺络大伤之故。

鲜百部三钱　鲜石斛三钱　夜合花三钱　女贞子二钱　南沙参三钱　杏仁泥三钱　象贝三钱　蒌皮仁各三钱　天冬二钱　云苓二钱　橘红一钱　薄荷一钱　竹叶二十张　金丝荷叶（去背上白毛）三张

某　咯血汗流，痰腥，阳气渐脱。宜培土生金，化痰理气，祛瘀养阴。

补骨脂（核桃肉拌炒）一钱　丹参二钱　当归二钱　木香五分　乌梅炭四分　三七三分　茜草二钱　川芎八分　五味三分　刘寄奴三钱　藕节五枚　阿胶（蒲黄拌炒）二钱　侧柏炭三钱　黄芪三钱　桃仁泥一钱

二十六、失音

某　外冷内热，寒热客邪迫肺，久逼失音。用双解法。

石菖蒲二钱　蜜炙麻黄四分　生甘草四分　杏仁（去皮尖，打）三钱　射干一钱　石膏三钱　桑叶一钱　蝉衣（去翅足）一钱　生扁豆三钱　枇杷叶（包）四钱　牛蒡子（炒研）三钱　鸡蛋清一个　诃子皮一钱

某　肺肾阴虚，失音，白浊。

橘红　芡实　莲须　煅龙骨　煅牡蛎　川贝　生苡仁　北沙参　桔梗　泽泻　桑皮　赤苓

二十七、自汗、盗汗

某　脉细自汗，下体怯冷，卫阳式微使然。

黄芪三钱　制附片一钱　炙於术一钱　炙甘草五分　煨姜一片　南枣三枚

某　汗出肢酸，营卫两虚。

黄芪　桂枝木　白芍　炙草　防风根　浮小麦　南枣　煨姜

另用单方：五倍子（炒、研）二钱，枯矾少许，同研，用本人津唾调涂脐上，外用膏盖。

某　平时左边面部出汗，至丑时又复盗汗。

人参　茯神　焦白术　五味子　炙草　白芍　枣仁　龙骨

另服琼玉膏，每日早晚各一次，每次三钱。

二十八、虚劳

某　劳倦内热，咳嗽咯红，系伤力内亏，脉弦。用肃降存阴。

炙苏子三钱　炙桑皮三钱　枳壳一钱　牛膝三钱　赤芍一钱五

分 炒丹皮二钱 甜杏仁三钱 炙橘红一钱 桔梗一钱 归尾三钱 川断三钱 谷芽三钱 藕节三枚

某 经云：劳则气耗。故咳逆咽痒，每见痰红，阴分已亏，肝火上乘金位，兼思虑伤脾，不时作恶也。宜清泄之。

南沙参三钱 郁金二钱 橘红一钱 蔻壳一钱 青盐半夏二钱 丹皮二钱 茯苓二钱 杏仁三钱 枳壳一钱 白蒺藜三钱 桔梗一钱 生甘草五分 生谷芽三钱

某 阴虚生内热，脾虚湿易郁。劳热延久，湿滞不清，以致倦乏体软，胸脘满闷，脉形濡弦，两尺皆弱。先宜升清阳，运中土，益阴清热。

南沙参四钱 柴胡一钱 赤芍一钱五分 赤苓三钱 广皮一钱 淮山药三钱 白薇二钱 川朴一钱 炒丹皮二钱 川石斛三钱 法半夏一钱 泽泻一钱五分

某 营血大亏，四肢枯燥。补血和营，养阴敛肝，润肺补脾，稍参强筋舒络。

天冬 炙生地 南沙参 柏子仁 女贞子 怀牛膝 当归身 白芍 川续断 淮山药 云茯苓 猪肤 桑枝 红枣

某 阴分久亏，虚火上升，津液不济，口干舌碎。宜育阴制阳。

南沙参 川石斛 左牡蛎 麦冬 细生地 龟板 丹皮 茯苓 花粉 女贞子 淮山药 梨

某 舌绛如丹，右关滑大，乃知阳明尚有余蕴。舌红者系津亏营弱，虚风未平。拟用养阴熄风，以清胃热。

黑荆芥一钱 炒丹皮二钱 麦冬二钱 花粉三钱 南沙参四钱 白菊花二钱 赤芍一钱 枳壳一钱 生甘草五分 归尾一钱五分 橘红一钱 谷芽三钱 藕二两

某　水不滋木，肝阳上升，肺胃受克。失血之后，不时呛咳，饮食不加，势将成损。姑拟壮水柔肝，清肃肺胃。

天门冬　麦门冬　淮山药　茜草根　象贝母　海蛤粉　南沙参　生龟板　参三七　女贞子　苦杏仁　北沙参　潼沙苑　黑料豆　桑白皮　莲子肉

某　水不滋木，肝火克金，呛咳咯血，势将成损。急宜介类以潜阳。

天门冬　麦门冬　败龟板　左牡蛎　茜草根　甜杏仁　潼沙苑　南沙参　象贝母　女贞子　毛燕窝　瓜蒌皮　海蛤粉　桑白皮　怀牛膝

某　肝阳上升，肺金受克，呛咳漫热，症入损门。姑拟清养。

南沙参　北沙参　淮山药　白归身　女贞子　潼沙苑　杏仁泥　川贝母　陈橘红　合欢皮　麦门冬　毛燕窝　莲子肉

某　肝火上升，肺金受克，咳嗽音喑，症入损门。急宜清养。

南沙参　瓜蒌皮　川贝母　女贞子　北沙参　杏仁泥　桑白皮　潼沙苑　生龟板　天门冬　麦门冬　淮山药　淡竹叶　鸡子清

某　水不涵木，肝阳上升，上实下虚，延绵日久。拟甘以缓之、酸以收之、重以镇之之法，渐望轻减。

炙生地三钱　南沙参三钱　淮山药三钱　归身二钱　茯苓二钱　潼白蒺藜各三钱　花龙齿三钱　丹参二钱　女贞子二钱　合欢皮三钱　玫瑰花三朵　莲子十粒

某　久病阴伤，脾胃不和，伏邪不尽，寒热不清，咳嗽胸闷，神羸脉细，防入损门。拟养阴和，中肃肺之治。

生首乌　青蒿　当归　半夏　杏仁　川贝　茯苓　橘红　谷芽　鳖甲（炙、打）　川石斛　荷叶　姜

复诊：寒热咳嗽稍减，神羸脉细弱，阴分大亏，损怯堪虑。仍

养阴和中肃肺。

前方去青蒿梗，加淮山药、神曲、甜杏。

某 肺胃阴伤，肾气不纳，故患久咳，气逆若喘，日中热甚，肌瘦食少，舌绛，脉浮虚数，势有损怯之虞。拟补气养阴滋化源。

西洋参二钱　白芍二钱　地骨皮三钱　炙生地三钱　炙苏子二钱半　炒丹皮二钱　生草五分　川百合三钱　青蒿梗一钱半　怀牛膝二钱　白薇一钱　藕三片

枇杷膏一两（冲服）

复诊：咳久伤阴，阴虚内热，热久不解，日中则甚，形瘦食少，脉虚数，右关独大，系金土皆亏，木扣金鸣，虚火上升，炎燥所致，行经如常。急急调养，勿致劳怯为幸。

西洋参一钱半　金沸草一钱半　地骨皮三钱　麦冬二钱　炙苏子一钱半　青蒿一钱半　淮山药三钱　白薇一钱　茯苓二钱　丹皮二钱　白芍一钱　藕三片　生谷芽三钱

二十九、血证

某 肝阳上僭，巨口咯红，不时呛咳，损症渐成，势极沉重。始拟清养。

明天冬二钱　南沙参四钱　北沙参三钱　丹皮二钱　茯苓二钱　归身二钱　炒淮山药三钱　刘寄奴二钱　鲜毛姜三钱　茜草根二钱　怀牛膝二钱　肥玉竹三钱　甜川贝（研）三钱　杏仁三钱　梨三片　藕节三枚

某 肾水久亏，肝火犯肺，咳嗽吐血。宜滋肾柔肝，清养肺金。

南沙参　大麦冬　茯苓　山药　象贝　茜草　郁金　甜杏仁　丹皮　梨　藕节

某　虚寒吐血，阳虚咳嗽，巨口咯红，治宜温摄。

怀牛膝　潞党参　茯苓　山药　肉桂　制附子　橘红　半夏　补骨脂　茜草

某　伤力停瘀，巨口咯红。宜祛瘀通络。

当归二钱　怀牛膝二钱　茜草根三钱　刘寄奴三钱　参三七三分　丹皮二钱　郁金二钱　降香五分　藕节三枚

某　巨口咯红，从呕而出，此系肝胃不和，阳络受伤。宜调荣清降。

丹参二钱　乌梅炭五分　茯苓二钱　当归三钱　焦楂炭三钱　川断二钱　怀牛膝二钱　旋覆花（包）一钱五分　上沉香三分　藕节炭三枚

某　咳嗽咯红，痛引两胁。

黑料豆三钱　生谷芽三钱　潼白蒺藜各三钱　甜杏仁三十粒　真新绛五分　冬青子三钱　旱莲草二钱　南沙参四钱　丹皮二钱　郁金二钱　云苓二钱　补骨脂（核桃肉拌炒）　川贝二钱　牡蛎四钱　菱皮三钱

某　肺、脾、肾三阴有亏，浊阴凝滞不化，借肝阳而上升，以致气逆不降，不能平卧。据述气从少腹上升，痰多血少，从口咯出，大便微溏，脉虚数。拟金水两调，和中镇逆。

淡秋石　茯苓　牡蛎　橘白　炮姜　山栀　旱莲　白芍　熟地　五味子　甘草

某　金水虽亏，中土尤弱，胸中乃清旷之地，缘阳气不布，浊阴上升，湿痰盘踞，且其咯痰难解，虽有痰中夹红，乃咳伤阳络，血随气升。今拟平调中土，顺气除痰。

茯苓　於术　山药　功劳叶　半夏　橘红　薤白头　诃子

肉　阿胶　丹皮

二诊：投肃降法，咳嗽减，痰血亦止，内热亦退，惟气尚急，由肺胃两亏。用养肺胃法。

海浮石三钱　云苓三钱　南沙参四钱　炙紫菀一钱五分　丹参二钱　苡仁四钱　炙草五分　车前子三钱　生谷芽三钱　枇杷叶二片　霜桑叶二钱　甜杏仁三钱　川贝二钱　橘红一钱

三诊：咯红已止，咳嗽亦减，惟气逆更甚，纳少便溏，两足浮肿，脉细形瘦。皆由肺脾大亏，肾气不纳，势已成损。勉拟扶土生金纳气之法，候高明政。

西洋参　茯苓　山药　牡蛎　川贝　海螵蛸　苡仁　五味子　橘白　谷芽　扁豆衣　省头草　枇杷叶　蛤蚧尾一对

某　耳为肾窍，肾水久亏，肝胆之火逼血上行，耳中出血。宜滋肾柔肝，以降虚火。

细生地　天麦冬　南沙参　生龟板　茯苓　山药　生石决　茜草根　牡丹皮　牛膝　藕

童便

某　虚阳上升，不时鼻红。宜育阴制阳。

南沙参　天麦冬　生龟板　细生地　丹皮　生石决　象贝　牛膝　茜草根　黑芥穗　茯苓　山药　梨　茅针花

外用：黑山栀研末塞鼻内。

某　鼻衄，豢龙汤主之。

羚羊片（先煎）一钱半　牡蛎四钱　石斛三钱　牛膝二钱　南沙参四钱　川贝二钱　青黛拌麦冬二钱　夏枯草二钱　黑荆芥一钱　薄荷炭一钱　茜草根二钱　茅根五钱　藕五片

某　鼻血妄行，四生丸。

侧柏叶　艾叶　薄荷叶　生地

某　牙关属胃，胃火炽盛，齿中流血。宜滋养胃阴，兼以清降。

南沙参四钱　西洋参一钱　麦冬二钱　川斛三钱　茯苓二钱　淮山药三钱　丹皮参各二钱　鲜生地三钱　牛膝二钱　花粉四钱　甘蔗二两（劈、同煎）

某　血藏于肝、统于脾，肝脾两亏，藏者不藏，统者不统，血难停留，大便下血。宜肝脾并培，兼以收纳。

当归　赤芍　潞党参　焦白术　茯苓　炙草　新会皮　茅术　木香　煨姜　灶心土

某　气血两亏，不时下痢，腹痛肠红。急宜分利。

南楂炭三钱　乌药一钱半　车前子三钱　荷叶一角　荞饼二钱　川连五分　木香五分　煨葛根二钱　薄荷一钱　赤苓二钱　赤芍一钱　苡仁四钱　青皮一钱　陈皮一钱

某　经治以来，肠红便血稍减，惟肺阴尚弱，故下血难以骤效。仍宗前法，兼养肺阴。

炒银花三钱　地榆炭三钱　五味子一粒　赤芍一钱　青皮炭一钱　荷叶（炒）一角　西洋参（元米炒）一钱　北沙参三钱　清阿胶（蒲黄末拌炒）三钱　女贞子二钱　枸杞子（炒）三钱　炙黑草五分　菟丝饼三钱　炒槐米三钱

某　热邪内灼，则毛窍出血，已成肌衄。宜养肺清热。

南沙参　茯苓　山药　夏曲　菱皮　石斛　赤芍　石决　丹皮　牛膝　甘蔗

三十、胸痹

某　肝肺气逆，胸痹膺痛，食入作梗。理气畅中。

杏仁　象贝　香附　佛手　当归　白芍　瓜蒌　薤白头　石斛　郁金　甘草　橘红　蒺藜

某　胸痹因寒怒而致，痰气逆而凝结，卧睡不得，胸痛彻背。

瓜蒌　半夏　薤白头　石斛　郁金　甘草　橘红　桂枝　茯苓　生姜　枇杷叶（姜汁炒、包）

某　胸痹木失所制，肝气将升。

白蔻仁（打冲服）三分　生於术（米泔水炒）一钱半　旋覆花（包）三钱　赭石三钱　炒白芍四钱　石决明四钱　沉香屑四分　青皮（醋炙）一钱半　焦山栀三钱　通草一钱　泽泻三钱

三十一、胁痛

某　荣血不足，肝气太旺，犯胃克脾，胸闷不舒，胁肋作痛。宜养血柔肝，健脾和胃。

全当归二钱　大白芍一钱　炙甘草五分　茯苓二钱　川郁金二钱　青皮一钱　乌药一钱半　白蒺藜三钱　小川朴一钱　大砂仁一钱　玫瑰花五分　沉香四分　猩绛四分

某　血虚气旺，阻塞中宫，散走两胁，络痛难忍，坐卧不安，六脉沉涩。用温通理气平肝。

杜苏梗二钱　炒当归二钱　橘络一钱半　九香虫一钱　桂枝一分　老山朴六分　川楝子（炒）三钱　川连（吴萸二分拌炒）三分　公丁香二只　炒赤芍一钱　乌药一钱半　木香五分　川郁金二钱　白檀香

一分　佛手花五分

三十二、脘腹痛

某　胃脘痛，腹胀拒按，按之则痛益甚。抑郁伤肝，肝气独旺，犯胃克脾。夫土受木制，运化失常，食入易滞，气不下通，脘痛腹胀，手不可按。经所谓：有形之食，阻塞无形之气也。脉象左弦右沉，势非轻浅。急宜柔肝理气，导滞畅中。

当归二钱　白芍一钱半　甘草四分　青皮一钱　木香五分　法夏一钱半　砂仁一钱　乌药一钱半　煅瓦楞三钱　延胡索一钱　枳实（磨冲）五分　沉香（磨冲）三分

某　荣血不足，肝气太强，犯胃克脾，中脘不舒。宜调荣畅中，平肝和胃。

当归二钱　丹参二钱　怀牛膝二钱　玫瑰花五分　刺蒺藜三钱　郁金三钱　青皮一钱半　木香五分　砂仁一钱　乌药一钱半　佩兰叶一钱　荞饼三钱　姜二片

某　肝胃气疼，宜和营畅中。

全当归　云茯苓　焦白术　延胡索　台乌药　白蒺藜　细青皮　陈广皮　春砂仁　怀牛膝　金橘饼　生姜　广木香　佩兰叶

某　中脘作痛，寒凝气滞，宿食不化，阻塞中焦，上下不畅，以致脘痛不舒。治宜温中导滞。

陈广皮一钱　焦苍术一钱　川朴一钱　广木香八分　大砂仁一钱　茯苓二钱　六神曲三钱　焦楂肉三钱　川郁金二钱　枳实一钱　青皮一钱　佛手八分　藿苏梗各一钱

某　营血久亏，肝气上升，犯胃克脾，胸腹作痛。治宜温运。

当归身　杭白芍　上猺桂　延胡索　焦白术　云茯苓　佩兰叶　广郁金　细青皮　白蒺藜　广木香　春砂仁　降香片　佛手片

某　木不调达，腹痛嗳气。宜抑木畅中。

酒川连五分　淡吴萸四分　法半夏一钱半　川朴一钱　砂仁一钱　白归身二钱　生白芍二钱　白蒺藜四钱　青皮一钱　藿苏梗各二钱　乌药一钱半　白檀一钱半

某　脘腹绞痛，胸闷呕恶，丑时尤甚，乃肝木旺时也。脉弦数，苔黄，症勿轻视，颇虑痛甚发厥。急拟柔肝调畅中都。

藿梗　白芍　甘草　醋炒柴胡　半夏　云苓　川楝子　煅瓦楞　吴萸　川连　陈皮　焦谷芽　佩兰　鲜佛手

某　肝气湿热交阻中焦，胃失降和，以致脘痛大发，呕吐不止，胁肋亦胀，脉来弦滑，苔腻，不时潮热。宜抑木畅中，兼苦降辛开。

刺蒺藜　淡干姜　川连　姜夏　陈皮　云苓　蔻仁　沉香　姜竹茹　佛手　藿梗　郁金

某　清气不升，浊气不化，凝结下焦，少腹作痛。宜理气化浊。

白芍　当归　茯苓　陈皮　细青皮　乌药　木香　小茴香　白蒺藜　补骨脂　毕澄茄　瓦楞子（煅）　生姜　沉香

某　胸腹作痛，为时已久，常药罔效。权用古方椒梅丸加味主之。

当归身二钱　杭白芍一钱　真安桂四分　毕澄茄一钱　瓦楞子三钱　小青皮一钱　延胡索二钱　广木香五分　春砂仁（打）一钱　乌药片一钱　新会皮一钱　刺蒺藜三钱　焦乌梅一粒　花椒目二十四粒

三十三、呕吐

某 反胃呕吐大症，食入作吐。宜理气畅中。

当归 白芍（桂枝炒） 肉桂 延胡 木香 砂仁 川朴 陈皮 郁金 蒺藜 赭石 旋覆 藿梗 姜竹茹 佛手 檀香 炙黑草 生谷芽

某 经以脾为胃主，行其津液者也。脾虚不能为胃行其津液，则聚饮成痰，偏于胃而为呕，停滞腹中为痛，延今七载，时作时愈。

理中汤加藿香 当归 吴萸 丁香 橘红

灶心土煎汤代水。

某 经云：肾者胃之关也。皆缘命火不足，水谷不分，关门不利，胃失冲和，宜其食入反出。今拟釜底加薪，蒸动肾气，乾健不失，浊气下利，其呕当止。

熟附片 益智仁 炒於术 制半夏 茯苓 麦冬 小茴 淡吴萸 梗米

某 肝胃不和，痰气凝滞，以致食入即出，左腹痞硬，动气不安，舌苔黄白，少津。辛通苦降法。

姜汁炒竹茹 吴萸 川连（姜汁炒） 山栀 瓜蒌皮 枳实 茯苓 半夏 金沸草 郁金 牛膝

某 荣血久亏，胃气不和，湿痰不化，胸闷呕吐。宜和营调中，化痰理气。

刺蒺藜三钱 广郁金三钱 青陈皮各一钱 法半夏二钱 连壳蔻八分 上沉香（乳磨冲）三分 当归二钱 毕澄茄一钱 茯苓二钱 木香五分 佛手八分 姜竹茹一钱五分 枇杷叶（姜汁炒）三钱 手拳米一撮

某 胃阴枯涸，呕吐作痛，大便不利。育阴制阳，柔肝和胃，兼以流畅，待阴分渐复，阳明渐和，呕吐自止，大便自通。

西洋参八分　大丹参二钱　云苓三钱　冬术一钱　炙草五分　郁金三钱　刺蒺藜三钱　天麦冬各二钱　法夏一钱　川朴一钱　青陈皮各一钱　赭石三钱　旋覆花一钱五分　檀香五分　生熟谷芽各三钱　姜竹茹二钱　麻仁三钱

某　脾为湿土，胃为燥土，其性本喜燥而恶寒，寒气入胃，饮食难化，不时呕吐。宜健脾温胃，以止呕吐。

当归　茯苓　生熟苡仁　新会皮　姜半夏　川朴　干姜　肉蔻　茅术　怀牛膝　木香　肉桂

三十四、泄泻

某　脾虚泄泻。

煨姜二片　补骨脂一钱　肉豆蔻八分　党参三钱　茯苓二钱　白术一钱　炙甘草五分　木香五分　砂仁一钱　广皮一钱

另服丸方。

党参五两　云苓三两　炙甘草五钱　野於术（米泔水浸、土炒）一两五钱　肉豆蔻一两　补骨脂（核桃肉拌炒）一两五钱　陈广皮一两　制半夏（艾汁炒）一两五钱　广木香八钱　赤石脂八两　炒苡仁五钱

上药依法，取清水泛为丸，每早服三钱，开水送下。

某　肠胃不和，泄泻不止。宜扶土畅中。

川朴一钱　生熟谷芽各三钱　青皮一钱　荷叶一张（包糯米煎）　江枳壳一钱　赤苓二钱　乌药一钱五分　煨木香五分　神曲三钱　生熟苡仁各二钱　统车前三钱　陈皮一钱

某　胸闷不舒，泄泻日久。宜扶土畅中，兼以化浊。

乌药一钱　车前子三钱　荷蒂一枚　橘饼一枚　归身二钱　茯苓二钱　生熟苡仁各四钱　陈皮一钱　半夏一钱　川朴一钱　神曲三钱　枳壳

一钱　粉葛根二钱

某　肾为胃关，关门不利，聚水生湿，清浊不分，大便溏滑，经久不愈，纳谷不贪，胃气不和。今宗温肾一法。

破故纸　小茴香　炒苡仁　焦冬白术　茯苓　川朴　陈皮　六神曲　木瓜　川椒目

某　脾具坤静之德，而有乾健之能，此火一衰，不能腐熟水谷，则清浊难分，宜其腹痛便泄。惟脉数不和，阴虚之体。宜脾肾两调。

肉果　破故纸　吴萸　五味子　山药　冬术　扁豆　木香　云苓　生姜　红枣

某　脘痛经久，近加腹痛便泄，气滞不和，脾虚湿阻。

仿建中汤加木瓜、茯苓、木香、猪苓、冬术、大腹绒、吴萸、姜、枣。

某　苔白腻，脉弦细，腹痛泄泻，寒湿相搏。宜扶土利湿。

茯苓二钱　泽泻二钱　藿香二钱　车前子三钱　白术一钱　山栀三钱　川朴一钱　木香五分　神曲三钱　甘松五分　生姜一片

某　脾为湿土，以升为健，胃为燥土，以降为和。肝木横亘于中，上犯胃经，下克脾土，以致胸腹不舒，甚则作吐作泻。宜柔肝和中化浊。

当归身　白蒺藜　陈橘皮　川厚朴　焦白术　春砂仁　台乌药　云茯苓　佩兰叶　广木香　白檀香　广郁金　细青皮　金橘饼

某　肠胃失和，胸闷泄泻。宜扶土和中。

当归（土炒）二钱　茯苓二钱　生熟苡仁各三钱　粉葛根二钱　小川朴一钱　炒枳壳一钱　青皮一钱　乌药一钱五分　白术（土炒）一钱　桔梗一钱　车前子三钱　荷叶一角　荷蒂一枚　炒泽泻二钱

某　外感湿热泄泻。

粉葛根二钱　江枳壳一钱　赤苓二钱　桔梗一钱　小川朴一钱　前胡一钱　生熟苡仁各三钱　车前子三钱　荷叶一角

三十五、噎膈

某　荣血大亏，不能养肝，肝阳太强，犯胃克脾，以致食入作吐作痛，噎膈渐成。宜养荣柔肝，健脾和中。

当归二钱　紫丹参二钱　怀牛膝二钱　郁金二钱　青皮一钱半　乌药一钱半　广皮一钱　制半夏一钱　川朴一钱　木香五分　砂仁一钱　玫瑰花三朵

某　食入作梗，荣血久亏，肝气太旺，犯胃克脾，久为噎膈。宜养血柔肝，理气畅中。

当归　丹参　怀膝　茯苓　郁金　青皮　炙草　乌药　陈皮　川朴　砂仁　香附　延胡　玫瑰花　刺蒺藜　制半夏

某　胃阴干枯，食入作梗。宜养阴理气。

南沙参　茯苓　麦冬　丹参　牛膝　丹皮　砂仁　郁金　青陈皮　合欢皮　川贝　粳米

某　肺胃不和，痰气交阻，食入作胀且梗，痰涎上泛，腑气不行，贲门不纳，脉来浮虚，谨防呃逆之变。拟方候政。

西洋参　石斛　苏梗　茯苓　旋覆　蒌皮　姜半夏　黑山栀（姜炒）左金丸　玫瑰花

某　肝气犯胃，胸腹不舒，吞咽呕吐，投剂合度。尚宜养血柔肝，温畅中都。

当归　白芍　茯苓　陈皮　藿香　沉香　法夏　砂仁　竹茹　佛手　左金丸

三十六、黄疸

阳黄症。

绵茵陈一钱　焦白术一钱　建猪苓一钱五分　福泽泻二钱　车前子三钱　广皮一钱　黑山栀二钱　川黄柏一钱　生苡仁四钱

阴黄症。

制附片三分　淡干姜八分　车前子三钱　绵茵陈一钱　陈皮一钱　焦苍术二钱　当归二钱　茯苓二钱　焦白术一钱

谷疸症。服食头眩。

莱菔子二钱　生熟谷芽各三钱　六神曲三钱　法夏一钱　焦茅术一钱　小川朴一钱　木香五分　当归二钱　茯苓二钱　焦白术一钱　绵茵陈一钱　大砂仁一钱　车前子三钱

酒疸症，嗜酒饮太过。加减葛花汤主之。

泽泻一钱五分　车前子三钱　绵茵陈一钱　葛花二钱　枳椇子三钱　砂仁一钱　当归二钱　茯苓二钱　焦白术一钱　橘红一钱

女劳疸症，小腹急，额上黑，足下热，大便色黑，小便利，有血瘀蕴内。桃花化浊汤加茵陈。

桃仁三钱　红花六分　赤苓二钱　赤芍二钱　当归尾二钱　丹参二钱　怀牛膝二钱　延胡索一钱　佩兰叶一钱　降香五分

三十七、肿胀

某　脾胃不和，积湿不化，肚腹作胀。宜健运分消。

新会皮　焦茅术　川朴　连皮苓　青皮　桑皮　冬瓜子皮　泽泻　防己　统车前

生熟苡仁

某　瘀血作胀，宜和营破瘀。

生绿豆衣　防己　降香　桃仁　红花　延胡索　当归　丹皮　川怀牛膝　丹参　泽泻　青皮　炮姜

某　木乘土位，单腹作胀。宜抑木扶土。

煅瓦楞子　金铃子　冬瓜皮子　川朴　白芍　党参　连皮苓　冬术　枳实　炙内金　木香　炮姜　当归　肉桂

某　脾虚湿胜，将有木乘土位之势，用宽运分消，服之稍效，惟湿渍脾阳，不胜运化。再用前意推求。

制川朴一钱　苏藿梗各二钱　茵陈一钱　炒白术二钱　砂仁五分　水仙子三钱　枳实一钱　木香五分　法半夏二钱　青陈皮各一钱　赤苓二钱　神曲三钱　佩兰一钱　姜皮三分

某　脾湿不运，四肢浮肿。宜健脾利湿。

新会皮一钱　焦苍术一钱　川朴一钱　连皮苓四钱　桑皮三钱　冬瓜子皮各三钱　苏叶一钱　防己二钱　泽泻二钱　统车前三钱　川怀牛膝各二钱　生熟苡仁各三钱

某　湿热阻塞下焦，肺胃气不下降，咳嗽气逆，腿肿麻木不仁，脉迟细而涩。非清泄宣化，何由而治？升清阳，肃肺胃，渗湿涤热。

桑枝三钱　茯苓三钱　北沙参三钱　萎皮三钱　川贝二钱　生苡仁四钱　冬瓜子三钱　秦艽二钱　防己五钱　陈皮一钱　地肤子二钱

某　胸闷腹胀，阴囊肿痛。宜分消法。

冬瓜子三钱　广皮一钱　牡蛎四钱　焦於茅术各一钱五分　茯苓皮三钱　大腹皮三钱　料豆衣三钱　泽泻二钱　麻仁三钱　苏叶梗各一钱　萆薢三钱　黄柏二钱　车前子三钱　鸡内金二钱　木通（酒炒）一钱

二诊：肿胀已退，惟阴囊未松，系肝肾两亏，湿浊下注。宜培脾肾，通大便。

党参三钱　茯苓皮四钱　苏叶一钱五分　黄柏（酒炒）三钱　生川军三钱　玄明粉二钱　川升麻四分　瓜蒌仁（打）三钱　当归二钱　生首乌四钱　细木通（酒炒）一钱

某　气虚中满，腹胀拒按，两胁隐痛，胸隔痞闷，晨起舒快，过午即闷沉不爽，大便溏泄，脉象右部沉细，左部弦数。再与调畅。

广皮一钱　藿香梗一钱五分　猪赤苓各三钱　腹皮（酒洗）二钱　苏梗二钱　泽泻二钱　白蔻（去壳、研冲）二粒　细辛二分　焦苍术一钱　蒌皮三钱　金铃子二钱　姜皮二钱

二诊：腹胀渐松，胸次亦宽。前法加减。

白芍二钱　蔻壳一钱　五味子五分　炙草六分　蒌皮三钱　姜皮二钱　苏藿香各二钱　姜朴一钱五分　柴胡三钱　五加皮二钱　腹皮（酒洗）三钱　陈皮一钱　桑皮三钱　茯苓皮三钱　延胡二钱

三诊：腹胀渐消，脉亦渐醒，舌苔已化，大势可定。再与清疏。

前方加南北沙参各二钱　炙款冬二钱　冬瓜皮三钱　木香五分　砂仁一钱　木通一钱五分　青皮一钱　川椒八分

四诊：腹胀将次尽消，胸脘亦舒，知饥能食，惟力不足，步履尚难，宜扶土培元。

当归二钱　川芎一钱　焦冬术一钱五分　苓皮三钱　炙芪一钱五分　橘红八分　姜一片　川石斛三钱　陈皮一钱　炒白芍一钱五分　川断三钱　炙草一钱　川椒一钱　大枣三枚

五诊：腹胀已消，气机亦醒，惟步履乏力。再与培土养阴。

炙草一钱　元枣三枚　生姜二片　潞党参二钱　丹皮二钱　法夏一钱五分　山萸肉二钱　云苓三钱　焦冬术二钱　怀牛膝二钱　橘红一钱

某　脾湿成胀，脐突筋起，背平腰满，腹大如鼓，症极沉重。

姑拟温运脾阳,和中化浊。

全当归　广木香　云茯苓　降香片　炮附子　佛手片　小厚朴　怀牛膝　新会皮　大丹参　车前子　细青皮　苡仁　冬瓜子　冬瓜皮　川通草

某　脾有湿热,腹胀囊肿,症势极重。姑拟健脾分消。

连皮苓　大腹皮　细青皮　新会皮　广木香　大砂仁　佩兰叶　台乌药　焦茅术　川牛膝　川厚朴　车前子　佛手片　煨姜

三十八、症瘕

某　瘕痞已久。急宜消散和荣。

全当归二钱　大丹参二钱　金香附二钱　红花八分　乌药一钱　陈橘核一钱　延胡索一钱半　金铃子二钱　枳壳一钱　木香五分　砂仁(研)一钱　陈皮一钱　川椒目(开口的)二十粒　降香五分

二诊:瘕块松软。尚宜前法加减。

消痞阿魏膏贴患处。

当归二钱　白芍一钱　香附二钱　枳实一钱　真福曲三钱　橘核二钱　小茴香二钱　乌药一钱　陈皮一钱　木香五分　佛手五分　降香五分　砂仁(研)一钱

某　诊得脉来沉细,左关尺带涩。盖沉属气滞,细属阳虚,涩乃留瘀。所得见症,腹满块叠不平,皆缘湿痰交阻,营卫乖违,询及辰下,经停不至。治之当以攻补兼施,邪去而正不伤,方能有洽病情,存方候政。

潞党参　茯苓　旋覆花　木香　炮姜　当归　延胡　小茴香　橘红　鸡内金　玫瑰花　厚朴　血琥珀

又丸方：

生锦纹三钱 桃仁二钱 䗪虫十四个 乌贼骨 茜草根各一钱半 三棱（醋炒）一钱 桂心四分

上药共研末，为丸如绿豆大，每服二十四丸，或三十丸，临晚时陈酒送下，服至半月后，大便有黑紫血块，即停此丸，再为换方可也。

某 脾虚力弱，痞块，丸剂。

潞党参四两 云苓二两 炙绵芪二两 归身（酒炒）二两 炙草五钱 煨京三棱五钱 蓬莪术五钱 半夏曲一两 制中朴三钱 枳壳一两 陈皮一两 炙鳖甲三两 醋炒青皮一两 红花五钱 上安桂三钱 川雅连二钱 炮姜二钱

上药如法炮制，籼米粉糊丸如桐子大，每服二、三钱，清晨米汤送下。

某 昨投逍遥散加味，少腹瘕聚痛减，左脉不起，右部迟细，肝胆尚未协调。前法加减。

醋柴胡六分 酒当归二钱 丹参二钱 川断三钱 茯神二钱 制香附二钱 酒白芍二钱 延胡（酒炒）二钱 破故纸二钱 木香一钱 蒲黄炙生地三钱 炒丹皮二钱 炙草五分 广木香五分 茺蔚子三钱 藕节二枚 川朴一钱

三十九、消渴

某 肝风厥阳，上冲犯胃，为中消。

石膏 知母 川石斛 花粉 生地 阿胶 生甘草 生白芍 枣仁 麦冬

某　三阴亏损，虚火上升，内热口渴，神疲乏力，久成上消。育阴清降。

南沙参　石斛　石决　茯神　麦冬　知母　生草　生地　白芍　丹皮　象贝　杏仁　青皮甘蔗

四十、遗精

某　阴虚阳旺　精宫不固。宜育阴制阳。

花龙骨（煅）二钱　左牡蛎（煅）四钱　茯苓二钱　淮山药三钱　潼沙苑三钱　丹皮二钱　剪芡实三钱　女贞二钱　陈皮一钱　生地三钱　莲子（去心）十粒　鱼鳔五钱　金樱子膏五钱

某　肾水久亏，肝阳入客下焦，鼓其精房，以致精宫不固，时有梦遗。姑拟壮水柔肝，兼以摄纳。

天麦冬各二钱　南沙参四钱　茯苓二钱　淮山药三钱　牡蛎四钱　花龙骨三钱　剪芡实三钱　女贞子二钱　杜仲三钱　潼白蒺藜各三钱　川断三钱　丹皮二钱　莲子十粒　广皮白一钱

某　无梦而遗，心肾亏也。宜交通心肾。

莲子　杜仲　川断　茯神　山药　生地　女贞　牡蛎　龙骨　芡实　广皮

外用方：

固精丹：五倍子（炙）　研末，以掺膏药中，贴肚脐上，二、三日一换，久之即愈。

附：阳痿

某　三旬以内而阳事不举，此先天禀弱，心肾失交，非老年阳衰之比。宜填充髓海，交合心肾。

熟地四钱　雄羊肾一对　甘杞子三钱　远志二钱　补骨脂一钱　白茯苓二钱　青盐五分　粉丹皮二钱　广郁金三钱　陈皮一钱　黑山栀三钱　猪脊髓一条　鹿衔草三钱

四十一、淋浊

某　湿热下注。治宜清利。

天门冬　小生地　大丹参　粉萆薢　瞿麦穗　苡仁　怀牛膝　粉丹皮　细木通　车前子　天花粉　福泽泻　灯心

某　湿浊壅于洲都，气不宣化，小溲难涩。宜和营理气，兼化湿浊。

当归身　上肉桂　小青皮　川郁金　赤茯苓　瞿麦穗　怀牛膝　车前子　陈广皮　冬瓜子　佛手片　大丹参　川通草　降香　苡仁（煎汤代水）

某　阴分久亏，湿热下注，溲溺作痛。治宜清利。

南沙参　天门冬　赤茯苓　生苡仁　粉萆薢　鲜首乌　车前子　瞿麦穗　川石斛　天花粉　甘草梢　怀牛膝　细木通　粉丹皮

某　脾肾两亏，小溲淋漓。宜固本和中，兼纳下元。

潞党参　川杜仲　焦白术　桑螵蛸　补骨脂　全当归　陈广皮　云茯苓　杭白芍　佛手柑　黑料豆　佩兰叶

某　脾肾两亏，湿热下注，小溲淋浊。宜培脾肾，兼以利湿。

细生地四钱　淮山药三钱　云苓二钱　女贞子三钱　黑料豆三钱　潼沙苑三钱　川萆薢二钱　瞿麦三钱　知母一钱半　牡丹皮二钱　甘草梢五分　统车前三钱　川黄柏一钱半

某　湿热下注，小溲淋浊。治宜分利。

南沙参　茯苓　生苡仁　丹参　怀牛膝　细木通　瞿麦　夏枯穗　黄柏　川萆薢　统车前　泽泻　甘草梢

某　脾肾阴亏，湿热不化，下注膀胱，小溲白浊。宜补肾健脾，分利湿热。

黑料豆　细生地　女贞子　菟丝饼　云苓　生熟苡仁　左牡蛎　泽泻　统车前　甘草梢

某　肾阴不足，肝阳郁热，挟湿下注，小溲赤浊。宜育阴制阳，分利湿热。

天麦冬　小生地　南沙参　赤芍　潼沙苑　龟板　茯苓　女贞　山药　丹参　怀牛膝　瞿麦　统车前

某　血淋日久，溲赤溺管作痛，坠胀不已，气虚阴亏，湿热不化。

西洋参一钱　甘草梢八分　川升麻五分　归身二钱　广皮一钱　生地三钱　猪赤苓各二钱　柴胡一钱　山药三钱　泽泻二钱

某　营血不足，肝木太旺，上犯肺胃，下尅脾土，积湿下注，致成石淋。宜养阴运脾，兼以分利。

天门冬　细生地　云茯苓　车前子　女贞子　南沙参　川萆薢　柏子仁　川通草　生苡仁　全当归　怀牛膝

某　妇人血淋。

榆白皮　冬葵子　石苇　条芩　木通　甘草梢各五分
水煎空心服。

某　心热炽盛，移于小肠，不时溲血。宜清热利湿。

丹参　细生地　怀牛膝　赤芍　女贞　山药　丹皮　甘草梢　琥珀屑　泽泻　赤苓　统车前　莲子

某　湿热下迫，溺血酸痛，不易速功。

粉草薢三钱　地榆炭三钱　黄芩一钱　甘草梢一钱　白芍一钱五分　银花三钱　炒车前子三钱　赤芍四钱

某　脾肾两亏，夹有湿热，小溲赤色，如泥水不清。急分利湿热。

天冬二钱　生地四钱　丹参二钱　丹皮二钱　花粉三钱　草薢三钱　海蛤粉三钱　赤苓二钱　生苡仁四钱　通草五分　车前子三钱　竹叶二十张

某　咽喉失音，下部小溲白浊不清，久延难愈。先投以蜜炙麻黄、光杏仁、石膏、生甘草，后调以补骨脂（核桃肉拌炒）、菱皮、芡实、知母、黄柏、煅龙骨、瞿麦、泽泻、诃子肉、桔梗、玄参、草薢、乌贼骨、旋覆花、金樱子、蛤蚧、菖蒲、白鱼鳔。

某　白浊初起，以单方服之。

生川军八分　益元散三钱　青壳鸭蛋三个（去黄用白）和入药末搅匀，饭锅上蒸熟，分三服，白酒调送下，愈后忌口腹。

四十二、癃闭

某　气分不通，小便癃闭症。

丹参二钱　青陈皮各一钱　柏子仁二钱　石竹花三钱　木通（酒炒）一钱　川草薢三钱　通草五分　赤苓三钱　苡仁（煎汤代水）四钱　露风草一撮　通关滋肾丸三钱

某　肠胃不和，湿热下注，小便不通。治宜分利。

统车前三钱　甘草梢五分　蝼蛄三钱　当归三钱　赤苓三钱　生苡仁四钱　薄荷一钱　木通（酒炒）一钱　川牛膝二钱　草薢三钱　瞿麦三钱

另用单方：

用食盐放锅内炒白，再用大蒜二个，生山栀三钱，捣烂敷脐。

四十三、便秘

某　大便鞭结，胸闷腹胀已松。前法进治。

当归二钱　丹参二钱　香附二钱　云苓二钱　青皮一钱　乌药二钱　淡苁蓉三钱　鲜首乌四钱　法半夏一钱　大麻仁二钱　怀牛膝二钱　川朴一钱　生熟谷芽各三钱　广皮一钱　砂仁一钱

某　食进脘中，难下大便，气塞不爽，肠中攻痛，此为肠痹。

大杏仁　枇杷叶　郁金　全瓜蒌　山栀　香豆豉

另服肠气方：

川军（酒制九次）二两　上沉香六钱　桃仁（去皮尖、去油）六钱　乌药一两　硼砂（腐水煮、炒）二钱

共为末，每服三钱，五更时舌上舔津送下。

原注：幕抚军天颜太史，曾患肠气，得此方，服之而愈。

某　交春患病失调，延至长夏，正气大亏，津竭肠枯，大便燥结，欲解不解，内热腹痛，形瘦，六脉虚数无神，势极危险。且拟养阴润燥，以冀天造。

西洋参二钱　青蒿一钱五分　陈皮一钱　郁李仁三钱　麦冬二钱　炒白芍一钱五分　法半夏一钱五分　神曲三钱　炒川楝三钱　生熟谷芽各三钱　荸荠三枚　海蜇（漂清）五钱

复诊：中脘较舒，惟大便鞭结。宜和营化浊。

全当归　大丹参　怀牛膝　广木香　川厚朴　江枳壳　瓜蒌仁　川郁金　小青皮　合欢皮　福橘饼　降香片　陈广皮　佩兰叶

四十四、关格

某 痰滞郁结，上下关格。宜疏畅中都。

当归 茯苓 苏子 陈皮 小川朴 枳实 蒌仁 沉香

某 肝为将军之官，其体阴，其用阳，故为刚脏。营血素亏，不能滋养肝木，肝气太强，上升犯胃，下行克脾，以致食入作梗，中脘不舒，二便不通，上格下关，症极沉重。姑拟养血柔肝，兼以苦降辛开之治。

归身 丹参 怀牛膝 茯苓 生苡仁 刺蒺藜 川郁金 青陈皮 小川朴 上川连 淡吴萸 沉香（磨冲）

四十五、痿躄

某 肝、脾、肾三阴不足，湿热下注，大筋软短，小筋弛长，软短为拘，弛长为痿，左腿痿弱无力，肌肉暗削，询为湿客。宜培补三阴，和营舒筋法。

熟地 玄武版 山药 菟丝饼 牛膝 当归 补骨脂 茯苓 知母 陈皮 桑枝 红枣

某 五痿起于肺，治痿独取阳明，肺气不清，筋骨节不利，腿足瘫痿。宜养阴调荣，通利节络。

天麦冬 南沙参 茯苓 生熟苡仁 当归 白芍 丹皮 青蒿 杜仲 秦艽 牛膝 川断 桑枝

某 营血不足，脾有湿痰，腿足无力，久延成痿。宜养血舒筋，化痰利湿。

炙生地 全当归 杭白芍 怀牛膝 金毛脊 川独话 左秦

芄　川续断　法半夏　化橘红　广木香　甜瓜子　嫩桑枝　生苡仁　生姜　红枣

某　湿体夹风，下部瘫痪。宜培肝肾，兼和筋节。

炙生地　当归身　杭白芍　肉苁蓉　川断肉　川独活　金毛脊　怀牛膝　虎胫骨　广木香　川杜仲　红枣　汉防己　嫩桑枝　荞饼

某　先天本亏，血不养筋，风入节络，足趾下垂，不能步履。痿躄大症，不易速瘳。姑宜养血祛风，壮筋利节。

炙生地　当归身　杭白芍　川断肉　炙虎胫骨　川独活　金毛脊　左秦芄　汉防己　晚蚕沙　怀牛膝　甜瓜子　丝瓜络　红枣

某　阴分本亏，夹有湿热。宜调养中夹以分利。

全当归　川黄柏　大胡麻　苡仁　赤芍　茅苍术　赤茯苓　肥玉竹　地肤子　槐枝　生甘草　梧桐花　豨莶草

某　营血本亏，夹有湿热。宜和中利湿。

全当归　杭白芍　赤苓　生苡仁　怀牛膝　梧桐花　陈皮　春砂仁　茅苍术　红枣　川黄柏　佩兰叶　赤芍药　嫩桑枝　地肤子

四十六、痹

某　风寒湿三气杂至合而为痹，筋吊作痛。宜养血熄风，祛寒利湿。

豨莶草一钱半　秦芄一钱　独活（酒炒）一钱　甜冬瓜子（炒研）各三钱　五加皮二钱　当归二钱　白芍一钱　地肤子三钱　广皮一钱　苍术一钱　川断（酒炒）三钱　怀牛膝二钱　姜二片　桑枝三钱

某　肌肤麻木不仁。宜养血祛风，通利经络。

当归二钱　白芍（炒）二钱　生地三钱　茯苓二钱　丹皮二钱　炒白术一钱　海风藤（切）三钱　豨莶草二钱　生苡仁四钱　川怀牛膝各二钱　丝瓜络（炒）一钱半　桑枝三钱　梧桐花二钱　红枣三枚

某　风湿相乘，流窜四末。宜和荣熄风，兼以利湿。

全当归　赤茯苓　大胡麻　豨莶草　赤白芍　茅苍术　五加皮　地肤子　嫩桑枝　川黄柏　生甘草　怀牛膝　梧桐花

某　六旬之年，荣液交枯，兼之风、湿、热入客于络，右肩痛引指臂，不能抬举，延今两月余，临晚寒热。

全当归二钱　炙鳖甲（打）五钱　天麻一钱　红花八分　秦艽三钱　钩钩（后入）四钱　海桐皮三钱　大川芎一钱　晚蚕沙三钱　姜黄一钱　广三七一钱　木防己二钱　防风八分　羚羊片（先煎）一钱半　炙乳没各五分　鳖血炒柴胡一钱　知母一钱

某　筋骨疼痛，系血不养筋故也。兼利节络。

当归二钱　酒白芍一钱　茯苓二钱　苡仁四钱　毛脊（去毛、切）三钱　川断二钱　秦艽一钱　独活一钱　怀牛膝二钱　广皮一钱　木香五分　桑枝三钱　红枣五枚

某　痛风延久，两膝肿痛，举动伸缩不利，步履难行，防成痼疾。

当归二钱　炙鳖甲（打）三钱　晚蚕沙（包）三钱　秦艽二钱　香独活（酒炒）八分　防己二钱　防风八分　怀牛膝二钱　萆薢三钱　桑枝三钱　广三七八分　白茄根三钱　生苡仁四钱　鳖血炒柴胡一钱　羚羊片（先煎）一钱　夜交藤三钱　丝瓜络一钱半　炙乳没各六分

某　肢节作痛，荣血久亏，风入节络，不时作痛。宜养荣通络，兼以祛风。

当归二钱　茯苓二钱　秦艽二钱　怀牛膝二钱　白芍（酒炒）一钱　独活（酒炒）二钱　木香五分　川断（酒炒）三钱　生熟苡仁各三

钱　广皮一钱　毛脊（去毛）三钱　甜瓜子（炒研）三钱　姜黄五分　红枣三枚　桑枝一尺

某　寒湿浸淫骨节，肢节作痛。

姜制附片一钱半　桂枝尖一钱　西潞党三钱　当归（酒炒）二钱　川断（酒炒）三钱　秦艽一钱　羌独活（酒炒）各一钱半　丝瓜络（酒炒）一钱半　防己二钱　杜仲三钱　茯苓三钱　制乳没各一钱半　威灵仙二钱

某　历节风痛，屡次举发，筋节酸疼。宜祛风通络。

当归枝三钱　茯苓三钱　晚蚕沙（包）三钱　大川芎八分　桑枝三钱　炒丝瓜络二钱　酒炒木瓜二钱　木防己二钱　炙鳖甲（打）二钱　青防风一钱　羚羊片（先煎）一钱

某　肾主骨，自腰至膝，皆肾脉所贯。肾永久亏，骨节失养，是以腰痛足痿。宜大补肾阴，以壮筋骨。

当归二钱　秦艽二钱　鹿角胶三钱　枸杞三钱　杜仲三钱　菟丝饼三钱　毛脊三钱　怀牛膝二钱　川断（酒炒）三钱　大熟地三钱　郁金三钱　新会皮一钱　柏子仁二钱

某　腹痛气梗，腿足麻木酸疼。宜和荣扶土。

青皮一钱　乌药一钱半　半夏一钱　小茴一钱　秦艽二钱　怀牛膝二钱　茯苓二钱　当归二钱　丹参二钱　黑栀三钱　川芎八分　首乌四钱　桑寄生二钱　生熟谷芽各三钱

某　两尺虚细，左关独弦，右部带滑，肝、脾、肾三经不和，荣血大亏，不能流贯筋节，以致腰膝手足俱疼，肝气上犯胃经，中脘时痛，腿足浮肿，抱恙已久，不易速瘳。宜和营畅中，运脾通络。

归身二钱　茯苓二钱　炒冬术一钱　丹参二钱　香附二钱　苡仁四钱　毛脊四钱　川断（酒炒）三钱　独活（酒炒）二钱　木香五分　新会皮一钱　砂仁一钱

某 肾虚腰痛。

黄芪（酒炙）五钱　杜仲（盐水炒）三钱　破故纸二钱　核桃肉五钱　水酒合煎服

某 人之一身，大俞十有二经，络三百五十三溪，全赖营血灌输，方能转运。操劳太过，营分大亏，外风乘虚袭入内络，以致作痛，不能屈伸，积湿着脾，故两腿尤重着，痛风大症，不易速瘳。宜养血祛风，化痰通络，渐望轻减。

大生地四钱　当归身二钱　酒白芍一钱半　金毛脊二钱　甜瓜子三钱　化橘红五分　制半夏一钱　怀牛膝二钱　酒独活一钱　广木香五分　川断肉二钱　晚蚕沙（包）三钱　苡仁一两　红枣五枚

某 血疝经治，久而后消，今加胯间结核硬痛，牵引腿膝，疼时有如锥刺之形，寒热，筋吊不利。湿热夹瘀流络，势成热痹之象。

羚羊片（先煎）一钱半　晚蚕沙（包）三钱　萆薢三钱　秦艽三钱　炙鳖甲五钱　防己三钱　防风八分　怀牛膝三钱　川独活五分　广三七（切）八分　鳖血炒柴胡一钱

四十七、疝气

某 肝肾阴亏，寒湿下凝，疝气作痛。宜培肝肾而化湿浊。

制首乌四钱　赤白苓各二钱　焦白术一钱　胡芦巴三钱　当归二钱　青皮一钱　乌药二钱　毕澄茄一钱　小茴香一钱　金铃子三钱　炒橘核二钱　荔枝核（炙研）两粒

某 木不条达，气湿下凝，疝气肿胀。投药合度，理气清化。

柴胡梢五分　炙升麻三分　金铃子三钱　延胡索三钱　川石解三

钱　小茴香一钱　陈橘核（炒）三钱　赤芍一钱五分　赤苓二钱　山栀三钱　萆薢三钱　枸橘三钱　荔枝核（炙打）二枚

某　水湿相搏，杂以沉寒，久寒化热，阴子肿痛，肝肾两亏，气虚阴虚。当养阴理气，参以化湿清热。

金铃子三钱　马蔺花二钱　姜夏曲二钱　小茴香四分　胡芦巴三钱　昆布三钱　海藻一钱五分　无灰白酒一两入煎

四十八、脱肛

某　营血久亏，脾有积湿，泄利脱肛，症势非轻。姑拟扶土和荣治之。

当归二钱　枳壳一钱　青陈皮各一钱　木香五分　砂仁一钱　乌药一钱　车前子三钱　荷叶炭五分　荞饼四钱

二诊：经治后，泄利已痊，惟木乘土位，运化失职，故足肿到膝，湿热未清，以致水谷之气，化湿而停，渐成水肿。宜补火生土，利湿化浊。

真潞党参三钱　连皮苓四钱　砂仁一钱　生熟苡仁各三钱　白芍一钱　制附片五分　甘草梢五分　冬瓜子皮各三钱　青皮一钱　木香五分　大腹皮二钱　姜皮五分

某　肝气已平，脾土渐健，腰痛亦已，胸闷噫气，均已轻减，惟血亏未复，湿痰未净，脱肛苔灰。尚宜养血柔肝，健脾化痰。

新会皮一钱　制半夏一钱　茯苓二钱　远志肉五分　炒枣仁三钱　别直参八分　归身二钱　金毛脊四钱（去毛）　桑枝一尺　木香五分　砂仁一钱　合欢皮二钱　龙眼肉二枚

某　肠红日久，以致肛门脱下，不能收纳。治宜药液熏洗。

当归四钱　枳壳三钱　升麻二钱　甘草一钱

上药煎汤去渣，置清洁盛器中，趁热熏洗四、五次，即效。

四十九、瘀伤

某　伤力受寒，和中利节。

全当归　云茯苓　焦白术　广陈皮　广木香　川断肉　左秦芁　怀牛膝　金毛脊　川独活　春砂仁　金橘饼　生姜

某　伤力停瘀，夹有湿热。宜和营通络之治。

全当归　大丹参　怀牛膝　苡仁　云茯苓　佩兰叶　川续断　川独活　左秦芁　台乌药　陈广皮　春砂仁　佛手片　嫩桑枝

某　右腿跌伤已久，迄今作痛，每遇阴雨节令殆甚。宜养营卫，兼利节络。

潞党参　云茯苓　焦白术　怀牛膝　炙生地　川断肉　川独活　杭白芍　广木香　金毛脊　当归身　杜红花　嫩桑枝　生姜　红枣

某　肺胃两伤，筋节不利。宜养阴，参以通络。

南沙参　云茯苓　苡仁　光杏仁　桑白皮　瓜蒌皮　淮山药　怀牛膝　女贞子　川断肉　甜瓜子　象贝母　金毛脊

另服伤药方：

全当归二钱　威灵仙一钱　五加皮一钱五分　杜仲三钱　落得打一钱　川芎一钱　六轴子一钱五分　五灵脂一钱　红花八分　白芷一钱　赤芍一钱　核桃二个　参三七一钱　炙乳没各八分　红枣五枚　陈松节一枚

共研细末，每服一钱，早晚各一次，陈酒下。

五十、其他

某　营分受寒，治宜温里。

全当归　酒白芍　上肉桂　金香附　覆盆子　小茴香　小青皮　大丹参　台乌药　怀牛膝　煨姜　荞饼

某　厥阴吐蛔，寒热干呕，心胸格拒，渴不欲饮，舌黑，极重之症。

左金丸三分　桂枝一钱　炒川椒三分　白芍一钱　黄芩一钱　淡干姜三分　乌梅肉一粒

某　不饥不食，假寐惊跳，心营热入，胃汁全无，调摄十日，可愈。

鲜生地　麦冬　知母　竹叶心　火麻仁　金银花　川石斛

某　味淡、呕恶、嗳气，胃虚浊逆。

旋覆花（包）三钱　代赭石三钱　法半夏二钱　姜竹茹一钱半　茯苓三钱　人参二钱　姜朴一钱　橘红八分　陈皮一钱　川郁金三钱　炙甘草五分

某　荣分不调，脾胃不和，胸闷头眩，不时噫气。宜和荣调气，扶土畅中。

当归二钱　新会皮一钱　丹参二钱　香附一钱半　云苓二钱　青皮一钱　乌药一钱　制半夏一钱　川朴一钱　砂仁一钱　秦艽一钱　怀牛膝二钱　生熟谷芽各三钱

外　科

一、头部疾患

某　大头瘟。风热上升，头面㿠肿。宜散风清热。

前胡一钱　薄荷一钱　桑叶一钱　蝉衣一钱　甘草头五分　防风一钱　甘菊二钱　连翘二钱　赤苓二钱　当归二钱　白芍一钱　竹叶三十张　荷叶一角

某　大头瘟。宜清热疏风解毒。

人中黄八分　马勃八分　炒大力子二钱　连翘二钱　夏枯草二钱　香豆豉三钱　薄荷一钱　甘菊花二钱　丹皮二钱　山栀三钱　黑荆芥一钱　僵蚕三钱　竹叶三十张　茅根四钱

某　风热上升，耳根痰毒硬胀，发热疼痛。宜解邪行散。

连翘壳二钱　大贝母（打）三钱　茯苓二钱　银花三钱　炙僵蚕（打）三钱　丹皮二钱　赤芍一钱半　桔梗一钱　广橘红一钱　牛蒡子（炒）三钱　夏枯穗三钱　茅根一两

某　温毒殊大，今虽初破，溃脓特多，四围红肿，胀而赤痛，便溏，防其延烂致重。

前胡一钱　鳖血炒柴胡一钱　赤苓三钱　煨葛根一钱半　煨木香五分　赤芍一钱　法半夏一钱　炒枳壳一钱　橘红八分　炒银花三钱　苏梗三钱　桔梗一钱　熟苡仁四钱　大贝三钱　荷叶三钱　茅根四钱　桑枝三钱

复诊：温邪蕴络，寒热，热甚咳嗽，便溏溲赤，耳下加温毒，破溃㿠胀，绕及头颅。宜内外兼施。

前方去赤芍、柴胡、桑枝。加苏子、车前、猪苓。

某　鼻衄屡发，近日眉心发疡掀肿，眼额头部皆痛，发热。治宜清化降火。

牛蒡子（炒）三钱　炙僵蚕（研）三钱　柴胡一钱　薄荷叶一钱　生草八分　桑叶三钱　黑山栀三钱　赤芍二钱　赤苓二钱　夏枯草穗二钱　淡竹叶三十张　茅根（去壳）四钱

某　阳明风热上乘，内挟气滞，发热不解，胸痞不食，头颅四围痰核肿破，已经一候。急宜祛风化痰，导滞达邪。

粉葛根一钱半　连翘壳一钱半　枳壳一钱　妙牛蒡三钱　象贝二钱　淡黄芩一钱　青防风一钱　银花二钱　淡昆布一钱半　川连三分　淡海藻一钱半　苏薄荷一钱　钩藤（后入）二钱　茅根（去壳）五钱　银花露一两　薄荷露一两（冲）

某　始则耳疳，时流腥水，继则肿痛，皆由风火湿热上蒸所致。尚宜清解。

薄荷一钱　牛蒡三钱　僵蚕三钱　桔梗一钱　大贝三钱　防风一钱　赤芍一钱　甘草节八分　马勃六分　连翘二钱　山栀三钱　黄连四分　木通一钱　花粉三钱　竹叶三十张

某　耳中红肿疼痛不堪，防生黑疔。

急宜用稀碱水调清凉散、疔药，加冰片、川连末，和匀灌点耳中。

某　耳疳津脓外流气秽，耳傍红硬，痛甚不止，寒热，势有窜延外溃之虞。

羚羊片（先煎）一钱　黑山栀三钱　菊花二钱　酒黄芩一钱　连翘壳二钱　薄荷一钱　茅根四钱　炙僵蚕三钱　花粉三钱　丹皮二钱　陈皮一钱　柴胡八分　钩钩（后入）三钱　鲜竹叶三十张　灯心十尺　生甘草八分

外用蛇衣煅研细，加冰片，稀碱水调，再以小葱管插进，止痛。

复诊：少阳之火兼阳明湿热上乘，耳疳津脓，外亦肿痛，寒热，口渴，便溏，防有窜延耳后脓出之虞。急宜清化。

前方去僵蚕、花粉、丹皮。加木通鲜、石斛、煨葛根各二钱，桑叶二钱。

某　阴分久亏，肝阳烁脑，鼻流清涕。宜养阴息风。

南沙参　麦冬　生石决　羚羊片　象贝　潼白蒺藜　桑叶　茯苓　杭菊　蝉衣　川郁金　合欢皮

某　骨槽痛，内溃津脓，外仍肿硬不减，寒热未清，牙关不利，势有窜延外溃之象。

金银花四钱　生甘草八分　丹皮参各一钱半　炙僵蚕三钱　赤芍一钱半　花粉三钱　皂角针八分　广皮一钱　柴胡一钱　大贝三钱　桔梗一钱　夏枯草三钱　羚羊片（先煎）一钱半　牛蒡三钱　薄荷八分　钩钩（后入）三钱　麦冬（去心）二钱　茅根四钱　灯心三尺

某　风火上炎，牙痛红肿，内已成脓。宜清解风火。

抚芎一钱半　丹皮二钱　贝母三钱　桔梗一钱　大力子（炒）三钱　豆卷四钱　生草五分　玄参一钱　赤芍一钱　连翘一钱半　灯心一尺

某　牙齿属肾，牙龈属胃，肾胃交热，郁于气分，牙痛日久，龈肿而胀。拟滋肾饮合清胃汤加减。

鲜生地四钱　升麻四分　知母一钱半　熟石膏四钱　当归一钱半　丹皮二钱　防风六分　荆芥六分　黄柏二钱　细辛三分　青盐四分

某　虚火上升，齿痛。

西洋参二钱　煨石膏四钱　大麦冬二钱　肥知母二钱　黑山栀三钱　谷精草三钱

某　心肝火升，胃热上蒸，牙疳舌疳并发，腐烂不堪，艰于咽饮，身热不退，症势非轻。拟方以望转机，候高明政用。

犀角尖　鲜生地　木通　川连　胡黄连　石膏　天花粉　人中

黄　鲜石斛　连翘　黑山栀　桔梗　真芦荟　淡竹叶　灯心　鲜芦根

复诊：前方加银柴胡　玄参　紫雪丹

某　走马牙疳，牙中出血不止。

内服生地露，外用人尿，以京墨磨涂患处。

某　风热挟火毒上升，牙疳腐烂臭秽，窜溃甚速，其痒不堪，症属走马牙疳。急宜清胃解毒降火。

鲜生地四钱　黑山栀三钱　连翘二钱　犀角（磨冲）五分　酒炒川连四分　玄参二钱　天花粉四钱　马勃五分　桔梗一钱　人中黄一钱　赤芍一钱半　羚羊角一钱　芦荟根　竹叶　灯心

复诊：加鲜石斛三钱　酒炒木通一钱　熟石膏五钱

外搽；金枣丹

二、流注、流痰

某　肩下痰注发，将及半载，势已成脓。宜托毒和营。

归尾　甘草　赤芍　大贝　乌贼骨　陈皮　半夏　银花　骨碎补　炙甲片　陈酒

某　邪瘀阻络，致右肩及左腋下红硬作痛，寒热，流注之象，仍防起发。拟消解化邪。

当归枝二钱　生首乌五钱　甘草节一钱　赤芍一钱　银花四钱　炙甲片（打）一钱　柴胡一钱　炙乳没各一钱半　陈皮一钱　防风一钱　桃仁泥三钱　乌药八分　皂角针一钱半　葱白头三个　桑枝五钱　茅根四钱　陈酒一两

复诊：肩膊流注，经治已松。仍宜原法。

嫩钩钩（后下）三钱　知母二钱　生苡仁四钱　全当归二钱　晚蚕沙（包）三钱　新红花一钱　秦艽二钱　川芎八分　海桐皮三钱　羚羊片（先煎）三钱　姜黄八分　炙鳖甲四钱　防己三钱　防风一钱　广三七八分　鳖血炒柴胡一钱　夜交藤（切）三钱　炙乳没各八分　丝瓜络八分　鲜石斛五钱

某　荣虚风毒入络，挟少阳风火相煽，初则左眼疼痛而肿，羞明，继之右缺盆骨胀，皮色微红，痛如锥刺，肩胛不利，恶寒发热。法宜和荣祛风，以熄少阳之络热。

羚羊片一钱半　晚蚕沙（包）三钱　秦艽二钱　川芎八分　炙鳖甲四钱　丹皮二钱　鳖血炒柴胡一钱　夜交藤（切）三钱　麦冬二钱　知母二钱　酒黄芩一钱　生草五分　菊花炭二钱　钩藤三钱　丝瓜络一钱半　桑枝五钱　桑叶二钱

某　流注四块，发于太阳少阳分野，硬肿作痛，寒热。消解之。

当归二钱　生首乌四钱　炙甲片一钱　赤芍一钱半　香独活一钱　炒枳壳一钱　柴胡一钱　炙乳没各一钱　大川芎八分　防风一钱　甘草节一钱　陈皮一钱　煨木香八分　桃仁泥一钱半

另用单方：

川乌、草乌、生南星、生半夏，加胡椒共研末，烊膏摊贴。

某　流注消者已平，溃者将敛，外患本可无虑。不意复兼疟发，寒热不退，以致腹左消而复起，板硬半腹，按之如石。今诊脉来细弦稍数，少阳邪滞交阻不化，势变内痈之险。拟方多酌明眼。

鳖血炒柴胡一钱　姜汁炒川朴一钱　云苓二钱　延胡索一钱　半夏曲二钱　陈皮一钱半　青皮一钱半　苏梗一钱　炙草一钱　焦白芍一钱半　酒芩一钱　煨草果六分　川楝子（炒打）三钱　木香五分　檀香一钱　佛手一钱　生姜三片　茅根四钱

复诊：流注经治已松，发热亦减。仍宗原法。

当归二钱　生首乌四钱　炙甲片一钱　赤芍一钱　甘草节一钱　炒枳壳一钱　柴胡一钱　炙乳没各一钱　陈皮一钱　独活五分　桃仁泥一钱半　角针八分

某　七情不和，痰气郁结，左肩结核，延今数载，近来疼肿，入夜寒热，酿脓之象。怀孕四月。拟逍遥散加减，和肝脾以调气血。

全枝归二钱　茯苓二钱　大川芎一钱　广皮一钱　炙草五分　酒白芍一钱　佩兰叶一钱　老苏梗三钱　柴胡一钱　象贝三钱　制香附二钱　广郁金二钱　生姜一片　降香一钱　炙鳖甲五钱　片姜黄一钱　防风一钱　广三七（切）八分　鳖血炒柴胡一钱　夜交藤（切）三钱　炙乳没各六分　丝瓜络八分　酒炒桑枝五钱

某　流注三处溃脓，势将收口，惟腹旁一处，板硬殊大，消解不应。痰气凝结，脉细弦而数，肝脾两病。拟调肝和脾，佐以化痰理气。

当归二钱　苏梗二钱　川石斛三钱　赤白芍各一钱　广郁金二钱　茯苓二钱　柴胡一钱　炒枳壳一钱　桔梗一钱　大贝三钱　蒌皮三钱　省头草一钱　佛手八分　茅根四钱　降香一钱

复诊：痰湿凝结已久，肿硬不消。投剂不效，改阳和汤，以观进退。

生麻黄四分　大熟地四钱（二味同捣）　炮姜炭四分　香附二钱　白芥子三钱　炙甲片二钱　炙僵蚕四钱　大贝三钱　桔梗一钱

外用黄蜡烊化，摊青布上，加末药数味和入，再用烙铁放炭火中烧热，反复熨黄蜡，使融化，觉热痛甚，停息片刻后，再熏熨之。

某　胁痛硬肿，皮色微红，内兼寒热，势难全消。

归尾三钱　柴胡一钱　连翘二钱　赤芍一钱半　青陈皮各一钱　甘草节一钱　桃仁泥二钱　炙甲片一钱　全瓜蒌三钱　银花三钱　炙乳没各一钱　茅根四钱　葱白三个　陈酒一两

某　先患疟邪，继之发为渊疽肿硬，三月以来，胁下胀痛不松，寒热不解，脘痞食少，脉形神色皆欠。然外患势有溃脓，防窜内膜，内恙已久，亦属缠绵，均非易治之候。

鳖血炒柴胡一钱　小川朴一钱　砂仁一钱　连皮苓四钱　省头草一钱　佛手八分　大腹皮二钱　半夏曲二钱　青陈皮各一钱　生熟谷芽各三钱　煨草果八分　车前子三钱　苏梗叶各八分　生姜一片　茅根四钱

三、乳痈、乳疬

某　乳痈溃烂，疮口渐收，脓亦大减，寒热亦轻，惟胃口未醒，纳谷欠香。宜以托毒，兼和阳明。

全枝归二钱　丹皮参各二钱　川石斛二钱　赤白芍各一钱　银花三钱　茯苓二钱　柴胡一钱　生甘草八分　陈皮一钱　香白芷一钱　省头草　焦山楂三钱　生熟谷芽各三钱　红枣三个　灯心十尺

复诊：加蒲公英　全瓜蒌　橘核络

某　怀孕九月，内吹乳痈，肿硬色红，寒热，恐难全散。

全枝归二钱　银花三钱　青陈皮各一钱　甘草节一钱　全瓜蒌三钱　连翘二钱　制香附一钱　炙乳没各六分　炙甲片一钱　柴胡一钱　赤芍一钱　淡黄芩一钱　蒲公英三钱　葱白三个　茅根四钱　陈酒一两

某　外吹乳痈，红肿疼痛，发热恶寒，恐难全消。急宜清散。

蒲公英四钱　银花三钱　甘草节一钱　赤芍一钱半　山楂三钱　贝母三钱　细木通一钱　制乳没各一钱　生麦芽三钱　当归二钱　防风一钱　连

翘一钱半　白芷一钱　荷房一个　茅根四钱　陈酒一两

　　某　乳疬僵强，延绵三月。刻今疼痛，急宜消散。

　　川贝母三两　醋煅牡蛎六两　京玄参二两　橘皮核各一两　酒炒白芍一两　全当归二两　川郁金二两　夏枯穗二两　香附二两　醋炒青皮一两

　　上药研末，加青橘叶二两煎水泛丸。

　　某　产后乳痈溃脓，气血亏，邪连任督，腰脊骨节俱疼，睡即盗汗。宜养营血，益卫气。

　　炙绵芪三钱　金毛脊（切）四钱　乌药二钱　刘寄奴三钱　川断三钱　炙草五分　白芍（酒炒）一钱半　炒杜仲三钱　当归二钱　羌独活各一钱　丹参二钱　核桃一枚　桑枝三钱

四、子痈

　　某　子痈已溃，脓尚未清，红肿仍未全退，内兼身热，小溲短痛，便溏作坠，中气不足，湿热不化。清托之中，佐以升提。

　　丹皮参各二钱　软柴胡一钱　肥泽泻二钱　赤芍一钱　生草五分　炒苡仁四钱　赤苓二钱　花粉三钱　银花三钱　川升麻四分　陈橘核三钱　煨葛根二钱　木香五分　车前子三钱　灯心十尺

　　另用苏叶、菊花煎水外洗。

五、肛肠疾患

　　某　内肛门湿烂，经治肿硬渐松，寒热亦减。仍宜前法。

　　当归尾四钱　甘草节一钱　桃仁泥一钱半　赤芍一钱半　炙甲片一

钱　陈皮一钱　银花三钱　独活五分　柴胡一钱　炙乳没各一钱半　黄柏三钱　角针八分　桑枝一两　泽兰一两（煎汤代水）　陈酒一两

某　通肛毒浸淫痒痛，遍身结核，皆因余毒未楚，随气血而行走也。尚宜和营清化之。

忍冬藤　连翘　赤芍　生草　大贝　萆薢　花粉　苡仁　桔梗　山栀　枳壳　桑枝

痔疮初起，肿胀疼痛。

上绵芪三钱　淡黄芩一钱半　青防风一钱　赤芍一钱半　炙黑草梢一钱　生地三钱　丹皮二钱　金银花三钱　苍术一钱　当归尾二钱　刺猬皮一钱　枳壳一钱　炒槐米三钱　泽泻二钱

单方：夏枯草、玄参、煅牡蛎、苦参等分为丸。

某　虚人夹湿热，久患脏毒，肛旁有管不合，宜常服丸方。

晒生地一两　晒当归八钱　炒淮药一两半　胡黄连五钱　生甘草八钱　象牙屑八钱　灯心拌琥珀屑六钱　炙刺猬皮一张　上血竭五钱　生苡仁一两半　净白占五钱

依法取末，糯米一合煮饭，和黄牛胆一个糊丸，每早淡盐汤送下三钱。忌姜、椒、葱、蒜、江鲜发物，慎房闱。

六、四肢疾患

某　大腿附骨湿痰，溃脓之势渐清，肿亦全退，惟胯内肿疼不松，痛甚如锥刺，恶寒发热，筋强不利，年逾五旬，营液有亏，湿热淹留不化，热痹之象。议先治标病。

参三七（切）八分　秦艽二钱　萆薢三钱　五加皮三钱　蚕沙三钱　防己二钱　羚羊片（先煎）一钱半　防风一钱　生苡仁四钱　炙鳖甲一

钱　酒炒独活五分　酒黄芩一钱　鳖血炒柴胡一钱　炒丝瓜络一钱半　怀牛膝一钱半　知母（盐水炒）二钱　炙乳没各五分　当归三钱　夜交藤（切）三钱　桑枝五钱

某　湿热瘀滞交阻，右腿外侧患成附骨痈，红硬肿痛，兼之浑身风疹，块垒作痒，寒热不解，恐防变剧。

银花四钱　连翘壳二钱　花粉二钱　赤芍一钱半　炒牛蒡三钱　当归一钱半　黄芩一钱　净蝉衣一钱　鸡苏散（包）三钱　赤苓二钱　黑山栀三钱　木通一钱　茅根四钱　桑枝五钱

某　伏兔疽已溃，脓水或多或少，乃痛疽之大症也。脾胃既弱，食少哕恶。拟六君子汤多服可效。

西洋参（元米炒）一钱半　炙甘草三分　云苓三钱　煨葛根二钱　煨木香五分　藿苏梗各一钱半　淮山药三钱　制半夏一钱半　熟谷芽三钱　大砂仁（研后入）一钱　淡竹茹一钱　生姜三片　荷叶三钱

某　湿瘀凝滞，胯下结核硬痛。宜化瘀通络。

当归尾一钱半　炒延胡索三钱　乌药一钱半　青皮一钱　泽泻二钱　桃仁泥五分　大贝三钱　银花三钱　川牛膝二钱　川萆薢三钱　桑枝五钱　陈酒一两（冲）

原注：一剂而愈。

某　湿热瘀凝，右足委中穴位硬肿作痛，近日又复箕门处疼肿，防成流注。

当归尾三钱　炙甲片一钱　川黄柏二钱　花槟榔一钱　赤芍一钱半　炙乳没各一钱　草节一钱　桃仁泥二钱　生苡仁四钱　柴胡一钱　怀牛膝二钱　陈皮一钱　羚羊片一钱　连翘二钱　泽兰一钱　钩钩（后入）三钱　鲜石斛三钱　桑枝五钱　茅根四钱

复诊：委中毒，经治硬疼不减，势有酿脓之虞。

前方加角针一钱

某　湿热鹤膝，寒热肿痛，痛如锥刺。

紫苏叶一钱　宣木瓜一钱半　川萆薢三钱　花槟榔一钱　忍冬藤（切）三钱　生苡仁四钱　木防己二钱　防风一钱　陈皮一钱　炙乳没各一钱　西秦艽三钱　广三七八分　晚蚕沙（包）三钱　当归二钱　丝瓜络一钱　桑枝五钱　夜交藤三钱　茅术二钱

单方：用鲜山药根同火石捣烂敷之。

或用蚂蟥咀患处，恣令吸血饱，再放水碗内浸养，以备再用。所用蚂蟥必须用清水浸养天余为佳。

某　膝痛肿胀。

防己二钱　萆薢三钱　炒黄柏三钱　甘草节一钱　赤芍二钱　银花三钱　川牛膝二钱　海风藤三钱　红花五分　炙乳没各五分　炙甲片（打）一钱　泽泻一钱　桑枝五钱

单方：天南星六两　陈酒糟一斤　葱一把　姜一块　白凤仙一棵　共捣烂如泥，入麝香少许，敷患处。

某　右足臁疽破烂多载。近因奔劳，患处大发，腐肉已去，惟疼甚，身热不解。宜和营清化。

当归一钱半　赤苓一钱　陈皮一钱　赤白芍各一钱　生草五分　丹皮参各二钱　柴胡一钱　天花粉三钱　银花三钱　生苡仁四钱　萆薢三钱　钩钩（后入）三钱　羚羊片（先煎）一钱　桑枝一两　红枣五枚　茅根一两

某　臁疽久延，近腹旁起栗子样破烂痒痛。宜清解风湿。

焦苍术八分　小生地三钱　细木通一钱　黄柏三钱　丹皮二钱　净蝉衣一钱　赤苓三钱　知母二钱　苦参一钱　荆芥一钱　生草八分　萆薢三钱　生首乌四钱　防己二钱　生苡仁四钱　茵陈二钱　豨莶草三钱　黑芝麻三钱　桑枝一两

复诊：加海桐皮、炙乳没。

某　鱼肚痈红肿硬痛。急宜消散化湿。

焦茅术一钱　赤芍一钱　防己二钱　泽泻二钱　角针八分　炙甲片（打）一钱　黄柏三钱　生草节八分　川牛膝二钱　银花三钱　陈皮一钱　桑枝四钱　陈酒一两

七、疔疮

某　螺面疔毒，窜溃一指许，红肿连及手背，寒热，宜清解托毒。

金银花三钱　花粉三钱　生甘草八分　赤芍一钱　丹皮参各一钱半　陈皮一钱　柴胡一钱　白芷一钱　地丁草三钱　大贝三钱　角针八分　桑枝五钱　灯心十尺　茅根四钱

原注：上为巢正阳案。

某　手丫疔毒破溃，脓多，煅胀殊甚，内兼寒热，食少。宜托毒佐清阳明。

净银花三钱　生草八分　云苓二钱　赤芍一钱半　花粉三钱　白芷一钱　柴胡一钱　大贝三钱　丹皮参各二钱　广皮一钱　省头草一钱　桑枝五钱　生熟谷芽各三钱　红枣三枚　灯心十尺

又验方：内服白菊花叶捣汁二两，同生甘草、银花、地丁草煎服。

再服消疔泻毒丸：西黄、明矾、巴豆肉、麝香或加蟾酥，再用绿豆粉为丸粟米大，成人吃两丸。

八、梅毒

某　毒结上焦，额颅破溃，已延数月。近加头疼引耳，太阳痛甚，有如锥刺，入夜寒热，牙关微强，恙延日久，阴分渐虚，厥阴少阳风火不宁，痼疾已著。

羚羊角一钱　炙僵蚕二钱　甘菊花炭二钱　酒黄芩一钱　薄荷炭一钱　丹皮二钱　鳖血炒柴胡一钱　桑叶二钱　生甘草八分　嫩钩钩（后下）三钱　茅根五钱　夏枯草八分　石决明（煅、先煎）四钱

某　鱼口红肿疼痛，宜消散化毒。

紫苏叶　生川军　川萆薢　赤白苓　生苡仁　川黄柏　生草节　全蝎

某　横痃肿硬，延绵日久，乃寒湿夹痰，凝结厥阴之络。拟阳和汤加减。

生麻黄　大熟地　炮姜炭　紫肉桂　大贝　白芥子　生草节　川萆薢　桃仁泥　僵蚕　赤芍　连翘三钱　焦山楂一两　广木香五分　醒消丸一钱（分二次药液过服）　万灵丹二粒　梅花点舌丹一粒　陈酒过服，

某　缠腰火丹大势已定，破烂未敛。近日又加胯间结核，坚硬煅疼，寒热，恐成便毒。

银花三钱　赤芍一钱半　赤苓三钱　陈皮一钱　炙僵蚕（研）三钱　连翘一钱半　草节一钱　黄柏二钱　柴胡一钱　大贝三钱　羚羊片（先煎）一钱　炙乳没各一钱　花粉四钱　炙甲片（打）一钱　延胡索（炒）二钱　钩藤三钱　生苡仁四钱　桑枝三钱　降香一钱

某　湿火炽盛，广疮。

人中黄八分　炙冬花三钱　大杏仁三钱　大贝母三钱　粉丹皮一钱半　大力子二钱　夏枯草二钱半　马勃六分　瓜蒌皮三钱　土茯苓二

两　金银花二钱　天花粉三钱　淡竹叶二十张

常服加减八珍化毒丹：

大濂珠二钱　真牛黄二钱　真琥珀二钱　大梅片二钱　飞朱砂一钱　真川贝三钱　人中白（研极细末）二钱

上药共研末，加白飞面四钱，水糊为丸。

某　头面腿臂溃烂，延久不愈，结毒不化。宜清解化毒。

青防风　威灵仙　连翘　生地　丹皮　黑山栀　大贝　银花　赤芍　甘草　白藓皮　川黄连　玄参　土茯苓　车前子

某　下疳溃烂，服五剂。

丹皮三钱　银花四钱　生军三钱　玄明粉二钱　枳实一钱半　生甘草梢一钱半　大贝四钱　麦冬三钱　白藓皮四钱　山栀三钱　连翘三钱　黄柏三钱

原注：凡杨梅结毒疮，可服少量三仙丹，继服利湿通便解毒数剂，再用扶胃清化药善后。

泻下解毒方：

川军　玄明粉　升麻　琥珀屑　蛤粉　银花粉　青果

按：梅毒一症，由国外首传于广东，故又名广疮，今已罕见。主要由性交而传染，故又名花柳病。初起为白浊、下疳。下疳有硬性、软性之分。迁延失治，每蚀烂至根部。梅毒每易引起腹股沟淋巴结肿胀，在少腹侧股缝中结核，硬如弦，故名横痃。溃烂后疮形象鱼口，故在左侧的称鱼口，右曰便毒。终年流黏液不易愈合。梅毒毒蕴血分，则有口臭，手足心发热，肘后及腋下淋巴结肿胀，周身肌肤出现疹块，由小而大，色如杨梅，故又名杨梅疮。而前辈医家，有以含氧化汞的三仙丹，研末为丸，如芥子大，一日二粒，连服七天，继用绿豆壳、生军、土茯苓等以泻下解毒，取得较好的疗效者。

九、肠痈

某 产后恶露未尽，瘀滞肠中，以致腹右作痛，坚硬拒按，已延两月。寒热未止，盗汗甚多，小溲有时不利，肠痈已著，脉芤数无力，将有内溃之势。治以攻补兼施。

生黄芪 炙甲片 五灵脂 当归 生苡仁 桂心 煨木香 泽兰 花粉 生大黄

某 肠痈急痛。

蒌仁 桃仁 丹皮 归尾 党参 陈皮 白术 角针 甲片

间服小肠痈单方：

生地榆三两 银花二两 生甘草一两 陈酒八两 河水八两 煎服。

皮肤科

一、湿疹

某 风湿热兼浸两耳，疮痍破津，延蔓全身，更发痦垒。宜清热消风。

荆芥穗一钱 淡黄芩一钱 六一散（包）三钱 牛蒡子（炒）三钱 生首乌（切）四钱 赤苓二钱 净蝉衣一钱 嫩苦参一钱 丹皮二钱 赤芍一钱 青防风一钱 桑叶十张

某 风热相乘，遍身发痒。宜养血祛风，兼以利湿。

南沙参 赤茯苓 杭白芍 大生地 嫩桑枝 地肤子 全当归 生熟苡仁 怀牛膝 生白术 梧桐花 红枣 五加皮

某 脾有湿热，肌肤作痒。宜祛风利湿。

当归二钱 茯苓二钱 生熟苡仁各三钱 黄柏三钱 五加皮三钱 地肤子三钱 豨莶草（制）三钱 梧桐花一钱 苦参片一钱 川牛膝二钱 统车前子三钱 焦茅术一钱 秦艽一钱 白花蛇二钱 桑枝三钱 槐枝一尺 蛇床子二钱

某 粟风疮经治已退。仍宜清热消风。

炒大力子三钱 生首乌（切）四钱 荆芥一钱 赤芍一钱半 赤苓三钱 苦参一钱 银花三钱 薄荷一钱 丹皮一钱 净蝉衣一钱 连翘二钱 桑叶十张 淡黄芩一钱 六一散（包）三钱 黑芝麻三钱

某 血虚不能荣润肌肤，阳明湿热浸淫。羔始手足，继之游及遍身，幸而未上头面，皮肤瘙痒，似如虫行，已成蛇皮风癞，业已有年，不易速瘳。治宜养血活血为主，佐以祛风胜湿，以和阳明，经谓治风先治血，血行风自灭。惟恒心服药可效，否则难治。

归身二钱　白芍二钱　生地三钱　党参三钱　菊花二钱　蝉衣一钱　丹皮二钱　玉竹三钱　苦参二钱　秦艽二钱　车前子三钱　天麻一钱　羚羊片一钱　浮萍草二钱　川芎八分　独活二钱　桃仁泥一钱　槐枝三钱

又丸方：丹参二钱　川怀牛膝各二钱　赤苓三钱　生熟苡仁各三钱　焦茅术一钱　黄柏二钱　地肤子三钱　大胡麻三钱　桑枝三钱　梧桐花三钱　豨签草三钱　五加皮三钱　大枫子一钱　海风藤三钱　防风己各三钱　老鱼鳞三钱

某　肾开窍于二阴，肾水久亏，精关不固，不时遗精，小溲频数，木失水涵，肝阳上升，脾土受制，积湿化热，脐中流水，口燥痰多。再以滋肾柔肝，健脾化湿。

潼沙苑三钱　生石决四钱　牡丹皮二钱　冬青子二钱　云苓二钱　淮山药三钱　黑料豆三钱　西洋参一钱半　象贝三钱　栝蒌仁三钱　新会皮一钱　莲子十粒　川石斛三钱　五加皮三钱　玫瑰花三朵　桑枝一尺

外用灶心土研末，加冰片少许掺之。

二、癣

某　四肢颈项顽癣搔痒。

生南星一钱　生半夏一钱　川槿皮三钱　炒白芥子二钱　番木鳖二钱　枯矾一钱　月黄二钱　皮硝二钱　冰片四分　斑蝥（去头、足、翅）三只

用法：患处碎烂痛，用清水调搽；若不痛，用镇江好醋调搽。日三、四次，搽两月可除根。

又顽癣搽方：

密陀僧　吴萸　胡椒　川连

研末，玉红膏调搽。

三、疥疮

某　湿热浸脾，始发疮疥，继则足肿。治宜清化。

生地三钱　丹皮二钱　赤芍一钱　蝉衣一钱　木通一钱　泽泻一钱半　猪苓二钱　防己二钱　忍冬藤（切）三钱　六一散（包）三钱　川牛膝二钱　连翘二钱　生苡仁四钱　绿豆衣三钱

又搽药：火纸卷硫黄末，浸菜油于灯盏火上烧，滴下油，搽擦极效。

四、大麻风

某　游面风眉发尽脱，项疼。宜真丹加减。

生地三钱　菟丝子三钱　桑叶三钱　玄参三钱　川石斛三钱　黑芝麻四钱　沙参四钱　地骨皮五钱　女贞子四钱　甘菊花三钱　刺蒺藜四钱　羌独活各六分　鲜柏叶五钱　桑枝五钱　红枣五枚

洗方：羌活二钱　蕲艾五钱　松毛一两　角刺三钱　侧柏叶一两

又搽药：皂角　鹿角　松毛各一两　烧灰存性研末，姜汁、大枫子油调搽。

某　大麻风肢麻肌木，伸缩不利。

大胡麻三钱　桑枝一两　紫背浮萍二钱　大生地六钱　桃仁三钱　白

鲜皮三钱　甲片三钱　制川乌一钱　胆星一钱

　　某　足底漏底之风毒，窜溃烂久不愈。

　　用独瓣大蒜贴患处，再用艾火炙，煅牡蛎研末掺之。

眼　科

医　话

眼大角红，为实火，肿痛眵泪多。宜黄连降火汤。

川连（酒炒）八分　生军三钱　玄明粉二钱　连翘二钱　山栀三钱　赤芍二钱　谷精珠三钱　菊花二钱　夏枯穗三钱　桑皮叶各二钱　丹皮二钱　玄参二钱　竹叶三十张　灯心尺许　黑荆一钱　芦根一两　白蔻仁一粒

小眼角红，为虚火，红肿羞明，模糊不痛。宜滋阴降火汤。

中生地八钱　知母二钱　丹皮二钱　女贞子二钱　黄芩一钱　黄柏三钱　青皮一钱　薤仁泥二钱　赤芍二钱　桑叶二钱　菊花二钱　料豆三钱　川贝　象贝各二钱　石决六钱　芝麻三钱

或夹风热加薄荷；有外风加蝉衣；有翳膜加川贝、杏仁。眼珠夜痛属肝肾，龙胆泻肝汤，加滋阴降火药。举一反三可也。

初目红：池菊二钱　桑叶二钱　丹皮二钱　京赤芍一钱　象贝三钱　杏仁三钱　净蝉衣一钱　灯心三尺　谷精珠三钱　车前子三钱　竹叶三十张

红眼：归尾一钱　薄荷一钱　玄参一钱　密蒙花一钱　薤仁泥二钱　羚羊片一钱　黑芝麻一撮　杏仁三钱　蝉衣（去翅、足）一钱　杭菊二钱

眼有翳障点药方。

珊瑚　玛瑙（煅）　石燕　石蟹（二味醋煅）　大濂珠　大梅片　麝香　西黄　熊胆（或青鱼胆代）　制甘石　红硇砂　飞朱砂　制乳没（水煎去油）　野荸荠粉

上药共碾极细，以人乳和点眼。

又点眼翳方：

凡眼中生翳，重叠堆起。用飞青盐，放铜杓内焙，色白为度，研极细末，每用少许，点眼角内，暂痛片时，翳即消散。

目翳膏方：

桑芽（人乳拌蒸九次研末）一两　小生地五两　茯苓三两　甘杞子三两　谷精珠三两　川贝（去心）三两　黑芝麻（炒）三两（研末）　木贼草一两　川石斛三两

上药共煎三次收膏，再加桑芽末，芝麻末，糖收膏，内服。

治眼沿风湿作痒：

用胆矾煅透，研极细末，临用时，取煮熟鸡蛋黄，入铜器内熬令油出，去渣取油，加入适量胆矾末，调匀，涂于眼沿。

红丝牵眼，屡发不止，是肝热上逆也。

用淡吴萸三钱　北细辛五分　白蔻仁四分　五帖而愈。

眼闭不开，是风热初起。

麻黄一钱　细辛五分　桂枝八分　炙甘草二钱　一剂愈。

按：上方热因热用，但不可轻试。

目为肝窍，肝火炽盛，逼血上亢，目中流血。宜养阴柔肝，兼以凉血。

南沙参　茯苓　山药　麦冬　丹皮　石决　女贞子　杭菊　牛膝　黑栀　茜草根　莲子

目为肝窍，瞳神属肾，肝肾两亏，目光昏散。宜肝肾并培，兼以明目发光。

甘杞子　菟丝子　潼白蒺藜　女贞子　黑料豆　生石决　茯苓　山药　小生地　潞党　谷精珠　莲子　佛手

正在妙龄，二天不足，瞳神散光，视物两歧。宜壮水柔肝，明目发光。

炙生地　粉丹皮　女贞子　黑料豆　青龙齿　左牡蛎　净蝉衣　谷精珠　南沙参　川贝母　全当归　淮山药　茯苓神（六曲浆拌）

目为肝窍，赖肾水以光明，肾水不足，肝阳上升，目白红丝，视物模糊，久延不宜。宜养阴柔肝，佐以清热。

南沙参　玄参　石决　丹皮　象贝　桑叶　菊花　黄芩　山栀　知母　灯心　谷精珠

肾水久亏，肝营不足，风阳上僭，发脱目昏。宜养阴调营，壮水涵木。

南沙参　淮山药　蝉衣　石决明　当归身　炙生地　杭白芍　黑芝麻　霜桑叶　杭甘菊　白蒺藜　云茯神　谷精珠　福橘饼

肝肾并亏，虚火上升，始则昏花，继则生翳。宜肝肾并培，发光消翳。

小生地　潼沙苑　女贞子　黑料豆　潞党　石决　谷精珠　山药　云苓　木贼草　蕤仁泥　丹皮　灯心　莲子　京玄参

某　二天并培，化痰明目。

人参　冬白术　云茯苓　川杜仲　当归身　杭白芍　怀牛膝　川断肉　谷精珠　净蝉衣　甘菊花　象贝母　仙半夏　陈橘红　红枣

喉　科

医　案

某　温邪内蕴，风热上僭，故咽喉红痛。姑拟清化。

桔梗一钱　大力子三钱　薄荷一钱　连翘二钱　黑山栀三钱　马勃六分　玄参一钱　象贝三钱　酒芩一钱　橘红八分　银花三钱　生石决（打）六钱　青蛤粉三钱　活贯众五钱　胆矾三分　挂金灯两枚

某　肝火上升，肺金受克。呛咳内热，咽喉作痛，悬雍下垂。宜滋肾柔肝，清肺化痰。

广皮白一钱　毛燕（另煎、冲入）三钱　甘蔗冰糖二两　海蜇皮（漂淡）一张　南沙参四钱　京玄参二钱　天麦冬各二钱　茯苓三钱　山药三钱　丹皮二钱　川贝二钱　炒枣仁三钱　生石决（打）四钱　冬青子二钱　蒌皮三钱　牛膝二钱　甜杏仁三钱　冬虫夏草九分　玉竹三钱

复诊：语言已亮，呛咳咽痛已退。

某　痰火上结，咽喉红肿，蒂丁（即悬雍垂，属少阴）下垂作痛，防发烂喉痹。急宜疏风化痰火。

连翘　银花　玄参　马勃　大力子　丹皮　川连　黄芩　橘红　桔梗　生草　赤芍　桑叶　射干　挂金灯　金锁匙

某　喉疳腐烂，身热作痛，咽饮不利，寒热。

牛蒡子三钱　玄参二钱　白桔梗一钱　薄荷叶一钱　射干八分　生甘草八分　黑山栀三钱　银花三钱　淡黄芩一钱　象贝三钱　薄橘红八分　天花粉二钱　淡竹叶三十张　茅根四钱　灯心一足

某　喉痹痛肿已减，咳嗽口干亦轻，发热亦退，既见效机。仍以原法。

前胡一钱　鳖血炒柴胡一钱　杏仁泥二钱　象贝母三钱　酒黄芩一

钱 蒌皮二钱 知母一钱五分 炒苏子一钱 橘红一钱 南沙参三钱 麦冬（去心）二钱 桔梗一钱 玄参一钱 生甘草五分 茅根四钱 梨三片

  某 水不滋木，肝阳上升，挟三焦之火，上窜咽喉，蒂丁缩短作痛，巅顶亦作痛。宜滋肾柔肝，息风清火。

  明天麻 甘菊花 炙生地 净蝉衣 海蛤粉 黑山栀 瓜蒌皮 夏枯草 京玄参 粉丹皮 霜桑叶 川石斛 竹叶 荞饼

妇　科

一、月经不调

某　心脾有亏，肝胆郁热，化火入血，经行先期而至，预作头晕，气撑胸闷，懒倦减食，皆属肝胆不和。宜和营平肝。

川楝子三钱　当归二钱　郁金二钱　炙草五分　川断三钱　茯苓二钱　小胡麻二钱　蒺藜四钱　赤芍二钱　丹皮二钱　藕三片

某　气血凝滞，宜和营调畅。

当归二钱　丹参二钱　小胡麻二钱　香附二钱　乌药二钱　佩兰叶一钱　郁金二钱　木香五分　砂仁一钱　茯苓二钱　怀牛膝二钱　川断三钱　柏子仁二钱　姜一片　荞饼三钱　降香一钱

二诊：营分不调，佐以温理。

前方加川朴一钱　半夏一钱　艾绒一钱

某　寒入血室，行经作痛。宜调荣理气。

当归　丹参　香附　小胡麻　广木香　砂仁　乌药　新会皮　青皮　佩兰　川朴　肉桂　姜

二诊：加延胡　赤芍　郁金　沉香曲　枳壳

某　男以肾为先天，女以肝为先天。盖缘肝为血海，又当冲脉，故尤为女科所重。营血久亏，肝气偏胜，冲脉受伤，每遇行经，尻胯作痛。抱恙日久，不易速瘳。急宜养血柔肝，和中解郁。

全当归　杭白芍　茺蔚子　大丹参　玫瑰花　制香附　黄郁金　台乌药　云茯苓　冬白术　怀牛膝　蕲艾绒　合欢皮　降香片　荞饼

某　经乱腰腹酸痛，气撑胸阻，乳房掣痛，过期则寒热气滞。肝胆失和，郁热不化。拟逍遥散平肝理气。

当归二钱　白芍一钱半　制香附二钱　丹参二钱　沉香一钱半　炙草五分　青蒿二钱　茯苓二钱　薄荷一钱　乌药一钱半　郁金二钱　柴胡四分　佛手五分　橘饼　桑枝

某　调营理气，兼暖子宫。

白归身　香抚芎　小胡麻　陈广皮　杭白芍　覆盆子　大丹参　广木香　白蒺藜　白茯苓　蕲艾绒　制香附　福橘饼　降香片

某　营血不足，脾胃之气不和，月事不调，腰酸夜热，谷食减少，脘闷腹痞。当从养营，调畅肝脾。

当归　丹参　香附　川断　淮山药　砂仁　陈皮　佩兰　白蒺藜　丹皮　谷芽　佛手

某　寒热久延，经水淋漓，腰腹腿酸，头眩胸闷，两关俱弦。黑逍遥散。

炒柴胡八分　炒薄荷二钱　炙生地三钱　香独活一钱　炙草五分　毛脊四钱　赤白芍各一钱半　丹皮二钱　橘红八分　酒炒川断三钱　当归二钱　桑枝三钱　核桃二枚

二、崩漏

某　心生血，肝藏血，脾统血。今肝不能藏，脾不能统，是以荣血妄下行趋，崩漏不止。宜养血柔肝，补土收纳。

当归二钱　川断三钱　真潞党三钱　炮姜炭八分　茯苓二钱　金毛脊三钱　砂仁一钱　炒枣仁三钱　木香五分　陈皮一钱　莲子十粒　甜冬术（炒）一钱　杜仲三钱　红枣三钱

某 崩漏。

党参三钱 茯神二钱 白术一钱 当归二钱 炒枣仁三钱 杜仲三钱 川断二钱 陈皮一钱 木香五分 砂仁 青皮炭 红枣 姜 荞饼

某 心生血，肝藏血，脾统血，郁怒伤肝，思虑伤脾，肝脾气郁化火，火旺血动，则肝不能藏，脾不能统，是以荣血下趋，崩漏不止。阴血既已下流，心失荣养，以致悸惕不宁，夜寐不酣。脉来虚弦而数，舌无苔而尖绛。姑拟养血柔肝，扶土摄纳。

归身 白芍 茯神 柏子仁 炒枣仁 乌贼骨 丹皮 阿胶 杜仲 川断 陈皮 莲蓬炭 牡蛎 棕炭

某 崩漏已久，荣血大亏，气色萎疲，纳少头眩，入夜潮热，势已成损。法宗经旨，久崩久漏，宜清宜通。

生地 丹皮 知母 白芍 茜草 甘草 丹参 侧柏 牡蛎 橘络 生石决 另补中益气丸。

三、带下

某 脾肾两亏，湿热下注，以致腰疼带下。宜培脾肾，利湿束带。

杜仲 川断 金毛脊 全当归 新会皮 丹皮 茯苓 制香附 统车前 银杏仁（去壳）三十粒 苍术

某 内热伤阴，肝木侮土，遂成赤白带下。纳少体倦，脉细少神，此乃内伤劳倦之候。宜培养脾肾，以抑肝木。

炒党参二钱 淮山药三钱 冬术一钱 归身二钱 桑寄生三钱 白芍一钱 炙草五分 莲肉三十粒 红枣五枚 桑枝三钱

赤白带下方：

制香附四两　臭椿皮二两　棉花仁三钱　辰砂二钱　共末，炼蜜为丸，每服三钱，早晚开水下，忌生冷。

又：荞麦粉、鸡蛋清为丸，每服三钱，陈酒送下。

又：赤苓研五钱，空心豆腐浆送下，三服愈。

又：白果四两　硫黄四钱，砂锅内炒熟，去壳，将白果肉去衣，白蜜为丸，每早晚空心服十枚。

又：白果肉（去衣）十枚　黑料豆二两　红枣二十个，水煮熟食，三服愈。

四、胎前疾患

胎漏：女人之血，无孕时则为经水，有孕时则聚之养胎，畜之以为乳汁。若月经忽下，名曰漏胎，血沥多，则胎不保。拟四物汤主之，或八珍汤主之。

子痫：妊娠口噤僵仆，痰升搐搦，名子痫。羚羊角散加竹沥、二陈、姜汁。

脾气虚弱，呕恶食少而烦：六君子汤主之。

怒动肝火：逍遥散主之。

鬼胎经闭，腹大面青黄：雄黄丸。

妊娠小便不通：孕妇胞胎下坠，压致胞系了戾，小便点滴不通，名曰转胞，其祸最速。法当升举其胎，胎不下坠，小便通矣。丹溪用补中益气汤，服而吐之，往往有验。予用茯苓升麻汤主之。

胎水肿满：脾虚不能制水，以致停蓄，胎水肿塞。五苓散加白术、茯苓。

防胎动小产方：

党参　黄芪　白术　黄芩　川断　杜仲　当归　陈皮　砂仁　菟丝子　苎麻根　金器

试验有胎无胎法：

用川芎八分，广艾绒一钱煎服，有孕即腹痛。用莱菔子三钱煎汤服下解之，即不伤胎。如无胎孕，腹亦不痛。

催生方：

飞滑石一钱　车前子一钱　当归一钱　酒炒白芍五分　桔梗五分　百草霜五分　生草五分　乌药五分

水煎，加香油五匙。服下即生。

催生用达生散：

苏叶　大腹皮　党参　白术　甘草　陈皮　当归　白芍　或加葱叶，黄杨脑。

保产卫婴至宝丹：

醋炙龟板四钱　熟地一两　蜜炙绵芪一两　当归二钱　茯苓二钱　党参四钱　川芎一钱　白芍一钱　枸杞子四钱　川贝三钱　蔻壳一钱半　车前三钱

产期以气血为主，气足则易于送胎出门，血足则易于滑胎落地。若忍痛久则伤气，下水多则伤血。气血伤，产何能下。此方大补气血，于临危急之时，无论产妇平时气质虚弱，胞衣已破，急以此方速服五、六帖，只服头煎，不服二煎，则痛势立减，胎自顺下。

治盘肠生产：有妇产时，连大肠齐下，不能收纳，诸法不效。以当归一两、枳壳八钱，二味放于锅中，煎开待温，放肠于脚盆内，以此二味药汤熨之，肠立即收纳而上，仍宜密封之。

医　案

某　服药两剂，寒热未减，咳嗽头痛未解，寒甚腰疼。怀孕六月，仍防胎孕受伤，慎之。

前柴胡各五分　姜川朴一钱　酒黄芩一钱　南沙参三钱　白术一钱　煨草果五分　青陈皮各一钱　茯苓二钱　桔梗一钱　大白芍（桂枝二分煎汁炒）一钱　苏梗三钱　薄荷炭一钱　枇杷叶二片　茅根四钱　姜一片

某　怀孕五月，肝气独旺，胸闷腹胀，寒热咳嗽，脉来弦滑而数，防其损胎。宜养营理气，清肺化痰。

石斛　青蒿　当归　白芍　川贝　蒌皮　香附　白术　条芩　橘络　牡蛎　赤苓　藕　鲜佛手

某　经停两月忽行，淋漓旬余不止，胸阻作恶，乳肿腹痛。宜黑逍遥散加减。

潞党三钱　当归二钱　川楝子（炒）三钱　炙生地三钱　柴胡（炒）八分　丹皮二钱　川芎八分　乌药二钱　青皮一钱　赤白芍各一钱半　炒冬术一钱　炒荷叶一钱　金橘饼三枚　藕节三枚

五、产后疾患

某　产后受寒，兼之郁怒伤肝，血海空虚，冲气上逆，大腹胀满而痛，恶露淋沥，至今月余。宜以温中降气和营。

当归三钱　酒炒白芍一钱半　川断三钱　丹参二钱　青陈皮各一钱　六曲（炒）三钱　桂枝三分　乌药一钱半　制香附二钱　炙草五分　煨姜二片　橘饼二枚　桑枝三钱

某　邪热内蕴，肺胃受病，发热咳嗽，痰多头眩，胁痛，由产后感冒所致。宜疏解上焦，肃化痰热。

苏子梗各二钱　香青蒿一钱半　豆卷四钱　川贝二钱　防风一钱　法夏一钱　杏仁三钱　蒌皮三钱　橘红一钱　茯苓二钱　生草五分　枇杷叶二

钱　雪梨半只

某　小产后，肝肾皆亏，腰痛带下，肢体倦怠，六脉虚软。宜和养疏络。

川芎八分　黄芪三钱　补骨脂一钱　苡仁三钱　法半夏二钱　金毛脊三钱　当归二钱　防风一钱　陈皮一钱　炙草五分　核桃二个　桑枝三钱

某　劳倦内伤，又值三月小产，淋漓不止，头眩心悸，筋骨疼痛，自汗。治以益气养营，兼交心肾。

西党三钱　炙草五分　柴胡五分　艾绒炭八分　炒白芍一钱　炙芪三钱　当归二钱　炙升麻三分　麦冬一钱　二泉胶三钱　广皮一钱　川断三钱　血余炭二钱　藕节二枚

六、妇科杂病

某　经停两月，诊脉虽滑，而痰饮亦为滑。更兼乳儿之期，经本无常，是以难定弄璋。刻下寒热咳嗽，胸阻气呛，倦怠无力。急宜疏解平肝。

苏梗二钱　炒枳壳一钱　杏仁三钱　乌药二钱　茯苓三钱　姜半夏一钱半　神曲三钱　生草五分　郁金二钱　桔梗一钱　青陈皮各一钱　竹茹二钱

复诊：加沉香曲一钱半　南沙参三钱　丹皮二钱　去苏梗

某　血亏气多，肝胃不调。宜和荣畅中，兼利节络。

当归　茯苓　焦白术　胡麻　香附　陈皮　川断　牛膝　姜　枣　桑枝

某　女以肝为先天，肝为血海，又当冲脉，故为女科所重。营血久亏，风阳内动。宜养阴调营，柔肝息风。

南沙参　广皮白　甘菊花　苍龙齿　云茯苓　白归身　夜合花　白蒺藜　淮山药　大丹参　生石决　川郁金　莲子肉　毛燕窝

某　阴分久亏，肝阳上僭，乳中起核，呛咳头痛。宜养阴调营，柔肝保肺。

南沙参　瓜蒌皮　杭白芍　桑白皮　云茯苓　象贝母　潼蒺藜　降香片　苡仁　左牡蛎　白蒺藜　荞饼　白归身　夜合花　杭菊花

某　水不滋木，肝阳上升，乳中起核。宜培土生金，化痰软坚之治。

南沙参　淮山药　象贝母　炙僵蚕　云茯苓　白归身　陈橘红　黑料豆　女贞子　制半夏　瓜蒌皮　左牡蛎　红枣　荞饼

儿　科

一、感冒

某　婴儿乳食内伤，腹膨便泻青色，纳乳作恶。治宜导滞分利，还防转痢。

酒炒柴胡三分　猪赤苓各一钱五分　煨葛根一钱五分　焦白术一钱　大腹皮（洗）三钱　车前子二钱　藿梗一钱五分　半夏曲一钱五分　川朴八分　炒麦芽二钱　六一散（包）二钱　姜竹茹二钱　荷叶一角

某　乳滞夹邪，发热口渴。宜解表和中。

藿梗一钱　青陈皮各八分　楂炭二钱　赤白芍各二钱　炒枳壳一钱　焦神曲三钱　川朴一钱　粉葛根一钱五分　淡黄芩一钱　黑栀一钱五分　车前子二钱　茅根五钱　姜一片

某　稚儿发热咳嗽，胸闷作吐。宜表里并解。

前胡一钱　制半夏一钱　炒苏子一钱五分　赤白芍各一钱五分　象贝二钱　炒神曲二钱　薄荷五分　薄橘红八分　桔梗一钱　炒枳壳一钱　川石斛二钱　枯黄芩一钱　黑栀二钱　炒车前二钱　茅根四钱　荷叶一角

某　小儿感冒风邪，发热咳嗽，憎寒。杏苏饮疏解和中。

蜜炙前柴胡各一钱　桔梗一钱　枳壳一钱　桑叶一钱五分　生草四分　杏仁泥二钱　半夏一钱　象贝二钱　橘红八分　赤苓二钱　姜一片　枇杷叶二张

某　婴孩夏受暑湿，泄泻不止。

焦白术一钱　猪赤苓各一钱五分　六神曲二钱　车前子二钱　泽泻一钱五分　焦山楂三钱　生熟谷芽各三钱　荷叶一角

二、麻疹

某　疹隐太早，咳嗽发热。宜开肺气。

薄荷　杏仁　象贝　连翘　桑叶　木通　郁金　紫菀

某　风热袭于肺胃，疹子初发，身热形寒，胸腹不舒。宜疏解法。

蝉衣（去翅足）一钱　炒牛蒡三钱　桑叶一钱五分　前胡一钱　杏仁三钱　桔梗一钱　橘红八分　通草五分　大贝三钱　连翘二钱　荷叶一角

某　风热犯于肺卫，疹子初发，身热形寒，胸闷不舒。治宜疏解。

蝉衣一钱　牛蒡子（研）三钱　桑叶三钱　杏仁三钱　桔梗一钱　枳壳一钱　橘红一钱　大贝三钱　车前三钱　荷叶一角

附：白疹

某　白疹密布头身，发热口渴引饮，余邪未清。治宜清解肺胃。

金斛二钱　知母一钱五分　银花二钱　淡竹叶一钱五分　六一散（包）三钱　生苡仁三钱　黑栀皮三钱　通草四分　芦根尺许

三、痢疾

某　小儿久痢。

太子参（元米炒）三钱　炒冬术一钱　猪赤苓各一钱五分　苡仁四钱　泽泻一钱　煨木香五分　肉豆蔻四分　炒枳壳一钱　补骨脂（核桃肉拌炒）一钱　炙草四分　川朴一钱　车前二钱　荷蒂二枚

复诊：加桔梗_{五分}

四、虫积

某　寸白虫久延未愈，面黄肌瘦。拟用丸法调理。

苦楝皮_{三钱}　黄柏_{一钱}　乌梅_{一个}　胡连_{一钱}　雷丸_{一钱}　吴萸_{一钱}　槐角_{一钱}　川椒_{三十粒}

上药共研末。用猪肠一段，洗净，饭锅上蒸烂和药为丸，如绿豆大。早晚米汤送下二、三分。

某　胃气反逆，长虫不安，其作痛也，陡然而起，截然而止。返蛰汤。（方见《医醇賸义》胃中虫痛条。）

五、肺痈

某　小儿肺痈，症势甚笃，姑拟清肃。

蒸百部　合欢皮　生苡仁　陈橘红　石决明　瓜蒌皮　麦门冬　桑白皮　南沙参　怀牛膝　象贝母　甜杏仁　竹叶

六、解颅

某　两天不足，风阳上升，致成解颅，筋节酸软。宜调营和中，兼以息风和络。

全当归　杭白芍　云茯苓　焦白术　金毛脊　川续断　川独

活　左秦艽　怀牛膝　嫩桑枝　甜瓜子　甘菊花　川杜仲　生
姜　红枣

七、龟背

某　两天不足，致成龟背。宜调营卫，兼利经络。

潞党参　云茯苓　冬白术　杭白芍　春砂仁　白归身　川独
活　金毛脊　川断肉　左秦艽　嫩桑枝　陈广皮　黑料豆　荞饼

费伯雄先生医案

目 录

一、时病

营分受寒，治宜温里。

全当归　酒白芍　上肉桂　金香附　覆盆子　小茴香　小青皮　大丹参　台乌药　怀牛膝　煨姜　荞饼

风热上壅，先宜疏解。

老苏梗　薄荷叶　粉葛根　白茅根　荆芥穗　赤茯苓　新会皮　白蒺藜　连翘壳　香豆豉　甘菊花　夏枯草　淡竹叶

时毒重症，姑拟清解。

酒川连四分　紫马勃六分　粉葛根二钱　大力子二钱，打赤茯苓二钱，青黛拌　白茅根五钱　连翘壳二钱　夏枯草一钱　天花粉二钱　生姜皮二钱　竹叶十张

祖怡注：此症偏身发斑，大者如拳，小者如豆，舌本老黄，边尖黄色。

夹滞春温，姑拟和解。

川雅连　车前子　粉葛根　粉丹皮　广藿香　淡吴萸　连翘壳　栝楼仁　青防风　陈广皮　荸荠　白茅根　薄荷叶　细青皮

春温重症，先宜疏解。

广藿梗一钱　车前子二钱　制半夏一钱　细青皮一钱　陈广皮一钱　粉葛根二钱　焦谷芽三钱　淡豆豉三钱　薄荷叶一钱　赤茯苓三钱　净连翘一钱半　佛手片五分　白茅根五钱

时邪发呃，宜降逆和中。

酒炒黄连四分　淡吴萸三分　赤茯苓三钱　广藿梗一钱　新会皮一

钱　制半夏一钱半　广木香五分　春砂仁一钱　佩兰叶一钱　白蒺藜三钱　粉葛根二钱　佛手片五分　姜竹茹五分

邪滞结胸，壮热，神昏谵语，舌焦起刺，面目红赤。此热入包络、滞郁胃中所致，症极沉重。姑拟清神导滞，以望转机。

大丹参二钱　真琥珀一钱　柏子仁二钱　川雅连五分　江枳壳一钱　黑山栀一钱　薄荷叶一钱　川厚朴一钱　连翘壳一钱半　细青皮一钱半　灯芯三尺　荸荠三枚

二、疟

疟疾余邪未清，尚宜和解。

广藿香　赤茯苓　苡仁　老苏梗　威灵仙　陈橘红　制半夏　春砂仁　薄荷叶　粉前胡　荷叶　粉葛根　川贝母　鲜姜皮

三、中风

风门有四，首重偏枯。就偏枯一门，又有中络中经、中脏中腑之别。恙起于右体不仁，大筋软缩，手指屈而不伸，风痰流窜经络，其脉两尺虚细，关左弦右滑。急宜养血祛风，化痰涎，利关节。

大生地　当归身　杭白芍　生白术　川独活　甜瓜子　化橘红　姜半夏　川断肉　汉防己　嫩桑枝　怀牛膝　虎胫骨　生姜　红枣

人之一身，大俞十有二经，络三百五十三溪，全赖营血灌输，方能转运。操劳太过，营分大亏，外风乘虚袭人内络，以致作痛，不能屈伸。积湿着脾，故两腿尤重着。痛风大症，不易速瘳。宜养血祛风，化痰通络，渐望轻减。

大生地四钱　当归身二钱　酒白芍一钱半　金毛脊二钱　甜瓜子三钱　化橘红五分　制半夏一钱　怀牛膝二钱　酒独活一钱　广木香五分　川断肉二钱　晚蚕砂三钱　苡仁一两　红枣五枚

脉来右部细弦而滑，营血不足，肝风内动，驱脾经之湿痰上升，流窜筋节，大有中风之势。急宜养血祛风，化痰利节。

炙生地　川断肉　云茯苓　法半夏　新会皮　冬白术　杭白芍　左秦艽　当归身　广木香　冬瓜子　晚蚕砂　苡仁　生姜　红枣

祖怡注：先生云，中风之症，皆由气血损亏，外风乘隙而入，便当着意调营，使风从卫出。又或痰火内蕴，外风乘之，便当清营化痰，熄风理气，是以诸案皆用血药。一法着意调营，使风从卫出。一法清营化痰，熄风理气。其治肢节痛，亦复如是。治肝亦用血药。

四、痿

营血不足，脾有湿痰，腿足无力，久延成痿。宜养血舒筋，化痰利湿。

炙生地　全当归　杭白芍　怀牛膝　金毛脊　川独活　左秦艽　川续断　法半夏　化橘红　广木香　甜瓜子　嫩桑枝　生苡仁　生姜　红枣

先天本亏，血不养筋，风入节络，足趾下垂，不能步履。痿躄大症，不易速瘳。姑拟养血祛风，壮筋利节。

炙生地　当归身　杭白芍　川断肉　炙虎胫骨　川独活　金毛脊　左秦艽　汉防己　晚蚕砂　怀牛膝　甜瓜子　丝瓜络　红枣

虚体夹风，下部瘫痪。宜培肝肾，兼和筋节。

炙生地　当归身　杭白芍　肉苁蓉　川断肉　川独活　金毛脊　怀牛膝　虎胫骨　广木香　川杜仲　红枣　汉防己　嫩桑枝　荞饼

五、诸痛

肝胃气疼，宜和营畅中。

全当归　云茯苓　焦白术　延胡索　台乌药　白蒺藜　细青皮　陈广皮　春砂仁　怀牛膝　金橘饼　生姜　广木香　佩兰叶

营血久亏，肝气上升，犯胃克脾，胸腹作痛。治宜温运。

当归身　杭白芍　上瑶桂　延胡索　焦白术　云茯苓　佩兰叶　广郁金　细青皮　白蒺藜　广木香　春砂仁　降香叶　佛手片

胸腹作痛，为时已久，常药罔效，权用古方椒梅丸加味主之。

当归身二钱　杭白芍一钱　真安桂四分　毕澄茄一钱　瓦楞子三钱　小青皮一钱　延胡索二钱　广木香五分　春砂仁一钱，打　乌药片一钱　新会皮一钱　刺蒺藜三钱　焦乌梅一粒　花椒目廿四粒

祖怡注：此用古方而不泥于古方，宝之。

六、肝气肝风

肝风上升，头目不爽，肝气犯胃，中脘不舒。宜柔肝熄风，兼调胃气。

当归身　杭白芍　香抚芎　白蒺藜　川郁金　明天麻　甘菊花　细青皮　石决明　广木香　春砂仁　佩兰叶　陈广皮　佛手片　降香

营血久亏，肝气上升，犯胃克脾，胸腹作疼。治宜温通。

当归身　白蒺藜　春砂仁　延胡索　杭白芍　广郁金　广木香　云茯苓　上官桂　焦白术　细青皮　佩兰叶　佛手片　降香片

脾为湿土，以升为健；胃为燥土，以降为和。肝木横亘于中，上犯胃经，下克脾土，以致胸腹不舒，甚则作吐作泻。宜柔肝和中化浊。

当归身　白蒺藜　陈橘皮　川厚朴　广郁金　焦白术　春砂仁　台乌药　云茯苓　细青皮　佩兰叶　广木香　白檀香　金橘饼

祖怡注：以上各方皆用血药，此先生治肝之法也。

营血久亏，肝风内动，头目作眩。宜调营柔肝。

炙生地　当归身　杭白芍　香川芎　陈橘红　明天麻　杭菊花　石决明　春砂仁　川断肉　制半夏　川独活　嫩桑枝　荞饼

肝者将军之官，其体阴，其用阳，故为刚脏。水不滋木，肝阳上升，头眩心悸，有时怔忡，实为肝病。宜滋肾柔肝、熄风化痰之治。

炙生地　青龙齿　制半夏　杭菊花　嫩桑枝　柏子仁　大丹参　杭白芍　石决明　红枣　潼蒺藜　白蒺藜　当归身　云茯神　陈橘红　金橘饼

营血久亏，肝风内动。宜养阴调营。

潼蒺藜　霜桑叶　左牡蛎　杭菊花　石决明　白蒺藜　云茯苓　春砂仁　当归身　荷叶　南沙参　杭白芍　怀山药　合欢皮　金橘饼

肝阳上升，肺胃不和，不时呛咳，头角作痛。姑拟柔肝熄风，兼清肺胃。

羚羊角　杭菊花　象贝母　桑白皮　潼沙苑　南沙参　云茯苓　苡仁　全当归　生石决　大丹参　霜桑叶　白蒺藜

营血大亏，肝风内动，不时呛咳，头目作眩。宜养阴调营，熄风化痰。

南沙参　白苏子　女贞子　甜杏仁　潼蒺藜　石决明　化橘红　杭菊花　白蒺藜　云茯苓　苡仁　当归身　象贝母　桑白皮

肾水久亏，肝阳上僭，肝营不足，发脱目昏。宜养阴调营，以滋肝木。

南沙参四钱　怀山药四钱　杭白芍一钱　炙生地四钱　石决明六钱　杭甘菊一钱　霜桑叶一钱　黑芝麻三钱　当归身一钱半　净蝉衣一钱　云茯神三钱　谷精草一钱半　福橘饼三钱

两尺虚细，左关独弦，右部浮滑。水不滋木，肝阳上升，肺胃不和，脾土困顿。先宜培土生金，后再峻补。

南沙参　柏子仁　潼沙苑　黑料豆　全当归　云茯苓　夜合花　大丹参　川石斛　女贞子　怀山药　陈皮白　金橘饼

营血大亏，肝阳太旺，四肢枯燥。宜养阴调营。

全当归　大丹参　怀牛膝　广木香　陈广皮　川厚朴　江枳壳　栝楼仁　广郁金　佩兰叶　细青皮　合欢皮　降香片　金橘饼

脉来左弦右滑，肝风内动，驱痰上升，不时呛咳，入夜则厥。抱恙日久，不易速瘳。急宜养血祛风，化痰通络。

南沙参　大丹参　云茯神　石决明　麦门冬　川贝母　天竺

黄　法半夏　明天麻　甘菊花　炙僵蚕　化橘红　光杏仁

胃之大络，名曰虚里，入脾而布于咽。肝气太强，上犯虚里，中脘不畅，作哕舌灰，职是故也。至于肢节流窜作痛，甚则发厥，肝风所致。宜养血柔肝，和胃通络。

当归身　杭白芍　大丹参　玫瑰花　化橘红　制半夏　白蒺藜　春砂仁　川断肉　川独活　怀牛膝　左秦艽　川厚朴　晚蚕砂　佛手片　甜瓜子

七、不寐

肝营久亏，肝阳渐动，风火上升，心神烦扰，夜寐不安。盖人卧则魂藏于肝，肝阳不平，则寐不安也。拟真珠母丸加减，渐望安适。

石决明　青龙齿　大丹参　大生地　云茯苓　春柴胡　南薄荷　沉香片　柏子仁　夜合花　橘皮白　佩兰叶　白蒺藜　台乌药　毛燕窝　荞饼　鲜藕

人卧则魂藏于肝，魄藏于肺，肝阳鼓动，则肺气不清，夜寐不安，心神烦扰，乃肝肺不相接洽，非山泽不交之例。拟柔肝肃肺，安养心神，渐冀痊可。

真珠母　苍龙齿　云茯神　炙生地　川贝母　夜合花　柏子仁　上降香　川石斛　大丹参　薄荷叶　栝楼皮　红枣　鲜藕　荞饼

两天不足，心肾失交，夜寐不宁，动则头汗，甚则作渴。脉右强左弱，或时五至，似数非数。久虚之质，峻补不受，偏胜亦忌，参以开合法，煎丸并进，渐可安康，久服延年，良非诬说也。

天门冬　炙生地　云茯神　焦白术　大丹参　云茯苓　潞党参　白归身　生牡蛎　煅龙齿　新会皮　春砂仁　夜合花　福橘饼　奎红枣

如作丸，以橘饼、红枣二味煎汤泛丸，气分药可加重。

八、虚损

水不滋木，肝阳上升，肺胃受克。失血之后，不时呛咳，饮食不加，势将成损。姑拟壮水柔肝，清肃肺胃。

天门冬　麦门冬　怀山药　茜草根　象贝母　海蛤粉　南沙参　生龟板　参三七　女贞子　苦杏仁　北沙参　潼沙苑　黑料豆　桑白皮　莲子肉

水不滋木，肝火克金，呛咳咯血，势将成损。急宜介类以潜阳。

天门冬　麦门冬　败龟板　左牡蛎　茜草根　甜杏仁　潼沙苑　南沙参　象贝母　女贞子　毛燕窝　栝楼皮　海蛤粉　桑白皮　怀牛膝

肝阳上升，肺金受克，呛咳漫热，症入损门。姑拟清养。

南沙参　北沙参　怀山药　白归身　女贞子　潼沙苑　杏仁泥　川贝母　陈橘红　合欢皮　麦门冬　毛燕窝　莲子肉

肝火克金，咽痛音暗，呛咳日久，损症渐成。姑拟清养。

南沙参　天门冬　麦门冬　鲜首乌　栝楼皮　甜川贝　女贞子　海蛤粉　潼沙苑　桑白皮　石决明　杭菊花　杏仁泥　淡竹叶　鸡子清

一水能济五火，肾是也；一金能行诸气，肺是也。肾为下溲，肺为上源，金水相涵，方能滋长。今诊脉象二尺虚细，左关独弦，右部浮芤，水不滋木，肝阳上升，肺金受克，呛咳漫热，甚则咯血，势将成损。姑拟壮水柔肝，清养肺肾。

天麦冬　川贝母　女贞子　南北沙参　杏仁泥　茜草根　怀牛膝　栝楼皮　毛燕窝　川石斛　潼沙苑　鲜藕

肝火上升，肺金受克，咳嗽音喑，症入损门。急宜清养。

南沙参　栝楼皮　川贝母　女贞子　北沙参　杏仁泥　桑白皮　潼沙苑　生龟板　天门冬　麦门冬　怀山药　淡竹叶　鸡子清

一水能济五火，一金能行诸气，肾为下渎，肺为上源，金水相涵，方能滋长。今诊脉象两尺虚细而数，左关细弦而数，右部浮芤而数。失红之后，呛咳漫热，大肉消瘦。盖肾水久亏，肝阳无制，熏灼肺金，损症已成，实非轻浅。勉拟壮水柔肝、清养肺胃之法，竭力挽救。

天门冬　麦门冬　北沙参　潼沙苑　败龟板　旱莲草　左牡蛎　生甘草　川石斛　怀山药　女贞子　毛燕窝　川贝母　莲心

九、调养

营卫平调，化痰调气。

人参　云茯苓　生白术　当归身　黑料豆　杭白芍　川杜仲　陈橘红　制半夏　春砂仁　广郁金　玫瑰花　夜合花　金橘饼　广木香

养阴调营，兼化痰软坚之治。

南沙参　云茯苓　大丹参　陈橘红　制半夏　左牡蛎　象贝母　柏子仁　夜合花　全当归　炙僵蚕　金橘饼　红枣

营血久亏，肝胃不调，宜养阴调营之治。

南沙参　云茯苓　苡仁　当归身　白蒺藜　潼沙苑　川石斛　怀牛膝　柏子仁　象贝母　甜杏仁　大丹参　合欢皮　莲子肉

祖怡注：此症脉多弦硬，去年曾经吐血。肝胃不调与肝胃气痛方中，皆用血药。此方治肝虚，故不用破气药。

养阴调营，参以清肃。

鲜首乌　天门冬　麦门冬　白玉竹　光杏仁　南沙参　栝楼皮　女贞子　象贝母　桑白皮　北沙参　黑料豆　海蛤粉　去芯莲子

清滋太过，胃气反伤，拟培土生金，兼和营调胃之治。

南沙参　云茯苓　冬白术　苡仁　化橘红　女贞子　潼沙苑　合欢皮　全当归　怀牛膝　杏仁泥　莲子肉　桑白皮　川贝母

十、风湿痰

风湿相乘，遍身发痒。宜养血祛风，兼以利湿。

南沙参　全当归　杭白芍　大生地　五加皮　地肤子　梧桐花　赤茯苓　怀牛膝　嫩桑枝　生白术　生熟苡仁　红枣

风湿相乘，流窜四末。宜和营熄风，兼以利湿。

全当归　赤茯苓　大胡麻　豨莶草　怀牛膝　赤白芍　茅苍术　五加皮　地肤子　梧桐花　嫩桑枝　川黄柏　生甘草

风痰上升，筋脉牵掣。宜柔肝熄风，兼化痰通络。

生石决八钱　紫丹参三钱　麦门冬一钱半　云茯神三钱　炙僵蚕一钱半　甘菊花二钱　明天麻八分　象贝母二钱　天竺黄六分　制半夏一钱　陈橘红五分　左秦艽一钱　双钩藤二钱

风痰上升，阻塞灵窍，不能语言。宜清养心神，熄风化涎。

天竺黄六分　大丹参三钱　云茯神二钱　杭麦冬一钱半　胆南星六分　陈橘红一钱　杭甘菊二钱　光杏仁三钱　白蒺藜三钱　大贝母二钱　石决明八钱　灯芯三尺　鲜竹沥二大匙

祖怡注：肝风之上升者，皆用决明、杭菊以熄风。

脉来左弦右滑，风与痰乘。宜固本中，参以化浊。

当归身　云茯苓　冬术　光杏仁　嫩桑枝　甘菊花　川贝　陈橘红　佩兰叶　荷叶　生熟苡仁

肺气不降，脾有湿痰，上为呛咳，下则溏泄。宜培土生金，参以和中化浊。

当归身　冬白术　云茯苓　台乌药　桑白皮　白苏子　象贝母　江枳壳　小青皮　陈橘红　车前子　生苡仁　生姜　冰糖

肺气不降，肾气不纳，脾有湿痰。治宜培土生金，降纳肾气。

南沙参　桑白皮　象贝母　苦杏仁　川杜仲　黑料豆　当归身　怀牛膝　黑沉香　紫苏子　陈橘红　苡仁　莲子肉　云茯苓

十一、咳

初诊：脉来左弦右滑，肝风驱痰上升，呛咳气逆，喉闷作梗，系阴分不足故也。宜清泄上焦法。

南沙参　桑白皮　苦杏仁　甘菊花　麦门冬　制半夏　象贝母　杭白芍

二诊：脉来弦象渐平，呛咳亦减。宜宗前法，更进一筹。

南沙参　陈橘红　栝楼皮　川杜仲　全当归　云茯苓　左牡蛎　川贝母　旋覆花　桑白皮　怀牛膝　冬白术　甜杏仁　莲子肉

肝营不足，肝气太强，上犯肺胃，呛咳日久，经治虽已获效，旋以疟后失于调养，肝营更亏。急宜调营柔肝，兼治肺胃。

当归身　川贝母　杏仁泥　大丹参　杭菊花　石决明　怀山药　合欢皮　潼沙苑　莲子肉　云茯苓　桑白皮　陈橘红　柏子仁

营血大亏，肝风内动，不时呛咳，头目作眩。宜养阴调营，熄风化痰。

南沙参　云茯苓　苡仁　当归身　潼白蒺藜　女贞子　甜杏仁　象贝母　陈橘红　杭菊花　桑白皮　石决明　白苏子

水不滋木，肝阳上升，不时呛咳，头目不清，腰膝乏力。急宜壮水柔肝，佐以清肃。

桑白皮　怀牛膝　净蝉衣　金毛脊　南沙参　肥天冬　杏仁泥　川杜仲　陈橘红　炙生地　女贞子　栝楼皮　杭菊花　谷精草

肺肾阴亏，肝阳独旺，上升犯肺，呛咳夹红，久延入损，急宜清养。

南沙参　桑白皮　怀山药　光杏仁　潼蒺藜　云茯苓　茜草根　女贞子　栝楼皮　怀牛膝　麦门冬　象贝母　生藕节

肺胃不和，脾多痰湿，失血之后，呛咳而喘。宜培土生金，参以肃降。

南沙参　云茯苓　苡仁　麦门冬　桑白皮　栝楼皮　参三七　怀牛膝　茜草根　杏仁泥　川贝母　陈橘红　旋覆花　莲子肉

十二、肿胀

脾湿成胀，脐突筋青，背平腰满，腹大如鼓，症极沉重。姑拟温运脾阳，和中化浊。

全当归　广木香　云茯苓　降香片　炮附子　佛手片　川厚朴　怀牛膝　新会皮　大丹参　车前子　细青皮　苡仁　冬瓜子　冬瓜皮　川通草

脾有湿热，腹肿囊肿，症势极重。姑拟健脾分消。

连皮苓　大腹皮　细青皮　新会皮　广木香　大砂仁　佩兰叶　台乌药　焦茅术　川牛膝　川厚朴　车前子　佛手片　煨姜

本属虚体，积湿下注，阴囊肿。宜调养中，参以分利。

全当归　苡仁　五加皮　梧桐花　京赤芍　地肤子　细青皮　川牛膝　赤茯苓　豨莶草　台乌药　怀牛膝　车前子

本属虚体，积湿下注，阴囊肿痛。宜调中，参以分利。

全当归　赤芍药　赤茯苓　生苡仁　梧桐花　豨莶草　五加皮　小青皮　车前子　嫩桑枝　川牛膝　怀牛膝　地肤子　台乌药　荞饼

十三、呕吐呃

肝胃呕吐。治如时邪呕吐加减出入。

川雅连　白蒺藜　川厚朴　云茯苓　广木香　淡吴萸　广藿香　佩兰叶　陈广皮　春砂仁　广郁金　佛手片　细青皮　淡竹茹

胃之大络曰虚里，入于脾而布于咽。肝气太横，虚里受病，不时作吐。宜调营柔肝，兼和胃气。

当归身　焦白术　云茯苓　陈广皮　佩兰叶　广郁金　制川朴　春砂仁　白蒺藜　台乌药　白檀香　佛手片　玫瑰花

营血久亏，肝木太强，克脾犯胃，脘腹作痛，食入作吐，久延有噎膈之虞。宜养血柔肝，调和胃气。

全当归　大丹参　杭白芍　怀牛膝　广郁金　白蒺藜　川厚朴　降香片　制半夏　陈广皮　春砂仁　广木香　玫瑰花　大橘饼

时邪发呃，宜降逆和中。

川雅连四分　淡吴萸三分　赤茯苓三钱　新会皮一钱　制半夏一钱半　广木香五分　佩兰叶一钱　白蒺藜三钱　粉葛根二钱　姜竹茹五分　广藿粳一钱　春砂仁一钱　佛手片五分

十四、大小腑

下利日久，肠胃失和。宜固本中，参以化浊。

炒党参　云茯苓　苡仁　全当归　新会皮　台乌药　江枳壳　大丹参　合欢皮　车前子　福橘饼　赤芍药　柏子仁　红枣　荷叶

中脘较舒，惟大便硬结，宜和营化浊。

全当归　大丹参　怀牛膝　广木香　川厚朴　江枳壳　栝楼仁　川郁金　小青皮　合欢皮　福橘饼　降香片　陈广皮　佩兰叶

湿热下注，治宜清利。

天门冬　小生地　大丹参　粉萆薢　瞿麦穗　苡仁　怀牛膝　粉丹皮　细木通　车前子　天花粉　福泽泻　灯芯

营血本亏，夹有湿热。宜和中利湿。

全当归　杭白芍　赤茯苓　苡仁　地肤子　梧桐花　陈广皮　春砂仁　茅苍术　怀牛膝　川黄柏　佩兰叶　赤芍药　嫩桑枝　红枣

阴分本亏，夹有湿热。宜调养中，夹以分利。

全当归　川黄柏　大胡麻　苡仁　豨莶草　赤茯苓　肥玉

竹　地肤子　赤芍药　茅苍术　生甘草　梧桐花　槐枝

湿浊壅于州都，气不宣化，小溲难涩。宜和营理气，兼化湿浊。

当归身　上肉桂　小青皮　川郁金　赤茯苓　瞿麦穗　怀牛膝　车前子　陈广皮　冬瓜子　佛手片　大丹参　川通草　降香　苡仁煎，代水

阴分久亏，湿热下注，溲溺作痛。治宜清利。

南沙参　天门冬　赤茯苓　生苡仁　粉萆薢　鲜首乌　车前子　瞿麦穗　川石斛　天花粉　甘草梢　怀牛膝　细木通　粉丹皮

脾肾两亏，小溲淋漓。宜固本和中，兼纳下元。

潞党参　川杜仲　焦白术　桑螵蛸　补骨脂　全当归　陈广皮　云茯苓　杭白芍　佛手柑　黑料豆　佩兰叶

营血不足，肝木太旺，上犯肺胃，下克脾土，积湿下注，致成石淋。宜养阴运脾，兼以分利。

天门冬　细生地　云茯苓　车前子　女贞子　南沙参　川萆薢　柏子仁　川通草　生苡仁　全当归　怀牛膝　红枣

十五、妇科

男以肾为先天，女以肝为先天。盖缘肝为血海，又当冲脉，故尤为女科所重。营血久亏，肝气偏胜，冲脉受伤，每遇行经，尻胯作痛。抱恙日久，不易速瘳。急宜养血柔肝，和中解郁。

全当归　杭白芍　茺蔚子　大丹参　玫瑰花　制香附　黄郁金　台乌药　云茯苓　冬白术　怀牛膝　蕲艾绒　合欢皮　降香片　荞饼

女以肝为先天，肝为血海，又当冲脉，故为女科所重。营血久亏，风阳内动。宜养阴调营，柔肝熄风。

南沙参　广皮白　甘菊花　苍龙齿　云茯苓　白归身　夜合花　白蒺藜　怀山药　大丹参　生石决　川郁金　莲子肉　毛燕窝

调营理气，兼暖子宫。

白归身　香抚芎　小胡麻　陈广皮　杭白芍　覆盆子　大丹参　广木香　白蒺藜　白茯苓　蕲艾绒　制香附　福橘饼　降香片

祖怡注：此症血分干虚。

初诊：血亏脾弱，寒阻气分，胸腹屡闷，内热日甚，头目重着，肢节酸疼。治宜祛寒利气。

酒炒当归二钱　酒炒牛膝二钱　酒炒独活一钱　连皮茯苓三钱　焙青蒿子三钱　炒甜瓜子三钱　酒炒丝瓜络三钱　酒炒羌活一钱　功劳叶露一两，冲服　紫大丹参二钱　粉牡丹皮二钱　生香谷芽三钱

二诊：肝气渐舒，寒邪已透，内热肢酸减半。惟血亏脾弱，脘闷头晕，夜半体燥，节络酸软。尚宜养血柔肝，兼培脾土。

前方去二活、茯苓，加香川芎一钱、海蛤粉四钱、川贝母三钱、川石斛三钱、竹茹一钱。

祖怡注：妇人咳嗽潮热，纳谷不香，痨象已见，经血尚未闭者，伯雄先生有一治验方，余曾用之，屡试屡验。吾邑王植卿夫人患骨蒸痨病，一年有余，遍请名医诊治，迄无效验，改延先生，前后共服此方二十余剂，病即霍然。方案如上。

初诊：怀孕八月，气郁阻中，暑风外迫，猝然发厥，神昏不语，目闭口噤，柔痉不止，卧不着席，时时龁齿。《金匮》云：痉为病，胸满口噤，卧不着席，脚挛急，必龁齿，可与大承气汤。但系胎前身重之际，当此厉病，断难用大承气法。然不用承气，症属难挽。如用承气而胎欲下动，亦断无生理。势处两难，但不忍坐视。先哲

云：如用承气，下亦毙，不下亦毙，与其不下而毙，不若下之，以冀万一之幸。既在知已，不得已而勉从古法立方，以慰病家之心，亦曲体苦衷矣。

川纹军四钱，生磨汁　净芒硝二钱　酒炒当归三钱　姜炒川厚朴一钱　炒枳实一钱　大丹参片五钱　盐水炒杜仲一两　高丽参四钱　陈仓米一合

二诊：昨方进后，幸胎未动，诸症悉退。盖前方乃系涤热，而非荡实，故孕安而邪亦净。但舌色微红少津，是因暴病大伤，未能骤复。法宜养心和中，能恬淡自畅，调摄得宜则可也。

青蒿梗　佩兰梗　炙甘草　大丹参　白归身　香白薇　怀山药　真建曲　法半夏　广陈皮　南沙参　川杜仲　赤茯苓　乳荷梗　红枣　陈仓米

祖怡注：此道光二十六年东下塘探花第刘宅二十六岁上案。

阴分久亏，肝阳上僭，乳中起核，呛咳头痛。宜养阴调营，柔肝保肺。

南沙参　栝楼皮　杭白芍　桑白皮　云茯苓　象贝母　潼蒺藜　降香片　苡仁　左牡蛎　白蒺藜　荞饼　白归身　夜合花　杭菊花

水不滋木，肝阳上升，乳中起核。宜培土生金、化痰软坚之治。

南沙参　怀山药　象贝母　炙僵蚕　云茯苓　白归身　陈橘红　黑料豆　女贞子　制半夏　栝楼皮　左牡蛎　红枣　荞饼

十六、儿科

小儿肺痈，症势甚笃。姑拟清肃。

蒸百部　合欢皮　生苡仁　陈橘红　石决明　栝楼皮　麦门冬　桑白皮　南沙参　怀牛膝　象贝母　甜杏仁　竹叶

两天不足，风阳上升，致成解颅，筋节酸软。宜调营和中，兼以熄风和络。

全当归　杭白芍　云茯苓　焦白术　金毛脊　川续断　川独活　左秦艽　怀牛膝　嫩桑枝　甜瓜子　甘菊花　川杜仲　生姜　红枣

两天不足，致成龟背。宜调营卫，兼利经络。

潞党参　云茯苓　冬白术　杭白芍　春砂仁　白归身　川独活　金毛脊　川断肉　左秦艽　嫩桑枝　陈广皮　黑料豆　荞饼

十七、外科

火毒上攻，治宜清降。

鲜首乌　天门冬　生蒲黄　人中黄　南沙参　杏仁泥　象贝母　桑白皮　生石决　天花粉　甘菊花　粉丹皮　栝楼皮　淡竹叶

虚人夹湿热，久患脏毒，肛旁有管不合，宜常服丸方。

晒生地一两　晒当归八钱　炒怀山药一两半　胡黄连五钱　生甘草八钱　灯芯拌琥珀屑六钱　象牙屑八钱　炙刺猬皮一张　上血竭五钱　生米仁一两半　净白占五钱

依法取末，糯米一合煮饭，和黄牛胆一个糊丸。每早淡盐汤送下三钱。忌姜、椒、葱、蒜、江鲜发物，慎房帏尤妥。

洗痔疮方，脱肛亦可用。

全当归四钱　炙甘草八分　江枳壳三钱　绿升麻一钱半　荔枝草四两

祖怡注：绳甫先生以银花三钱易荔枝草，因该草不易得也。炙甘草、升麻增至各三钱。

治湿火炽甚，广疮煎方。兼治面部。

人中黄八分　炙冬花三钱　大杏仁三钱　大贝母三钱　天花粉三钱　粉丹皮一钱半　大力子二钱　夏枯草二钱半　马勃六分　金银花二钱　栝楼皮三钱　土茯苓二两　淡竹叶廿张

常服加减八珍化毒丹。

大濂珠二钱　真牛黄二钱　真琥珀二钱　大海片二钱　人中白二钱　飞朱砂一钱　真川贝三钱　白飞面四钱

相任注：上二方皆名贵良药，至堪珍视。

十八、瘀伤

伤力受寒，和中利节。

全当归　云茯苓　焦白术　广陈皮　广木香　川断肉　左秦艽　怀牛膝　金毛脊　川独活　春砂仁　金橘饼　生姜

伤力停瘀，夹有湿热。宜和营通络之治。

全当归　大丹参　怀牛膝　苡仁　云茯苓　佩兰叶　川续断　川独活　左秦艽　台乌药　陈广皮　春砂仁　佛手片　嫩桑枝

扶土和营，去瘀伤，利筋节，兼畅气机。

全当归　云茯苓　冬白术　怀牛膝　川断肉　骨碎补　金毛脊　杜红花　陈广皮　广木香　左秦艽　生姜　红枣

右腿跌伤已久，迄今作痛，每遇阴雨节令殆甚。宜养营卫，兼利节络。

潞党参　云茯苓　焦白术　怀牛膝　炙生地　川断肉　川独活　杭白芍　广木香　金毛脊　当归身　杜红花　嫩桑枝　生姜　红枣

肺胃两伤，治宜清养。

南沙参　甜杏仁　象贝母　刘寄奴　北沙参　生苡仁　怀牛膝　麦门冬　栝楼皮　茜草根　女贞子　云茯苓　藕节　桑白皮

祖怡注：此症曾见吐血，刻虽不吐，尚有积瘀在胃。

肺胃两伤，姑拟清养。

鲜首乌　云茯苓　光杏仁　陈橘红　栝楼仁　象贝母　桑白皮　白苏子　青蒿　半夏　石决明　荷叶

肺胃两伤，筋节不利。宜养阴，参以通络。

南沙参　云茯苓　苡仁　光杏仁　桑白皮　栝楼皮　怀山药　怀牛膝　女贞子　川断肉　甜瓜子　象贝母　金毛脊

十九、眼耳

二天并培，化痰明目。

人参　冬白术　云茯苓　川杜仲　当归身　杭白芍　怀牛膝　川续断　谷精珠　净蝉衣　甘菊花　象贝母　仙半夏　陈橘红　红枣

水不涵木，肝阳上升，两目肿痛。宜养阴调营，明目发光。

羚羊角　生石决　净蝉衣　谷精珠　南沙参　炙生地　怀山药　云茯苓　全当归　赤芍药　粉丹皮　象贝母　女贞子　黑料豆

肾水久亏，肝营不足，风阳上僭，发脱目昏。宜养阴调营，壮水涵木。

南沙参　怀山药　蝉衣　石决明　当归身　炙生地　杭白芍　黑芝麻　霜桑叶　杭甘菊　白蒺藜　云茯神　谷精珠　福橘饼

正在妙龄，二天不足，瞳神散光，视物两歧。宜壮水柔肝，明目发光。

炙生地　粉丹皮　女贞子　黑料豆　青龙齿　左牡蛎　净蝉衣　谷精珠　南沙参　川贝母　全当归　怀山药　茯神苓六曲浆拌

水不涵木，肝阳上升，头目不清，不时呛咳，腰膝乏力。急宜壮水涵木，清肃肺胃。

南沙参　炙生地　天门冬　女贞子　川杜仲　怀牛膝　谷精珠　净蝉衣　金毛脊　杭菊瓣　桑白皮　栝楼皮　陈橘红　杏仁泥

耳为肾窍，肝阳上扰，肾穴受伤，聆音不聪，夹有脓血。先宜滋肾柔肝，参以清越，六味丸加味主之。

女贞子　粉丹皮　福泽泻　白蒺藜　杭甘菊　云茯苓　净蝉衣　石决明　川百合　福橘饼　黑芝麻　红枣　大生地　霜桑叶　怀山药

又转方，加大白芍，去蒺藜，或去泽泻，常服有效。

二十、喉科

水不滋木，肝阳上升，挟三焦之火，上窜咽喉，蒂丁缩短作痛，巅顶亦作痛。宜滋肾柔肝，熄风化火。

明天麻　甘菊花　炙生地　净蝉衣　海蛤粉　黑山栀　栝楼皮　夏枯草　京玄参　粉丹皮　霜桑叶　川石斛　竹叶　荞饼

祖怡注：此人肝肾虚弱，故不用过于寒凉之味。

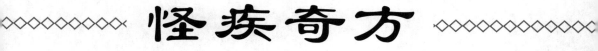

怪疾奇方

序

　　武进费先生所著《医醇》若干卷，自序已遭火劫，惟传《縢义、方论》，风行海内已二十余年矣。去冬识毗陵友人谈及先生之医，欣然曰：吾有奇方稿本，是先生早年手编。因亟假归，缮写付之手民。余虽门外，观其志怪赏奇，承先启后，洵日下和缓也。先生手泽，谅可从《縢义》并垂不朽云。

　　　　　　　　　　　　　　　光绪十年三月众香室主人识

目　录

蛇瘕

见载车之人病噎塞，食不下，因使其取饼店家蒜齑、大酢三升，饮之，当自痊。如言服之，果吐大蛇一条而愈。

又方

一人常饥，吞食则下至胸便吐出，医作噎嗝治不效。此因食蛇肉不消，而致斯疾，但揣心腹上有蛇形也，视之果然。硝黄合而服之，微利即愈。

米瘕嗜米

好食生米，久则成瘕。不得米，则吐清水。得米亦不化。

白米三合，鸡菌一升（同炒焦为末），水一升，顿服。少刻，吐出瘕如米汁乃愈。

口内肉球

有根如线五寸余，如钗股。吐之，乃能食物。捻之则痛彻心。麝香一钱，研，水服，自消。

舌上出血

舌上血出如针孔者。

淡豆豉三升，水三升，煮沸。每服一升，日三服。

下部虫蜃

病人齿无色，舌白，喜睡，愦愦不知痛痒，或下痢。乃下部生虫食肛也。

桃仁十五枚，苦酒二升，盐一合，煮六合，服愈。

灸疮飞蝶

因艾灸火疮，痂退落，疮内鲜肉片子，飞如蝶状，腾空飞去，痛不可言，是血肉俱热怪病也。

用朴硝、大黄末各五钱，水调下，微利自愈。

豌豆斑疮

此脏有病，天行发斑疮，头面及身须臾周匝，状如火烧疮，皆载白浆，随决随生，不治，数日必死。瘥后瘢黯弥岁方灭，此恶毒之气所为。云晋·元帝时，此病自西北流起，名虏疮。

以蜜煎升麻，时时食之。并以水煮升麻，绵蘸拭洗。

卧忽不寤

勿以火照之，但痛啮拇指甲际，而唾其面则活。

取韭捣汁，吹入鼻中。冬月则用韭根。

足疔怪疾

两足心凸肿，上生黑豆疮，硬如钉。胫骨生碎孔，髓流出，身发寒颤，惟思饮酒，此是肝肾冷热相吞。

用炮川乌头敷之，内服韭子汤效。

身肿如蛇状

遍身及头面肉上，浮肿如蛇状。

背阴砖上青苔一钱，水化开，涂蛇头即消。

身有光色

遍身及头面发热，有光色。他人手近之，如火烧。

用蒜汁半两，酒调服，即愈。

口鼻气出不散

盘旋不散，凝如黑盖，过十日，渐至肩胸，与肉相连，坚胜金铁。多因疟后得之。

煎泽泻汤，日饮三杯，五日乃愈。

肉中恶毒

肉中忽生一黡子，大如豆粟，或如梅李，或赤，或黑，或白，或青，其黡有核，核有深根应心。能烁筋骨，毒入脏腑，即死。

饮葵根汁，可折其热毒。（原按：本草酸模条下云：宜灸黡上百壮，以酸模叶薄其四面，以防其长，然后内服葵汁。）

四肢节脱

但有皮连，不能举动，名曰筋解。

用黄芦三两，酒浸经宿，焙灰，每二钱，酒调服即愈。

冰毒中人

一名中溪，一名中湿，一名水病，似射工而无影。初得恶寒，头目微痛，旦醒暮剧，手足逆冷，三日则生虫，食下，不痒不痛，六七日虫食五脏，注下不禁。

以小蒜三升，煮微热，浴身。若身发赤斑，勿以他病治之。

产后肉线

产时用力，产后垂出肉线，长三、四尺，触之痛彻心腹。

用老姜连皮三斤，捣烂，入麻油二斤，拌匀，炒干。先以熟绢五尺，折作方结，令人轻手捧起肉线，屈曲作三团，纳入阴户。以绢袋盛姜就熏，冷则易，熏一日夜，缩入大半，二日尽入。此乃魏夫人秘方，线断，则不救矣。

遍身波浪声

遍身忽皮底浑浑如波浪声，痒不可忍，搔之血出，谓之血奔。

用人参、苦杖、青盐、细辛各一两，剉作四剂，每剂水煎服。

遍身生疔疮

遍身生疔疮如棠梨，每个破出水，内有石片如指甲大，疮复生，抽尽肌肤。

用三棱、蓬术各五两，研末，分三次，酒调服自愈。

人身作两

自觉其形作两人，坐卧不辨真假，不语，问亦无对，乃是离魂。用辰砂、人参、白茯苓，浓煎汤服，真者气爽，假者化之。

（按：《验方新编》作人参一钱，余各三钱，服俟形影不见，再服十全大补汤）

身出斑毛

眼赤、鼻张大喘，浑身出斑，毛发如铜铁，乃目中热毒，气结于下焦。

用白矾、滑石各一两，为末，水煎服，即愈。

毛窍出血

遍身毛窍节次血出，若不出，皮膨胀如皷，须臾，眼、鼻、口被气胀合，名脉溢。

饮生姜汁一盏即愈。

血溃

目中白珠浑黑，而视物如常，毛发坚直如铁条，能饮食而不语。

用五灵脂为末，汤服二钱，即愈。

头风畏冷

一人头裹重棉，三十年不愈。

用荞麦粉二升，水和二饼，更互合头上，微汗即愈。

咽喉生肉

层层如叠，渐渐肿起，不痛，多日乃有窍出臭气，遂废饮食。

用臭橘叶煎汤频服，自愈。

腹如铁石

脐中水出，旋变作虫行之状，遍身咂啄，痒痛难忍，拨除不尽。

浓煎苍术汤浴之。以苍术末，入麝少许，水调服，即效。

应声虫

人腹中忽生应声虫，古人有将本草读之，虫不应声者，用之即愈。

今岐天师用生甘草、白矾各等分，煎饮即愈。

腋下瘤瘿

一老妪右腋下生瘤，渐长至尺许，其状如长瓠，久而溃烂。

用长柄茶壶卢，烧存性，研末搽之，水出尽而愈。

截肠

大肠头出寸余，痛苦难堪，干则自落，落后又出，出尽则死。

急宜用器盛芝麻油，坐浸之，饮大麻子汁数升，即愈。

肠头挺出

秋冬捣胡荽子，醋煮熨之，即效。

玉茎强中

精滑无歇时，时如针刺，捏之则脆，名肾漏。

用破故纸、韭子各一两，为末，每用三钱，水二醆，煎六分，日三服，乃止。

阴肿如斗

人所不能治者。

以生蔓菁子根，捣烨封之。

脱阳

大吐大泄之后，四肢厥冷，不省人事。或与女交后，小腹痛，外肾搐缩，厥逆冷汗不止。

先以葱白炒热熨脐，后以葱白三、七茎，捣烂，用酒煮灌即回。

血壅怪病

遍身肉出如锥，既痒且痛，不能饮食，名血壅。若不速治，必溃脓血。

用赤皮葱，烧灰，和水淋洗，服豉汤自愈。

肉锥

手足忽长倒生肉刺，如锥痛不可忍。

食葵菜自愈。

四肢坚如石

寒热不止，经日后，四肢坚如石，以物击之，似钟磬声。

用吴茱萸、木香等分剉，煎汤饮自愈。

发症二方

油一升，入香泽煎之。盛置病人头边，令气入口鼻，勿与饮之，疲极眠睡，虫当从口出，急以石灰粉手，捉取抽尽，即是发也。初出如不流水中浓菜形。又云：治胸喉间觉有症虫上下。尝闻葱豉食香，此乃发症虫也。二日不食，开口而卧，以油煎葱豉令香，置口边，虫当出，以物引去之，必愈。

鳖瘕

平时嗜酒，血入于酒，则为酒鳖。平时多气，血凝于气，则为气鳖。虚劳锢冷，败血杂痰，则为血鳖。摇头掉尾，如虫之行，上侵人咽，下食人肛。或附胁背，或隐胸腹，大则如鳖，小或如钱。

治法惟用芜荑炒煎服之，兼用暖胃益血理中之类，乃可杀之。若徒事雷丸、锡灰之类，无益也。

肉人怪症

人顶生疮如樱桃，有五色，自顶破裂至足，名肉人。

逐日饮牛乳自消。

恶肉疮毒

一女子，年十四。腕软处生物如豆，半在肉中，色红紫。

用水银四两，白纸二张，揉熟蘸擦，三日自落。

化生鰕鱼

口鼻腥臭流水，以罂盛之，有铁色鰕鱼如粳米大，走跃不住，以手捉之，即化为水，此肉坏也。

以鸡肉任意常食，自愈。

虱出怪病

人有临卧，浑身虱出，血肉俱坏，每夕渐多，痛痒难言，且舌尖出血，身齿俱黑，唇动鼻开。

但饮盐醋汤半月，即愈。

头脑鸣响

状如虫蛀，名大白蚁。

以茶子为末，吹入鼻中，即效。

胁破肠出

急以油抹入，煎人参、枸杞汁淋之，再吃羊肾粥，十日即愈。

金丝疮

形如绳线，巨细不一，上下至心即死，速于疮头截住，刺之出血。

嚼浮萍涂之，即效。

阳毒发狂

阳毒温毒。热极发狂发斑，大渴倍常。

用小麦奴，梁上尘，釜底煤，灶突墨，同黄芩、麻黄、硝、黄等分，为末，蜜丸弹子大，名黑奴丸。水化服一丸，汗出或微利即愈。

浸淫恶疮

有汁多发于心，不早治，周身则杀人。

炒秫米令黄黑，杵末敷。

卒然舌肿

咽喉闭塞，即时气绝，最危之症。

用皂矾，不拘多少，瓦煅红色，放地上令冷，研末，用铁钳拗开牙关，以药搽舌，即活。

伤寒舌出

用梅花片半分，为末。随手而愈。

阴毒腹痛

欸逆，唇青，卵缩，六脉皆绝。

用葱一束，去根皮及青，留白二寸，烘热，安脐上，熨斗熨之，葱坏即易，良久，热气透入，手足有汗即痊。后服四逆汤数剂。

忽然九窍流血

用大蓟一把，绞汁，酒米醋调，炖服。如无鲜大蓟，即用干者，取末，服三钱，效。

火珠疮

其疮始于发中，如珠，相染不已。

用生莱菔捣烂，将滴醋浸敷。

笑病不休

《素问》曰：神有余，笑不休。神，心火也，火得风则焰，笑之象也。

用沧盐一撮，煅研，河水煎沸，啜之，探吐热痰数升即愈。一妇人病此症半载，张子和用此方治瘥。

眼睛突出

有出一、二寸者。

以新汲水灌渍睛中。数易之，自入。

痘中有疔

或紫黑而大，或黑坏而臭，或中有黑线，此症十死八九。

用豌豆四十九粒，烧存性，头发灰三分，真珠十四粒，炒研为末。以油胭脂同杵成膏。先以簪挑疔破，咂去恶血，以少许点之，即时变红活色，名四圣丹。

吃饭直出

用栀子二十个，微炒，去皮，水煎服。

疫疠发肿

用大黑豆二合，炒，炙甘草一钱，水一盏，煎汁，时时饮之。《夷坚志》云：靖康二年春，京师大疫，有异人书此方于壁间，用之立验。

眉毛动摇

目不能交睫，唤之不应，但能饮食。

用蒜三两，捣汁，调酒饮，即愈。

痈疮如眼

上高下深，颗颗垒垂，如簪眼，其中带青，头上各露一舌，毒孔透里。

用生井蛙皮，烧存性，研，蜜水调敷。

大肠虫出

虫出不断，断之复出，行坐不得。

用鹤虱末，水调半两服，自愈。

肉症

思肉不已，食讫复思。

用白马尿三升，空心饮，当吐肉，愈，不吐者，死。

睛垂至鼻

如黑角塞，痛不可忍，时时便血，名肝胀。

羌活一味，煎汁，服数盏，即愈。

脑漏流脓

用破瓢、白鸡冠花、白螺蛳，各烧存性，等分。入血竭、麝香各五分，以好酒洒湿熟艾，连前药揉成饼，贴顶门上，用熨斗熨之，以愈为度。

舌卒肿大

满口如猪胕状。

急宜用釜底煤，和酒涂之。

心漏

胸前有孔，常出血水。

用附子（炒去皮脐）、鹿茸（去毛炙黄）、盐花，等分，共为末，枣丸梧子大。每服三十丸，空心酒下。

舌短不能伸

悬痈，属太阴、厥阴心包络，令人寒热，舌不能伸缩，时出红涎。

用食盐（煅）、枯矾各等分，研末，汤调蘸点。

小便溺五色石

溺前痛甚，溺后稍快，此石淋也。

用熟地、山萸肉、泽泻各三两，茯苓、苡仁、麦冬、车前子各五两，芡实八两，青盐一两，肉桂三钱，共为末，蜜丸。早晚汤下各一两。十日必愈。

大腿肿痛坚硬如石

足系梁上差可，否则其疼如砍，肿渐连臀，不容着席。

用生甘草一两，白芍三两，水煎服，即效。

食生米病

因食生熟物，留滞肠胃，遂至生虫，久则好食生米，否乃终日憔悴，不思饮食。

用苍术，米泔水浸一宿，焙末，蒸饼丸梧子大。每服五十丸，米饮下，日三服。

虫食心痛

生地黄，不拘多少，取汁，作馎饦食，或冷淘食，良久通利，出虫长尺许，即愈。

灸疮出血

一人灸至五壮，血出不止，手冷欲绝。

用黄芩二钱（酒炒），焙末，酒服，即止。

溺油

此疾田妇患泄泻，下恶如油，邻童以纸捻蘸然，与油无异。医不能疗，先生往视，令买：

补中益气汤十剂，天王补心丹四两，以煎剂下丸，服讫而愈。医问，曰：人惊恐则气下，大肠胀损所致，此妇必受惊后得疾。询之，果力作于场，见幼子匍匐赴火，惊而急救得免，遂得此疾。

头疮出蛆

头皮内时有蛆出，用刀将头皮挑破。

用丝（音丝）瓜叶汁搽，蛆出尽，即愈。

猫眼疮

遍身生疮似猫眼，有光采，无脓血，不甚痛痒，久则透胫，名寒疮。

多食鸡、鱼、葱、蒜、韭自效。

骨疽不愈

骨从孔中出，愈而复发。

用芜菁子捣敷，以帛裹定，日一易之，自愈。

甲疽延烂

治甲疽，或因修伤，或因指嵌成疮，黄水浸淫，五指俱烂，医不能治。

用绿矾石五两（烧至烟尽，研色如黄丹）将甲先以盐汤洗拭，用末厚敷，帛裹，当即汁断疮干。每日盐汤濯洗敷末。设痂干痛，涂酥令润。五日痂脱，仍依前洗数十日，痂痕嫩处或生白脓，即擦破，仍敷前末，自愈。张侍郎患此症，卧经六十日，得此方如神。

反花恶疮

肉出如饭粒，根深脓溃。

用柳枝叶三斤，水五升，煎汁七升，鸶如饧，日三次，涂之。

指头肿毒

用乌梅肉和鱼鲊捣封之，即愈。

异疽似痈

有脓如小豆汁，今日去，明日满。

用布袋包芸苔，捣，置热灰中煨热，更互熨之，不过二、三次，其脓即消。

火黄身热

午后却凉，身有赤点或黑点者不治。宜烙手足心、背心、百会、下廉。

内服紫草汤：紫草、吴蓝各一两，木香、黄连各一两，水煎服。

痘瘲生蛆

用柳叶，铺席上卧之，尽出即愈。

血痔溃出

一人旧有一痔，偶抓破，血出如线，七日不止，垂死。
用五灵脂末，搽上即止。

妇人异疾

女人月事退出，皆作禽兽之形，欲来伤人。以绵塞阴户。

顿服没药末一两,白汤调下,自愈。

鱼脐疔疮

用苽瓜叶、连须葱白、韭菜等分。同入石钵内研烂。取汁,以热酒和服。以渣贴腋下。病在左手,贴左腋;在右手,贴右腋。在左足,贴左胯;在右足,贴右胯。在中,贴心脐。用帛缚住,候肉下红线处皆白,则散矣。如有潮热,亦用此法。却令人抱住,恐其颠倒,则难救矣。

两足筋软

不酸不痛,不能举步。

用人参、黄芪、白芍、苡仁、虎骨、龟板、杜仲、铁华粉,等分,炼蜜丸。早晚服三钱,自愈。

产后舌出不收

用丹砂敷舌,暗掷盆盎,堕地作声惊之,即收。

麻骨

有自顶麻至心而死者,有自足心麻至膝而死者。别无治法。

惟用人屎烧灰,豆腐浆调服,即效。

鬼击身青

遍身作痛。

用金银花一两,水煎饮之。

惊后瞳斜

小儿惊后，瞳人不正者。

用人参、阿胶（糯米炒成珠）各一钱，水一盏。煎七分，温服。二剂即愈。

视物倒植

一人因大醉，极吐熟睡，至次早，眼中视物皆倒植。医者诊其左关浮促。

遂用瓜蒂、藜芦，平旦吐之，视物如常。盖伤酒吐时，上焦反覆，致倒胆腑，故视物皆倒。法当复吐，以正其胆，则愈。

十指断坏

手十指节断坏，惟有筋连，虫出如灯草状，名血余。

速以赤茯苓、胡黄连煎汤饮，自愈。

筋肉化虫

有虫如蟹，走于皮下，作声如小儿啼，为筋肉之化。

用雷丸、雄黄各一两，为末，洒猪肉上，火炙食，自愈。

遍身发痒

以锥刺之始快，少顷又痒，刀割流血，知痛。此孽病也。

急速用人参一两，当归三两，荆芥三钱，水煎服，设无参，以黄芪二两代之。服三剂必效。

遍身生疙瘩

内如核，外似蘑菇木耳状，年久必破，出血而死。

先用苍耳子草一斤，荆芥、苦参、白芷各三两，水一大锅，煎浴，避风三日。后用人参、苡仁各一两，白术、芡实各五钱，茵陈、白芥子、半夏、泽泻、黄芩各三钱，附子一钱，水煎服，十剂自消。

头大如斗

人忽头面肿大如斗，视人小如三寸，饮食不进，呻吟思睡，此痰症也。

用瓜蒂散吐之，头面肿即消。再吐之，见人如故。后用六君子汤水煎服，三剂，全愈。

头角生疮

当即头重如山，次日变青紫，三日青至遍身，即死。此病吞春药者得之。盖春药性最热，如阳起石、附子二味，俱有大毒。

速以金银花一斤，煎汤数十碗，少解其毒。再用金银花、玄参各三两，当归二两，生甘草一两，煎汤。日服一剂，七日，疮口始能收敛而瘥。

心闷面赤

不能饮食，此食腥，有虫在腹也。

用人参、半夏，甘草各三钱，黄连、陈皮各一钱，瓜蒂七个，服之。吐虫数升，皆赤头鱼尾，必须戒酒断腥，乃愈。否则三年后必死。

腹似坐胎

腹中高大，宛似坐胎，形容憔悴，此鬼胎也。

用红花半斤，大黄五钱，雷丸三钱，水煎服。顷泻出血块，如鸡肝者数百片而愈。后用六君子汤调治，自然复原。

肚脐忽长似蛇尾形

脐口忽长出二寸，似蛇尾形，不痛不痒。诊任带脉，知痰气壅滞，结成此病。

法当用硼砂、冰片、麝香各一分，儿茶二钱，白芷、雄黄各一钱，研末。刺似尾出血，其人昏瘄欲死。以药末罨上，立刻化为黑水，随煎服白芷三钱，自愈。

腰长肉痕如带

带围至脐，不痛不痒，气血枯槁，饮食渐减。此乃过于房事，肾经与带脉不和，始生此病，似非大病，而病甚笃。

法当用熟地、山萸肉各一斤，杜仲、山药各半斤，白术一斤，白芍六两，白果肉（炒）、破故纸、当归、车前子各三两，共为末，蜜丸。每早晚各服一两，服完一料，自愈。然必忌房事三月，否则无生。

溺从肛出，菌从肾出

此暑热之症。

用车前子三两，煎汤三碗，一气服完，即愈。

肠胃作痒

抓挠不着，无地自容。此火结不散之症。

用柴胡、黑山栀、天花粉各三钱，白芍一两，甘草一钱，水煎服，即愈。

胃腕作痛

受饥更甚，尤畏寒凉。

用大蒜捣汁三两，灌，吐蛇一条，长三尺而愈。

指缝流血

其中有小虫如蜉蝣钻出，少顷飞去，此湿热带风邪而生虫也。

用黄芪、苡仁、熟地各五钱，当归、白芍、茯苓、白术、甘草各三钱，人参、柴胡、荆芥、川芎各一钱，水煎服四剂，指甲完好如初。

手面现蛇形

痛不可忍，乃蛇乘人睡，在身上交感，生此怪病。服汤药不效，必刀刺出血如墨汁，外掺白芷末稍愈。明日刺掺如前，其形自化也。先刺头，后刺尾，不宜乱刺。

手掌凸起

忽高起寸余，不痛不痒，此阳明经火郁于腠理，水壅于皮毛也。

当用附子一个，轻粉一分，煎汤，浸至十日后知痛，再溃作痒，又溃而凸者自平矣。

手指甲尽脱

此症不痛不痒，乃肾经火虚，房事后凉水洗手而成。

用六味地黄汤，如柴胡、白芍、骨碎补，治之而愈。

手足皆脱不死

此乃患伤寒症，过饮凉水，遂四肢受病。

宜用苡仁三两，白术一两，茯苓二两，车前子五钱，肉桂一钱，水煎服。一连十剂，小便大利，即救。

皮肤手足间如蚯蚓唱歌声

此水湿生虫也。

用蚯蚓粪，水调敷患处，厚一寸，其鸣即止。再用苡仁、芡实各一两，白术五钱，生甘草三钱，黄芩三钱，附子三分，防风五分，水煎服。即愈。

脚肚长肉如瘤

似肉非肉，似瘤非瘤，按之即痛欲死。此脾经湿气结成。法当补脾消湿，内外夹攻。

用白术、芡实、苡仁各一两，泽泻五钱，人参、茯苓、车前子、白芥子、白矾、萆薢各三钱，牛膝、半夏、陈皮各二钱，水煎服。二剂后，用蚯蚓粪（炒）一两，黄柏（炒）五钱，儿茶三钱，水银一钱，冰片、麝香各五分，硼砂一分，共研至不见水银为度。醋调敷患处，即消。

脚板忽生二趾

痛不可忍，此乃湿热结成。先用刀轻刺患处，水出血流。

速用硼砂一分，人参一钱，冰片三分，瓦松一两，共为末，洒上，俟血尽为度。三日，痛亦稍止，再用苡仁一两，白术五钱，人参、生甘草、牛膝、川萆薢、白芥子各三钱，半夏一钱，水煎服。四剂自瘥。外用岐天师膏药，加生肌散敷，收功。后附岐天师膏药方。

金银花一斤，人参、茜草根各五钱，生地八两，牡丹皮、牛膝、生甘草、荆芥各一两，玄参五两，当归、麦冬、黄芪各三两，川芎二两，用麻油五斤，煎数沸，滤去渣，再熬成珠，入广木香、乳香、没药、血竭各一两，象皮五钱，麝香一钱，黄丹（水飞去砂）二斤，各乳细入油中稍煎，搅匀，藏磁罐内。每量疮大小，用膏摊贴。

脚板色红如火

不能着地，经年不愈。此乃过用房术，火聚脚心。法当内消，作外症治，必煉脚板。

宜用熟地三两，麦冬、玄参、钗斛各一两，山萸肉、茯苓、甘菊花各五钱，丹皮、牛膝、车前子、泽泻各三钱，萆薢二钱，水煎服。十剂即消，二十剂全愈。切须戒房事三月，犯者必复发而死。

唇疮生牙

唇上生疮，久则疮口中生牙。此七情忧郁火动也。

生地、当归、白芍、柴胡各三钱，天花粉二钱，黄连、黄芩、川芎各一钱，白果十枚，煎服。再用冰片、真僵蚕各一分，黄柏（炒）三钱，研末，掺牙自消。

心窝外生疮如碗大

变成数口，能作人声，此忧郁不舒，而祟凭之也。

用金银花、生甘草各三两，人参五钱，茯神、白矾各三钱，水煎服。二、三剂即愈。

乳悬

妇人产后，两乳伸长，细小如肠，垂过小腹，痛不可忍，名曰乳悬。

宜速用川芎、当归各二斤，以半斤剉末，水煎，不拘时服。余斤半剉大块，入炉慢，火烧烟，安置桌上。令病人伏桌上、熏乳，将口鼻吸烟气，定缩。设药力未到，仍如前法，先服后照熏吸。若两料已尽，两乳虽缩，不能如旧，即用冷水涂蓖麻子末于顶心，片时洗去，全安。终身忌食豆。

无故见鬼

如三头六背，或如金甲神，或如断手无头鬼，或黑或白，或青或红之状，皆怪疾也。

用白术、苍术各三两，半夏、大戟、山慈姑各一两，南星三钱，附子一钱，共为末，加麝香一钱，做成饼，约重二钱。再加玉枢丹一粒，姜汤化服，必吐顽痰而愈。

麻药

患痈疽及无名肿毒，敷此药，任用刀针不痛。

以川乌、草乌、生半夏、生南星各五钱，蟾酥四钱，胡椒一两。一方加荜茇五钱，一方加细辛一两。研末，烧酒调敷，备录听用。

人面疮

发明条下，颂曰："贝母治恶疮。"唐人记其事云：江左尝有商人，左膊有疮如面，亦无他苦。商人戏以酒滴口中，其面赤色，以物食也，亦能食，多则膊内肉胀起，或不食则一臂痹焉。有名医教其历试诸药，金、石、草、木之类悉无所苦，至贝母，其疮乃聚眉闭目。商人因以小苇筒毁其口，灌之。数日成痂，此岂金疮之类与。

屎从口出

用推车客焙灰，黄酒冲服，自愈。

妇人经水逆行

服韭汁，自愈。

鼻出红丝

用活虾数枚，捣饼，托红丝，徐徐缩入。

舌出不能入

用蓖麻油蘸纸作撚，烧烟熏之，即收。一方：用雄鸡冠血涂，亦效。

舌尖咬秃

用制铅（以狗头一具，入铅一斤于脑中，外用盐泥封固，烧红，候冷定，取出铅用）一钱化研，水银（研）五分，没药（灸）三分，硼砂分半，寒水石四分，轻粉一分，雄黄一分，共研末，以米泔入连须葱头，煎水漱吐。以绵胭脂吸干舌上水，再敷药，立长如旧，急拭去药，迟恐太长。必用黑狗头制之。

盘肠湿热二方

紫芥菜熬水，倾桶内，坐熏得汗，即愈。

又方，用地肤子（即淮地所生竹帚上秋结之子乃真），取阴阳瓦焙，存性，黄酒冲，露一宿，次早尽量温服。后卧盖厚被，得汗即愈。

食螺成瘕

鸭数只，喂饱，倒悬取涎，饮之，即消。

腹内生疮不可治

皂角刺，不拘多少，黄酒一瓯，煎至七分，温服。脓血从小便出，即愈。

疗走黄二方

此不治之症，予得此方，曾活一人，附梓于此，以济万一。二方同时并用。

蟾酥、银朱、雄黄各等分，研，枣肉丸绿豆大。胡椒煎汤，磨铁锈少许，冲入，调一丸灌。

又方，槐子（炒黄）、陈石灰各末，等分，鸡子清调敷。

阴阳易

女伤寒后，男与之合，遂病拘急，手足拳，腹痛欲死，名曰阳易。男伤寒后，女与之合，遂病拘急，手足拳，腹痛欲死，名曰阴易。俱宜速汗，经四日，不可治矣。

用干姜四两，为末。每用半两，白汤调服，覆被出汗，手足伸，即愈。

初生无皮二方

赤色但有红筋，乃受胎未足，抑孕时皆楼居也。

用早白米（得午火运多）研粉，扑之，肌肤自生。

又方，土狗（即蝼蛄）焙灰，洒之，亦效。

慢惊

小金色咋蝉，和朱砂捣汁，调涂周身穴道。

痹病

风寒湿三气合而为痹，走注疼痛，或臂、腰、足、膝拘挛，两肘牵急。乃寒邪凑于分肉之间也。方书谓之白虎历节风。治法：于痛处灸五十壮自愈。汤药不效，惟此法最速，若轻者不必灸。

用草乌末二两，白面二钱，醋熬，摊白布上，乘热贴患处，一宿而愈。

身如虫行

风热也。

用大豆水渍，绞浆，旦旦洗之，或少加面沐发，即愈。

啮虱成症

山野人好啮虱，误入腹，生长为症。

觅败梳、箆各一枚，各分作两股，以一股烧研，一股用水五升，煮取一升，和服下，即出。

天火热疮

初起似痹，渐如水泡，似火烧，疮色赤，能杀人。以芸苔叶捣汁，调大黄、芒硝、生铁衣等分，涂。

火赫毒疮

此患急，防毒气入心腹。

用枸杞叶，捣汁服，即瘥。

烟熏欲死

有人逃难入石窟中，贼以烟熏之垂死，摸得萝卜菜一束，嚼汁咽下，即苏。

食鉴本草

序

　　新暑乍却，凉风渐至，日长似岁，闷坐无聊，适有友以食鉴本草见投。披阅一通，乃知人生之一饮一食，莫不各有宜忌存焉！若五谷菜蔬，以及瓜果六畜等类，靡不毕具。或食以延年，或食以致疾，或食发寒热，或食消积滞，或补腰补肾、益脾滋阴，或动气动风、损精耗血，种种详明，条条是道，此费氏之一片婆心，以济世者也。吾愿摄生者，以有益者就之，无益者违之，庶养生却病，两有裨焉！是为序。

光绪九年秋七月兰庭逸史

目 录

一、谷

人之养生，全赖谷食为主，若或一日不食，则饥饿难度，因以谷食居首。

粳米

稍生即不益脾，过熟乃佳。须堆过冬春，粘热之性乃减，不独易于消化，且最能补胃，老弱小儿更宜。陈稻新碾者尤佳。凡新谷初成，老人体弱者不可食，以其动风气也。

糯米

脾虚气弱者食之，黏滞不能消运，新者尤不可多食。壅滞经络，发风动气，小儿病人最宜忌之。

黍米

多食闭气，发宿疾。

秫米

发风动气，不可常食。

稷米

发诸风，不宜多食。又与川乌、附子大忌。

大麦

熟则有益，带生则冷而损人。久食多力健行，头发不白，又治蛊胀。大麦糵消积、健胃、宽中，多食消肾。

小麦

北方多霜雪，面无毒益人，南方少霜雪，面有湿热损人。面筋性冷，难消运。

荞麦

性沉寒，久食动风，令人头眩，心腹闷痛。不宜同猪羊肉热食，又不可合黄鱼食，大忌同白矾食。

芝麻

黑芝麻炒熟食，不生风疾。有风人食遂愈。压油炼熟食，能解诸毒。乳母食之，令小儿不生热病。

黑大豆

炒豆猪肉同食，壅气至危。十岁以内小儿勿食。炒豆、煮豆，脾虚人食最泻肚。

白扁豆

清胃解毒，久食须发不白。又能解酒毒及煎煿热毒。又和中下气，惟患寒热及冷气人忌食。

绿豆

清热解毒。不可去皮，去皮则壅气。服药人不可食，令药无力。作枕明目。

赤小豆

利小便，逐津液，久食虚人。和鲤鱼煮食，能治脚气水肿。

二、菜

菜性属阴，职司疏泄，是谓之蔬。食用之不可缺，因著于谷次。

蔓菁菜

菜中之最益人者，常食和中益气，令人肥健，凡住远方，煮此菜豆腐食，则无不服水土病。

菠菜

多食滑大小肠，久食令人脚软、腰痛，动冷气。

芥菜

多食动风发气。不可同兔肉、鲫鱼食。

苋菜

动风，令人烦闷，冷中损腹。不可与鳖同食。

鹿角菜

久食发痼疾，损腰肾经络血气，令人脚冷痹，少颜色。

芹菜

生高田者宜食。赤色者不可食。和醋食损齿。

莼菜

性滑，发痔。多食壅气，甚损胃及齿，令人颜色恶，毛发损。和醋食，损人。

紫菜

多食发气，令人腹痛，吐白沫，饮热醋少许即消。其中小螺蛳损人，须拣出，他种海菜亦然。

茭白

性冷滑中，不可多食。发冷气，伤阳道。合蜜同食，发痼疾。服巴豆人不可食。亦不可合生菜食。

蕨

多食消阳气，令人睡，又令目暗、鼻塞、发落。小儿食之，脚弱不能行。气冷人食之，多腹胀。

茄

性寒滑，动气发疮。多食必腹痛下利，妇人伤子宫。

葱

主发散，多食则昏神。与蜜同食，则下利腹痛；与枣同食，令人病；与鸡、雉、犬、肉同食，多令人病血。服地黄、常山须忌。

韭

病人少食。多食助阳，损神昏目，酒后尤忌。不可与蜜及牛肉同食。

薤

食之引涕唾，动邪火。反牛肉。

蒜

辟恶气，快胃消滞。久食生痰火，伤肝损目，弱阳。食蒜行房，伤肝气，令人面变颜色。

胡荽

久食损神，令人健忘。根：损阳滑精，发痼疾。

葵菜

食之发宿疾，服一切药俱忌食。同鲤食害人。

白萝卜

消痰下气，利膈宽中，多食耗脾气，生食渗血镴心。服地黄、何首乌、人参者忌食。

瓠子

滑肠，冷气人不宜食。

葫芦

多食令人吐利烦闷。苦者不宜食。

笋

性冷难化，不益脾胃，多食动气，令人嘈杂。

菌

地生为菌，木生为蕈、为耳、为蕈。凡新蕈有毛者、下无纹者、夜有光者、肉烂无虫者、煮熟照人无影者、春夏有蛇虫经过者，误食俱杀人。木菌惟楮、榆、柳、槐、桑、枣木六样耳可食。然大寒，滞膈难消，宜少食。凡煮菌，可同银器、灯草煮，如银器黑者有大毒，不可食。若食枫树菌者，往往中其毒，可掘地为坎，投水搅，取清者饮之，即解。

生姜

专开胃，止呕吐，行药滞，制半夏毒。谚云：上床萝卜下床姜。盖晚食萝卜，则消酒食之滞；清晨食姜，能开胃御风，敌寒解秽。久服积热患目，伤人心气。

三、瓜

瓜为菜佐，因列菜后。凡苦者、双顶、双蒂者，俱有毒，不可食。

冬瓜

能利水，性走而急，久病人、阴虚人不可食。

南瓜

多食动胃火，令人牙龈肿痛，又令阴湿痒生疮，发黄疸。

菜瓜

常食动气发疮，令脐下症瘕，虚弱不能行。不可同乳酪、鱼鲊食，令人脘痛。又暗人耳目。不可与小儿食。

黄瓜

多食动寒热，患疟疾，发百病。不可以醋同食，小儿尤忌，滑中，生疳虫。

香瓜

伤胃破腹，多食作泻。

丝瓜

性冷伤阳。凡小儿痘疮，方出未出，取近蒂三寸，连皮烧灰存性，砂糖调服，多者可少，少者可无。

西瓜

清暑消滞。多食伤脾胃，患泻痢。

四、果

果实能滋阴。生果助湿热，小儿尤忌多食，凡果实异常者，不可食。果实能浮，不浮者亦不可食。

莲子

生食过多，微动冷气，胀人，伤脾胃，熟食佳，宜去心。建莲甚有力。忌地黄、大蒜。

藕

生食清热破血，除烦渴，解酒毒；熟食补五脏，实下焦。与蜜同食，令腹脏肥，不生诸虫。藕节：煎浓汤食，最能散血，吐血虚劳人宜多食。

枣

生食损脾作泻，令人热渴腹胀，瘦弱人更不可服。熟食补脾，和诸药。凡中满腹胀与牙痛者，俱不可食。小儿多食生疳。忌同葱鱼食。

梅子

止渴生津。多食坏齿损筋，蚀脾胃，令人膈上发寒热。服黄精人更不可食。乌梅：安蛔止痢，敛肿，不可多食。

樱桃

多食发暗风，伤筋骨。小儿多食作热。

橘

甜者润肺，酸者聚痰。多食恋膈生痰，滞肺气。

柑

多食令人脾冷，发痼疾，泄利，令人肺冷生痰。

橙皮

多食伤肝，与槟榔同食，头旋恶。

桃

多食作热，伤胃。桃仁：破血，润大肠，双仁者杀人。不可与鳖同食，服术人不可食。

李

多食令人胪胀，发虚热。合蜜食，伤五脏。合雀肉食，损人。李不沉水者有毒，不可食。

杏

多食伤筋骨，动宿疾，生热痰，昏精神，令人目盲，须眉落，疮痈。产妇尤忌。杏仁：消痰下气，止嗽。双仁者杀人。

枇杷

多食发痰热，伤脾。与炙肉、热面同食，发黄病。

梨

益齿而损脾。清上焦热，醒酒消痰。病人、虚人多食，泄泻浮肿。以心小肉细，嚼之无渣，而味纯甘者为佳。

石榴

多食损肺损齿，凡服食药物人忌之。

栗

生食难化，熟食滞气。灰火煨令汗出，杀其水气，或曝干炒食，略可多食。气壅、患疯，及小儿忌多食。

柿

干饼性冷，生者尤忌，惟治肺热，解烦渴。多食令人腹痛。久食寒中。同蟹食，即腹痛泄泻。

白果

多食壅气动风，小儿引疳发惊。

核桃仁

即胡桃。多食动风动痰，助肾火。若齿豁及酸物伤齿者，食之愈。

松子仁

润燥明目。多食生痰，发热毒。

圆眼

即龙眼。安神补血。同当归浸酒饮，大能养血。

荔枝

通神健气，美颜色。多食发虚热。

榧子

杀诸虫。多食滑肠。忌与绿豆同食。

榛子

益气力，宽肠胃，又能健行。多食壅气。

荸荠

消食除满。作粉食之，厚肠胃。性冷，冷气人不可食，令腹胀气满。小儿秋月食多，脐下结痛。善毁铜，不可多食。

菱

多食冷脏伤脾。

山药

凉而补肺，久食强阴，耳目聪明。

五、味

阴之所生，本于五味。味能伤耗人之五脏，善养生者，以淡食为主。

水

井泉平旦晨汲最佳，味淡，大能益人。资生日用，不齿其功，不可一日缺也。

盐

多食伤肺，走血损筋，令肤色黑。

酱

多食发小儿无辜，生痰动气。不宜和鲤鱼食，令生疮。

酒

多食软体昏神，是其有毒也，惟略饮数杯御风寒，通血脉，壮脾胃而已。若常饮过多，即熏心神，动痰火，甚则损肠烂胃，伤神损寿。凡中药毒，及一切毒，从酒得者，难治，盖酒能引毒入经络也。夜饮不可过多，盖睡而就枕，热壅伤心伤目，又能助火动欲，因而不谨致病。总之，切莫大醉。

醋

多食伤筋骨，损脾胃，坏人颜色。壁虎最喜吃醋，要藏紧密，若被沾污，毒能杀人。

茶

多饮去人脂，使人不睡。饮之宜热，冷则聚痰。最忌空心茶，大伤肾气。清晨茶、黄昏饭，俱宜少食。服威灵仙、土茯苓者忌之。

白糖

润五脏，多食生痰。

红糖

即砂糖。多食损齿发疳，消肌，心痛，生虫。小儿尤忌。同鲫食患疳，同笋食生痰，同葵菜食生流澼。能去败血。产后宜滚汤热服。

饴糖

进食健胃，多食发脾风，损齿。湿热中满人忌。

六、禽

凡属羽飞，皆能养阳。然人身阳常有余，阳盛而复补阳，阴益消矣。明哲知忌。凡禽鸟死，不伸足，不闭目，俱有毒，不可食。

鸡肉

难消化。有风病人食之，即发。老鸡有大毒，抱鸡食之生疽。

鸭肉

滑中，发冷痢脚气。野鸭：九月以后宜食。不动气，热疮久不愈者，多食即好。

鹅肉

性冷，多食发痼疾、疮疖、霍乱。卵亦发痼疾。

七、兽

诸兽肉能助湿生火，俱宜少食。凡兽歧尾者、肉落地不沾尘者、煮熟不敛水者、生而敛者、煮不熟者、热血不断者、形色异常者，鸟兽自死无伤处者，俱有大毒，不可食。

猪

世虽常用，多食发风、生痰、动气。猪肾：理肾气，多食反令肾虚少子。猪肠：滑肠。猪脑：损阳。猪嘴、猪头：助风尤毒。同荞麦食，患热风，脱须眉。

羊

热病及天行病、疟疾病后食之，必发热致危。孕妇食之，令子多热。夏月不可食。

牛

凡卒死者、瘟死者，极毒，杀人，非惟不可食，即吸闻其气，亦能害人。

八、鳞

诸鱼在水，无一息之停，多食动风热中。凡目能闭合、逆腮无腮、连珠连鳞、白著腮、有丹字、形状异常者，不可食。

鲤鱼
发风热。凡一切风病、痈疽、疮疥、疟痢，俱忌食。

鲫鱼
多食动火。

白鱼

发脓，有疮疖人不可食，多食生痰。经宿者勿食。

鲥鱼

发痼疾，生疮。

鲟鱼

动风气，发疮疥。多食心痛、腰痛，小儿不宜食。

鳝鱼

动风气，多食生霍乱。时行病起，食之再发。

鳗鱼

清热，治劳虫，孕妇食之胎病。凡重四五斤者、水行昂头者、腹下有黑点者、无腮者，俱不可食。

鲳鱼

多食难消，生热痰。与荞麦同食，令人失音。

河豚

有大毒。浸血不尽、有紫赤斑眼者、或误破伤子者、或修治不如法者、或误染屋尘者，俱胀杀人。洗宜极净，煮宜极熟。中毒：橄榄、芦根汁解。凡服荆芥、菊花、附子、乌头之人，食之必死。厚生者宜远之。

九、甲

鳖

凡头足不缩、独目赤目、腹下不红、腹生王字形或有蛇纹者，俱不可食。不可与苋菜、芥子、猪、兔、鸭肉、鸡蛋同食。

蟹

八月后方可食，早食有毒。凡脚生不全，独螯独目、腹下有毛者，俱不可食。性极冷，易成腹痛泄利。

蛤蜊

性冷，多食令腹痛。

蚬

多食发嗽，消肾生痰。

螺蛳

大寒，解热醒酒。难消化，令作泻。

十、虫

虾

动火，发疮疥。无须及腹下通黑，并煮之白色者，俱不可食。

海蜇

去积滞，化痰热。凡疟、痢、水泻者均不宜食。内有痰热及疮毒，宜切细多食。

十一、风

葱粥

治伤风鼻塞。用糯米煮粥，临熟入葱，连须数茎，再略沸食之。此方又治妊娠胎动，产后血晕。

苍耳粥

治耳目暗不明，及诸风鼻流清涕，兼治下血痔疮等。甩苍耳子五钱，取汁，和米三合，煮食，或作羹，或煎汤代茶。如无新者，即药铺干者亦可。

煮黑鱼

治一切颠狂风症，用大黑鱼去肠洗净，将苍耳子装满扎紧，用苍耳叶铺锅底，埋鱼煮熟，不可用盐醋，食鱼三四次神效。

羊肚粥

治半身不遂，用羊肚入粳米、葱白、姜、椒、豉煮粥，日食一具，十日愈。

松精粉

治疠风，又名大麻疯，即癞也，最为恶病。其病手足麻木，毛落眉落，遍身瘾疹成疮，有血无脓，肌肉溃烂，鼻梁折坏，甚则眉落声哑，身面如虫行，指节缩落，足底穿通，臭秽不堪，形貌俱变。且能传变人，虽亲属俱厌恶远避。岭南颇多，因设麻风院，以另居之。他如卑湿之处，湿热之人，亦间有之。宜戒淫欲、愤怒，及一切鲜发、猪、羊、鸡、鹅、鱼、蟹、肉食之类。得此神方，久服自愈。但此病深重，服药须久。用明净松香，不拘多少，去渣滓，取溪河淡水，或雨水，用净锅，将松香煮化，不住手搅，视水色如米泔，尝味极苦，即倾冷水内，将松香乘热扯披，冷定坚硬，另换清水再煮、再披，如前制法，不论几十次，只以松香体质松脆、洁白，所煮之水澄清不苦为度。阴干研末，重罗极细。凡服此药，每料二斤，日将白米作粥，候温，量投药末和匀，任意食之，不可多嚼。饥则再食，日进数餐，不可更食干饭，只以菜干及笋干少许过口，一切油、盐、酱、醋、荤腥、酒、果、糖、面、杂物，概行禁忌。渴时不可吃茶，用白滚水候温，投药和匀饮之。每日约服药数钱，以渐而进，不可太多。服至旬日，或作呕，或胸膈嘈逆，或大便内下诸毒物，此药力盛行，必须强服，不可中止。远年痼疾，尽料全愈，患病未深，只需半料，须眉再生，肌肤完好，筋骨展舒，平复如旧。愈后饮食不忌，惟猪首、鹅肉及湿毒之物，终身忌食。此方药虽平常，效应如神。予得方甚难，今不吝惜，刊刻普传，仍盼仁人施制，功德最大。

黄牛脑髓酒

治远年近日偏正头风。用牛脑髓一个，片白芷、川芎末各三钱，同入瓷器内，加酒煮熟，趁热食之，尽量饮醉，醉后即卧，卧醒，其病若失。

十二、寒

五合茶

但凡觉受风寒，头疼鼻塞，身体困痛，即用大块生姜捣烂，连须葱白、红糖、胡桃捣碎，霍山楂、滚水冲一大碗热服，微汗即愈。

干姜粥

治一切寒冷、气郁心痛，胸腹胀满。用粳米四合，入干姜、良姜各一两，煮熟食之。

吴萸粥

治冷气心痛不止，腹胁胀满，坐卧不安，用吴茱萸二分，和米煮粥食之。

川椒茶

治病同上。用细茶、川椒各少许。同煎。

丁香熟水

治病亦同上。用丁香一、二粒，捶碎，入壶，倾上滚水。其香芬芳，最能快脾利气，定痛辟寒。

肉桂酒

治感寒身疼痛。用肉桂末二钱，温酒调服。腹痛泄泻，俗以生姜捣酒饮，俱好。如打扑伤坠，瘀血疼痛，用桂枝。

十三、暑

绿豆粥

绿豆淘净，熟煮，入米同煮食，最解暑。

桂浆

官桂末一两，炼熟白蜜二碗。先以水二斗，煎至一斗，候冷，入瓷坛中，以桂、蜜二物，搅一、二百遍，用油纸一层，外加绵纸数层，以绳紧封，每日去纸一重，七日开之，气香味美，每服一杯。可解暑渴，去热生凉，益气消痰，百病不起。

面粥

痢色白，而口不渴者为寒痢。用面炒过，煮米粥，调下一合，兼能治泻泄不止之病。

十四、湿

薏苡粥

去湿气肿胀，功胜诸药。用苡仁淘净，对配白米，煮粥食之。

郁李仁粥

用郁李仁二两，研汁，和薏苡五合，煮粥食之。治水肿，腹胀，喘急，二便不通，体重疼痛。

赤小豆饮

治水气胀闷，手足浮肿，气急烦满。用赤小豆三升，樟柳枝一升，同煮，豆熟为度，空心去枝取豆食之，渴则饮汁，勿食别物，大效。

紫苏粥

治老人脚气。用家苏研末，入水取汁，煮粥将熟，量加苏子汁，搅匀食之。

苍术酒

治诸般风湿疮，脚气下重。用苍术三十斤，洗净打碎，以东流水三担，浸二十日，去术，以汁浸面，如家酿酒法，酒熟，任意饮之。

十五、燥

地黄粥

滋阴润肺，及妊娠下血，胎下目赤等疾。用生地黄捣汁，每煮粥，米二合，熟，入地黄汁一合，调匀，空心食。食久，心火自降，清凉，大益人。

苏麻粥

治产后血晕，汗多便闭，老人血虚风秘，腹满不快，恶心吐逆。用真苏子、麻子各五钱，水淘净，微炒如泥，水滤取汁，入米煮粥。

人乳粥

润肺通肠，补虚养血。用肥壮人乳，候煮粥半熟，倾入人乳代汤煮熟，搅匀食之。

甘蔗粥

用甘蔗捣汁，入米煮粥，空心食之。能治咳嗽虚热，口干舌燥，涕唾稠粘等症。

小麦汤

治五淋不止，身体壮热，小腹满闷。用小麦一升，通草二两，水煎，渐饮。须臾即松。

甘豆汤

用黑豆二合，甘草二钱，生姜七片，水煎服。治诸烦渴，大小便涩，及风热入肾。

藕蜜膏

治虚热口渴，大便燥结，小便闭痛。用藕汁、蜜各五合，生地黄汁一升，和匀，微火熬成膏。每服半匙，渐含化下，不时可用。忌食煎炙。

四汁膏

此膏清痰化热，下气止血。用雪梨、甘蔗、泥藕、薄荷各等分捣汁，入瓦锅慢火熬膏，频服。

梨膏

清火滋阴。用好黄香大梨捣汁，入上白糖、饴糖熬膏，随时挑服。痰多者加川贝母末。

蒸柿饼

大柿饼放饭锅内，蒸极烂，空心热服。最能清火凉血，凡有大便燥结，痔漏便血等症，便宜多食。

十六、气

橘饼

一切气逆恼怒，郁结，胸膈不开。用好橘饼，或冲汤，或切片细嚼，最有神效。

木香酒

治病同上条。用广木香研细末，热酒冲服。

杏仁粥

治上气咳嗽。用扁杏仁去皮尖二两，研如泥，或用猪肺同米三合煮食。

十七、血

阿胶粥

止血补虚，厚肠胃，又治胎动不安。用糯米煮粥，临熟，入阿胶末一两，和匀食之。

桑耳粥

治五痔下血，常烦热羸瘦。用桑耳二两，取汁，和糯米三合，煮熟空心服。

槐茶

治风热下血，又可明目益气，止牙痛，利脏腑，顺气。用嫩槐叶，煮熟晒干，每日冲茶饮。

马齿苋羹

治下痢赤白，水谷不化，腹痛等症。用马齿苋菜煮熟，用盐豉，或姜醋拌匀食之。

柏茶

采侧柏叶阴干，煎汤代茶，止血滋阴。

猪胰片

治肺损嗽血咯血。用猪胰切片煮熟，蘸苡仁末空心服之。盖苡仁能补肺，猪胰引经络也。如肺痈，用米饮调服，或水煎服。

羊肺羊肝羊肾

治吐血咯血，损伤肺、肝、肾。随脏引用，肺、或肝、或肾，煮熟切片，蘸白芨末食之，神效。

欲试血从何经来，用水一碗，吐入水中，浮者肺血也，沉者肾血也，半沉半浮者肝血也。

藕粉

真藕粉，空心滚水冲食，最能散血补阴。

藕节汤

治吐血咳血，用藕节打碎，煎汤频饮。

归元仙酒

用当归、大圆眼，以好酒浸饮，最养血。

十八、痰

茯苓粥

粳米煮粥，半熟，入茯苓末，和匀煮熟，空心食，能治湿痰健脾。

竹沥粥

如常煮粥，以竹沥下半盏食之，治痰火。

蒸梨

大雪梨连皮，安饭锅内蒸熟食，能化痰清火。

苏子酒

主消痰下气，润肺止咳。用家苏子炒香研末，以绢袋盛，浸好酒中，每日少饮。

十九、虚

人乳

用肥壮妇人乳，或二盅，或一盅，清晨滚水中顿热，少入白糖调匀，空心服。补阴滋五脏，悦颜色，退虚热，久服不老。惟泄泻人忌服。

牛乳

服法功效俱同人乳，但力应略微。

人参粥

治翻胃吐酸及病后脾弱。用人参末、姜汁各五钱，粟米一合，煮粥，空心食。

门冬粥

治肺经咳嗽及翻胃。麦冬煎汁，和米煮粥食。

粟米粥

治脾胃虚弱，呕吐不食，渐加羸瘦。用粟、白米、面等分，煮粥，空心食之，极和养胃气。

理脾糕

治老人脾弱水泻。用百合、莲肉、山药、苡仁、芡实、白蒺藜，各末一升，粳米粉一斗二升，糯米粉三升，用砂糖一斤调匀蒸糕，火干，常食最妙。

山药粥

甚补下元，治脾泻。淮山药末四、五两，配米煮食。

芡实粥

益精气，强智力，聪耳目。用芡实去壳三合，新者研成膏，陈者作粉，和粳米三合，煮食。

莲子粥

功同芡实。建莲肉两余，入糯米三合煮食。

茯苓粥

治虚泄脾弱，又治欲睡不睡。粳米三合，粥好、下白茯苓末一两，再煮食之。

扁豆粥

益精补脾，又治霍乱吐泻。用白扁豆半升、人参作片二钱，先煮熟豆，去皮，人参，下米煮粥。

苏蜜煎

治噎病吐逆，饮食不通。用真苏叶、茎二两，白蜜、姜汁各五合，和匀，微火煎沸，每服半匙，空心服。

姜橘汤

治胸满闷结，饮食不下。用生姜二两、陈皮一两，空心煎汤服，极开脾胃。

莲肉膏

治病后胃弱，不消水谷。莲肉、粳米各炒四两，茯苓二两，为末，砂糖调膏，每服五六匙，白滚汤下。

豆麦粉

治饮食不佳，口仍易饥饿。用绿豆、糯米、小麦各一升，炒熟为末，每周一盅，滚水调食。

茯苓糕

白茯苓末，拌米粉蒸糕食，最补脾胃。

清米汤

治泄泻。用早米半升，以东壁土一两，吴茱萸三钱，同炒香熟，去土、萸，取米煎汤饮。

枸杞粥

治肝家火旺血衰。用甘州枸杞子一合，米三合，煮粥食。一方：采叶煮粥食，入盐少许，空腹食。

胡桃粥

治阳虚腰痛，及石淋、五痔。用胡桃肉煮粥食。

参归腰子

治心肾虚损，自汗。用人参五钱，当归四钱，猪腰子一对，细切，同煮食之，以汁送下。

补肾腰子

主治肾虚腰痛。用猪腰子一副，薄切五、七片，以椒、盐腌去腥水，将杜仲末三钱，包在内，外加湿纸，置火内煨熟，酒下。如脾虚，加破故纸末二钱。

猪肾酒

童便二盏，好酒一杯，猪肾一副，用瓦瓶泥封，日晚时慢火养熟，至五更初，火温开瓶，食腰子，饮酒。虚弱病笃，只一月效，肾虚腰痛亦除。

人参猪肚

治虚羸乏气。人参五钱，干姜、胡桃各二钱，葱白七茎，糯米七合为末，入猪肚内扎紧，勿泄气，煮烂，空心食完，饮好酒一、二杯，大效。

鳗鱼羹

鳗鱼切细，煮羹，入盐、豉、姜、椒，空腹食，能补虚劳，杀虫。治肛门肿痛，痔久不愈。

建莲肉

入猪肚缚定煮熟，空心食，最补虚。

二十、实

开膈鱼

凡膈症，用大黑鱼一尾，去肠、脏洗净，将蒜瓣装满扎紧，煮熟饱食，莫放盐醋，虽蛊膈亦愈。

珍珠粉

治痰膈。用小紫蛏壳烧存性，碾细末，每二两，炒米末三两，白糖调食。